若年認知症の臨床

南魚沼市立ゆきぐに大和病院　院長
宮永 和夫【著】

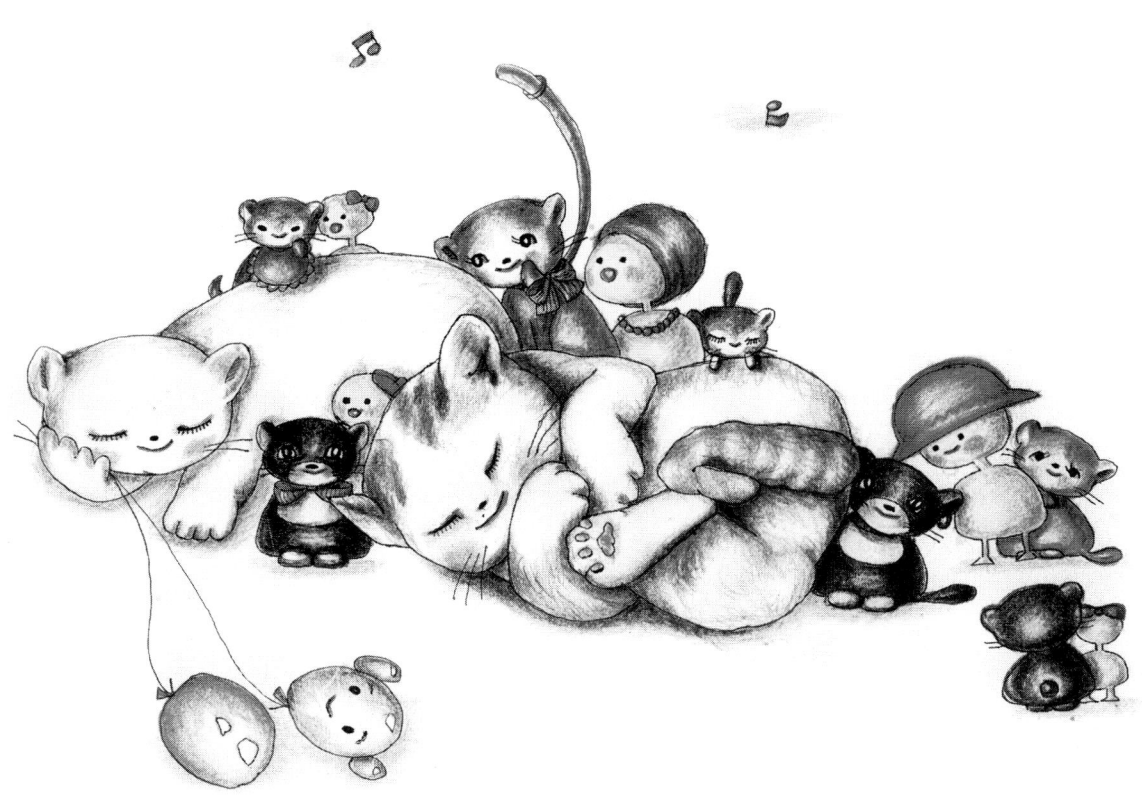

株式会社 新興医学出版社

イラスト・岸野登志江

Working Age Dementia

EDITOR
Kazuo Miyanaga, M.D.

© 2007 published by

SHINKOH IGAKU SHUPPAN CO., LTD TOKYO.

Printed & bound in Japan

はじめに

　若年認知症という言葉は，約10年前私たちの研究班の報告で初めて使用した造語です。その当時は，65歳以上の認知症については，老年期痴呆（認知症），45歳から64歳までの認知症は初老期痴呆（認知症）と呼ばれていました。当然，それ以下の年齢の認知症に該当する言葉はなく，仕方なく初老期認知症に入れていたと思います。私たちが老年期認知症以前，いわゆる65歳以前の認知症に注目したのは，老年期認知症に対する施策（ゴールドプラン）による施設整備計画の流れが出たためでした。当時は介護保険もなく，老人保健法と老人福祉法により，65歳以前の認知症の施設処遇が困難で，結果として精神病院のみが受け入れていたのです。その現実を問題視し，65歳未満の認知症者にも，老年期と同様の福祉サービスを提供すべきではないか，という趣旨で研究班が作られ，全国調査を開始した訳です。

　ところが，全国調査をするにあたり，65歳未満の認知症をどう呼ぶかが議論になりました。65歳未満については，45歳以上64歳以下の認知症については初老期痴呆（認知症）の言葉がありましたので，それ以前は若年期がよいだろうと若年期痴呆（認知症）と呼ぶことになりましたが，全体を纏めたものには適当な名前がでず，議論の結果，若年痴呆（認知症）との名称に落ち着きました。また，英語圏では65歳以前の認知症を Young-onset dementia や early onset dementia という名称で呼んでいることがわかったため，私たちも Young-onset dementia が妥当と考え使用することになりました。しかし，今回この本を出す間際になり，世界の若年認知症の流れに思いを巡らしつつネット検索をしていたところ，Working age dementia の言葉を見つけ，こちらの方がより認知症の当事者の立場を代弁しているのではないかと考え，それをこの本の英語のタイトルとさせていただきました。若年認知症の特徴は，年齢が単に若いことでなく，働き盛りの人々が社会や地域の中で役割を喪失することではないかと思ったのです。そして，若年認知症者とは，疾病として自宅で治療やケアを受けるだけの受動的な存在ではなく，障害者として地域に住み，本人の希望に基づいて社会活動（労働）や社会参加する能動的な存在との視点からも，Working age dementia の方がよいのではないかとも考えた訳です。

　この本は，若年認知症全体を網羅することを目指しましたが，若年にとどまらず老年期認知症にも十分活用して頂けるものと考えています。しかし，色々と項目を加える段階で，さらに最新の情報はないかなどとやや強迫的な思考になり，書き足したり削ったりで，出版までに2年ほど掛かってしまい，逆に時代遅れになったのではと心配しています。ただ，この間，この原稿を待って頂いた新興医学出版社と，細かな点までご配慮いただき，添削を加えて頂いた編集担当の林峰子さんに対しては，紙面をお借りして深謝したいと思います。

目　次

第1部　家　族

Ⅰ．家族の思い・家族の願い ─────────────────────── 3
 A. はじまり ……………………………………………………… 3
 B. 診　断 ………………………………………………………… 4
 C. 介　護 ………………………………………………………… 4
 D. 入　院 ………………………………………………………… 5
 E. デイサービス ………………………………………………… 6
 F. その後 ………………………………………………………… 6
 G. デイケア ……………………………………………………… 7
 H. 家族の思い・家族の願い …………………………………… 8
 I. その後 ………………………………………………………… 9

Ⅱ．家族会のあり方 ─────────────────────────── 11
 A. 家族会，ないし家族が集まる意味 ………………………… 11
 B. 彩星の会 ……………………………………………………… 12

第2部　諸外国の状況

Ⅰ．概　論 ─────────────────────────────── 17
Ⅱ．各国の現状 ──────────────────────────── 18
 A. 西　欧 ………………………………………………………… 18
 B. その他 ………………………………………………………… 30

Ⅲ．その他の国の施設・制度の実態 ───────────────── 33
 A. アメリカ合衆国 ……………………………………………… 33
 B. オーストラリア ……………………………………………… 33
 C. 参考：フィンランド ………………………………………… 34

第3部　概　論

Ⅰ．疫　学 ─────────────────────────────── 37
 A. 定　義 ………………………………………………………… 37
 B. 疾患の頻度 …………………………………………………… 37
 C. 死因等 ………………………………………………………… 38
 D. 今後の予測 …………………………………………………… 38

- II. 若年認知症と老年期認知症の相違 ― 40
  - A. 若年認知症と老年期認知症の周辺症状（認知症の行動心理学的症候：BPSD）の比較 ― 40
  - B. 諸外国における若年認知症疾患のBPSDの報告 ― 40
  - C. 若年認知症のBPSDについて ― 41
- III. 疾患より障害へ ― 42
  - A. 疾患としての対応 ― 42
  - B. 障害としての対応 ― 44
- IV. 施設より地域へ ― 48
  - A. 施設としての取り組み―家庭内・地域バリアフリーについて― ― 48
  - B. 地域での取り組み ― 50
- V. 今後の流れ ― 52
  - A. パーソンセンタードケア ― 52
  - B. 医療・福祉 ― 52

第4部　診　断

- I. 若年認知症の種類と頻度 ― 57
- II. 若年期に発症するおもな認知症疾患 ― 59
  - A. 認知症疾患の分類 ― 59
  - B. 記憶障害より発症する疾患群 ― 60
  - C. 行動障害より発症する疾患 ― 76
  - D. 身体症状より発症する疾患 ― 90
- III. 症　状 ― 97
  - A. 中核症状 ― 97
  - B. 周辺症状（認知症の行動心理学的症候 BPSD：Behavioral and Psychological symptoms of Dementia） ― 105
  - C. 巣症状 ― 109
- IV. 心理テスト ― 112
  - A. 簡易認知症評価のための検査 ― 112
  - B. 特殊検査 ― 117
  - C. 性格検査 ― 125
- V. 画像検査など ― 127
  - A. CT/MRI ― 127
  - B. SPECT/PET ― 127
- VI. 診断告知・病名告知 ― 129
  - A. 告　知 ― 129
  - B. 患者と家族の反応 ― 129

- Ⅶ．病　識 ―――― 131
  - A. 病態失認の分類と原因領域 …… 131
  - B. 自己診断テスト …… 134

第5部　治　療

- Ⅰ．薬物療法 ―――― 141
  - A. 概　論 …… 141
  - B. 認知症の薬物療法のアルゴリズム …… 142
  - C. 第一世代の種類と作用機序 …… 142
  - D. 第二世代の種類と作用機序 …… 144
  - E. 第三世代の種類と作用機序 …… 145
  - F. 今後の薬物（第四世代） …… 147
  - G. 周辺症状（認知症の行動心理学的症候：BPSD）に対する薬剤 …… 147
  - H. ADL に関連した副作用 …… 151
- Ⅱ．非薬物療法 ―――― 153
  - A. 概　論 …… 153
  - B. ライフスタイルの改善 …… 153
  - C. 脳を健やかに保つ10ヵ条 …… 154
  - D. 認知リハビリテーション …… 154
  - E. 具体的なリハビリテーションの内容と意味づけ …… 159
  - F. 精神療法 …… 159
  - G. 運動療法（身体リハビリテーション） …… 166
  - H. 食事療法 …… 167

第6部　看護・介護

- Ⅰ．概　論 ―――― 173
  - A. 立場ないし視点 …… 173
  - B. 対応への留意点 …… 173
- Ⅱ．評　価 ―――― 175
  - A. 介護者の負担度 …… 175
  - B. 行動評価 …… 176
  - C. 参考　N式老年者用精神状態評価尺度（NMスケール） …… 177
  - D. 日常生活・社会生活への支援 …… 178
- Ⅲ．具体的対応法 ―――― 180
  - A. 中核症状に対するケア …… 180
  - B. 行動障害に対するケア …… 181

第7部　社会制度

- Ⅰ．処遇の原則 ―― 191
  - A. 年齢18〜39歳の場合 ―― *191*
  - B. 年齢40〜64歳の場合 ―― *192*
- Ⅱ．障害者自立支援法 ―― 194
  - A. 支給決定の流れ ―― *194*
  - B. 支給決定・障害程度区分の有効期間 ―― *195*
  - C. 新事業体制について ―― *195*
- Ⅲ．介護保険法 ―― 198
  - A. 制度概論 ―― *198*
  - B. 利用可能な内容 ―― *200*
  - C. 介護予防 ―― *201*
- Ⅳ．精神保健福祉法 ―― 202
  - A. 精神障害者保健福祉手帳 ―― *202*
  - B. 自立支援医療費（精神通院医療） ―― *203*
  - C. 障害者年金，生命保険など ―― *204*
  - D. 自動車免許法 ―― *207*
  - E. 民事法上の能力 ―― *208*
  - F. 成年後見制度 ―― *209*
  - G. 権利擁護事業 ―― *211*
  - H. 若年認知症患者の利用可能な制度（まとめ） ―― *212*
- Ⅴ．身体拘束 ―― 214
  - A. 身体拘束ゼロへの手引き ―― *214*
  - B. 精神保健福祉法における行動制限の意味と制度 ―― *215*
- Ⅵ．虐　待 ―― 216
  - A. 対処方法 ―― *216*
  - B. 虐待の評価リスト ―― *216*

第8部　診断群分類について（素案）

- Ⅰ．入院医療 ―― 221
- Ⅱ．地域処遇（参考） ―― 223

第1部 家族

Ⅰ. 家族の思い・家族の願い

Ⅱ. 家族会のあり方

I．家族の思い・家族の願い[1]

　この文章は平成13年1月に東京で開催された若年認知症講演会でUさんが講演された原稿で，Uさんより掲載の許可を得たものである。まず若年認知症者を介護する家族の実態を理解して頂きたい。

A．はじまり

　主人の発病時期は明確にはわかりません。平成5年に「めまいがする。目の前が真っ黒や。天井が回る。」と訴え出し，その後も再三めまいが起こって，『メニュエール病』と診断されました。たぶんこのめまいが病気の始まりではないかと思います。最初は，「この頃のお父さん様子がおかしいな。何を頼んでも『後でする，今度する』ばっかりで何にもしてくれへん。約束してもすぐに忘れるし返事も上の空や。会社からも毎日定時に帰ってくるし，それに怒りっぽくなったな。」と思っていました。

　主人に少しずつ異変が現れるようになりましたが，会社にも通勤しており，休日にはバイクで遠方までツーリングに出掛けたり，山登りに行ったりと，以前と変わらず車の運転もしていました。でも，「何かへんや！　今までのお父さんと少し違う……。」と思っていました。

　平成6年12月，年賀状を書き始めた時，住所録から住所を書き写すのに，一枚の葉書の中に縦書き，横書きが混じっていて漢字もまともに書けませんでした。私はびっくりしました。もしかしたら認知症かもしれないと思いましたが，主人にはもちろん，誰にも言えず悩みました。

　その後も家族の心配をよそに主人はいつも通りに会社に出勤しました。主人のめまいの症状がずっと続いていたため別の病院で診察してもらうことになりましたが，私が医師に主人の物忘れのことを話すとすぐに心療内科に回されました。医師は「一度検査入院されたらどうですか？」と勧めてくれましたが，主人は「めまいぐらいで入院なんかしない。俺はどこも悪くない。」と怒り出しさっさと一人で帰ってしまいました。その時，医師から「もう自動車にもバイクにも乗らないように。」と注意されました。私はこの時期より『認知症』に関する本を読み始めました。また，主人に気付かれないように（もしかして!!）との思いで毎日主人の行動を注意するようになりました。主人はますます怒りっぽくなり，暴力を振るうようになり，表情が険しくなり，口数も少なくなって今までの主人とは別人のようになりました。多分主人もこの時期悩んでいたと思います。後でわかったことですが，友人に自分の物忘れのことを相談していました。

　主人の性格は，温和で，こまめで，器用で，世話好きで，家族思いの優しい人でした。趣味は旅行，ツーリング，山登り，将

棋，音楽鑑賞，日曜大工，歴史物の読書が好きで，冬はスキーを楽しんでいました。私にとっても子供達にとっても素敵な人でした。

そして1年後，平成8年の年賀状を書くとき，もう字がまったく書けなくなっていました。主人は「今年からどこにも年賀状を出さない。」と言って，書けない事実をそんなかたちでごまかしました。

B. 診　断

平成8年8月，心療内科で主人は『アルツハイマー病』と診断されました。56歳でした。医師から病状の説明があったとき，私は（やっぱり）と思いました。主人は字が書けなくなっていたのはもちろん，計算，時間もわからなくなっていたからです。すぐに私の脳裏に『これからの生活』と『病気がどうなってゆくのか』という思いが浮かびました。医師から，「ご主人は，『自分の病気がアルツハイマー病であれば家族に迷惑が掛かるし申し訳なくて生きていられない』と話しています。本当の病名を告知すれば自殺するおそれがあるため話せませんでした。」と言われたため，私は娘と主人の兄とで話し合いをして，告知をしてもらわないことに決めました。しかし家族にとっては辛い病名でした。義兄には「あんたと結婚してこんな病気になったんや。弟はあんたが面倒見てくれ」と言われました。何も言えませんでした。二重のショックでした。目の前が真っ暗になり，悔しさが込み上げてきて義兄と別れた後，泣くまいと自分にいい聞かせていましたが，涙が自然に溢れてきました。悲しさ以上にむなしさが心に残りました。

医師から受け入れてくれる施設を探すように言われたため，友人に相談したり，新聞で見かけた「ぼけ老人家族の会」に相談しましたが，「高齢者の人はいいが，50代は無理」ということでした。やっとA精神病院に良い先生がおられることを知りました。しかしA病院は自宅から近過ぎて迷いました。でも主人の病状が進行し，やがて歩行も困難になるかもしれないと思いA病院に通院する決心を致しました。

診断書を会社に提出したところ，会社から「話し合いをしたい」との連絡がありました。会社の話では，主人は2年前から仕事が出来なくなっていてすべての仕事から外され，最後は工場内の掃除も出来なくなり，とうとう机と椅子を用意されそこにずっと一日座っているように指示されていたというでした。二度目の話し合いで，会社は3年間の病気休職にして下さいました。しかし支給額はそれまでの給料とは比べものにならないような額になり，子供二人の給料で生活を支えていくしか方法はありませんでした。主人は退院したらすぐに会社に復帰出来ると思っていたため，私にも主治医にも「いつから会社に行けるのか？　自分は働きたい。」と訴えていました。「少し一服しよう。」と，だましだましの毎日が始まりました。

C. 介　護

退職した後の主人は，毎日の着替えに時間が掛かり，着る順番，服の前後，裏表がわからなくなって，私がすべての行動に声掛けすることが必要になりました。しかし主人にはまだまだ理解出来る部分があったため，自分

が出来なくなったことに対して苛立ちがあり，よく大声を出したり暴力を振るったりすることがきつく（多く）なりました。

　そんな主人の楽しみは外出でした。午前中は市立図書館に出掛け，雑誌を見たり，新聞を読んだりして帰ってきます。午後からは6キロ先のU橋付近まで散歩に出掛けます。若いため体力がありエネルギッシュなため，家にじっとしていられませんでした。これは，お年寄と若い人の大きな違いだと思います。

　また，主人は気に入らないことがあるとすぐに怒り家族に当たりました。主人を怒らせないように気を付けますが，私もいつも穏やかに接するわけではありませんので，主人を怒らせてしまうことがよくありました。私の心の中では，この病気を受け入れられませんでした。（何故こんな病気になったの？），（まだまだ若いのに）と繰り返し思っていました。

　それから経済的な不安がいつも頭にあって気の休まることがありませんでした。私は少しでも主人のことを忘れられたらいいと思い，飲めないアルコール類を大量に飲み出しました。急性アルコール中毒になり，意識不明で病院に運ばれたこともありました。また，主人と自分の身体をロープで結び，「子供に迷惑が掛かるから一緒に死のう。」と近くの川に飛び込もうとしたこともありました。最初は主人も同意してくれたのですが，いざとなった時，「俺は死にたくない。まだまだしたいことがある。」といわれ，正気を取り戻しました。家では子供と私の姉が心配して私達を捜していました。姉は「子供に心配を掛けるな。辛いのはあんただけやない。子供も辛い思いをしてるんや。」，「逃げたらあかん。逃げたらあんたの一生に悔いが残る。」と言われました。その言葉は今も私の胸に深く刻まれています。

　主人の物忘れはますます進行し，図書館から帰る時に人の靴を履いて帰ったり，持ち帰ったりしました。道にも迷うようになりパトカーのお世話にもなりました。手当たり次第に食べ物を食べ始め，台所は無茶苦茶になり，冷蔵庫や引き出しにストッパーや鍵を掛けたり，台所に入れないように戸に鍵を付けたり，木の杭で止めたりしました。私の神経はビリビリになりました。主人に当たり，子供に当たりました。我慢できなくて家出もしました。その都度，子供や姉に心配を掛ける最悪の介護でした。

D. 入　院

　平成10年3月主人は精神病院に初めて入院しました。鍵の掛かる病棟でした。主人は，フロアーでテレビを見たり，他の患者さんと談笑したり，病棟内を自由に歩き動いていました。しかし一週間程して，主人の様子が少し変わり，行動が鈍くなり，目の輝きが落ちていました。看護婦さんに尋ねると「薬が変わりました。」といいました。また数日後，病棟に行くと主人の姿がありませんでした。「主人はどこ？」と言いますと，看護婦さんは「個室です。」といいます。他の入院患者さんとトラブルがあったそうです。相手の方はその日に入院された『ピック病』の方でした。その方が「こんちくしょう，こんちくしょう。」と独り言を言いながらウロウロしていた時，主人の前でその言葉を言ったため，主人が自分に言ったと思い込みその方を

殴ったそうです。主人の個室は，二つの鍵を外さなければ入れませんでした。部屋の地べたに布団が敷いてあり，トイレの嫌な匂いがしていました。私は驚いて言葉を失いました。主人は私を見るなり「助けてくれ！」と言って私に抱きついてきました。胸が詰まりました。入院させたことを悔やみました。彼を戸外に連れ出し，冷たい風が吹く中で椅子に座りながら「お父さん，人を殴ったらあかんえ。」と同じ言葉を繰り返しました。私にはこの言葉しか思い浮かびませんでした。夕方，病棟に帰るなり看護婦さん達が主人を囲み，個室に入れようとしました。主人は「助けてくれM子！　ここに入るのは嫌や！」と荒れ，叫びながら個室に入れられてしまいました。私は成す術もなく，後ろ髪を引かれる思いで家に帰りました。誰を恨んだらいいのか……主人の病気を恨みました。自分の選択を恨みました。その5日後，やっと彼は個室から出られました。

E. デイサービス

　精神病院を退院した直後，K市に在宅サービスのE型（認知症型）デイサービスができました。K市で初めて若年性認知症を受け入れてくれることになり，嬉しいことにそのサービスを週3回利用出来るようになりました。私は送迎車が家の前に止まるのでご近所一軒一軒に「病気で認知症になったので，けっして好奇心で見ないで下さい。」と頭を下げて説明に行きました。私にとって一歩前進でした。

　デイサービスでは主人もお年寄と一緒の部屋で過ごします。しかし主人はお年寄と同じ様に長時間じっとしていられません。通所を始めて4ヵ月が経った頃より，「苛つく」，「大声」，「すぐ怒る」，「帰宅願望」の文字が連絡ノートに目立ち始め，途中で送り帰されるようになりました。私が主治医と今後のことを相談していた日，施設から通所断りの連絡が入りました。一方的な断りでした。「問題行動が目立ち，他の利用者に迷惑が掛かる」というのが理由でした。デイサービスのスタッフの方は入院を進めました。「ご主人が入院されている間，奥様が楽になるから。」といいます。私はこの言葉を聞いて激怒しました。以前病院に入院させた時の家族の気持ちをスタッフの方に伝えました。どれだけ悔やんだか，どれだけ悲しかったか……その想いを訴えました。帰宅後，玄関に入るなり私は大きな声を出して泣きました。デイサービスはK市が関わっているにも関わらず若年認知症に対する理解や，家族への配慮の無さに憤りを感じました。

F. その後

　主人は一日中家にいます。排泄の失敗が目立ち，全面的にオムツの人となりましたが，主人はまだまだ理解出来る部分もあり，オムツになったことを受け入れられず取り外すなど家族泣かせの日々が続きました。他の施設を紹介して頂き書類を提出しましたがどの施設からも断られました。施設側は主人のことを前の施設に問い合わせていたようです。私は怒りより失望感だけが残り，これから先どこにも頼らないと心に決めました。

　平成11年2月下旬より主人にふらつきが出てきました。歩行は困難になり，自分の首

や身体を支えることが出来ず，食事もむせるようになり，言葉を失い，表情が無くなり，目がうつろになりました。介護が大変になり，とくに入浴，排泄面で家族は泣かされました。日中私一人の介護はお手上げになりました。そんな時，訪問看護の話が出て，排泄（大便浣腸）と入浴をお願いできるようになりました。家族が一番困っていることをして頂き，大変感謝しております。その後CT撮影を受け硬膜下水腫と診断され，同じ年の5月，頭の手術をしました。

G. デイケア

平成11年7月，町でBさんに偶然お会いしました。老人施設に勤めておられる方で自然と主人の話になりました。数日後，Bさんが再び家にみえられ「デイケアを利用しませんか？」と言われました。私には嬉しい言葉でしたがお断りしました。デイサービスを断られたことを忘れることが出来なかったからです。「あの時の悲しみ，苦しみ，憎しみをもう二度と味わいたくない。」と言いました。Bさんはその後も何度も家に来られましたが，その都度同じようにお断りしました。

同年10月頃，Bさんが再び家に来られ，「今まで利用者の家族の人の声を余り聞かなかったように思う。あなたの話しを聞いて仕事に対しての取り組み方が変わった。福祉に携わる人間として僕にチャンスを下さい。」と言って，頭を下げて下さいました。その時私は嬉しくて涙がでました。咄嗟に「お願いします。ありがとう……」私も頭を下げました。Bさんは主人に会い，「僕の顔を覚えて欲しい。デイケアに来られた時に知らない顔ばかりだと不安がられる。」と言って，その後も何度も私の家に訪ねてきて下さいました。またBさんは，主人の主治医や訪問看護の方に会いに行って，主人との接し方やお風呂の入れ方などを聞いたり，主人の食事介助のビデオを見た上で，施設側での主人の受け入れの話し合いを持って下さいました。

そして平成11年11月からBさんの施設にお願いしました。現在，問題行動のある主人には，その日その日の状態で対応してもらっています。メニューのない取り組みで，高ぶりが出ると園の庭の散歩やドライブなど戸外に連れ出して下さいます。また，音楽室で主人一人の静かなひとときを作って下さいます。連絡帳には主人の園での様子が書かれますので，私の方も自分の正直な想い（嬉しいこと，苦しいこと，泣いたこと）や頼みたいことを書きます。このノートは主治医や訪問看護の方にも読んで頂き，私にとって大切なノートになりました。主人は相変わらず苛つき，大声を出し，異物を食べ，人を叩いたりしています。

平成12年4月介護保険が始まり，介護度5の認定を頂きました。介護サービスは訪問介護1時間半，ヘルパーさんの身体看護1時間半と昼間のオムツ替え30分とそれに通所リハビリです。それぞれ週に2日利用しています。通所リハビリをもう1日利用させて欲しいとお願いしましたが，やはり施設スタッフの人数の関係で断られました。主人の場合1対1の対応が必要ですので，私としても無理に増やしてもらうことは出来ません。また，ショートステイは，問題行動があるためにどこの施設も今まで一度も利用出来ませんでした。

主人の問題行動は，若いためじっとしてい

第1部　家族

られなく，大声を出し，力が強く，見境いなく人や物を押したり，つかんだりすることです。この行動はお年寄りに危害を加える恐れがあります。そのため主人にはいつもスタッフが付き添わなければならず，どこの施設からも断られてしまうのです。本人が何も言えず動けなくなったり，寝たきりにならなければショートステイが利用出来ない今のシステムに疑問を感じています。それから，長期施設入所を希望しても50〜300名待ちと入所までに時間が掛かります。今の施設はお年寄り中心で若年認知症者への受け入れがまったく困難になっています。施設側も若年認知症者との関わりが浅く，理解や介護の認識不足があり，同じ施設内でもデイケアとショートステイの責任者の考え方で対応が変わってきます。若年とお年寄りとでは対応の仕方が違うことを知ってもらいたいと思います。お年寄りと一緒のメニューでは困るのです。若年専用の施設が必要です。本人，家族が安心して「そこに預ければいい。」と言える場所を提供して下さい。そうでないと在宅介護を続けることが難しく断念しなければならない現実があると思います。若年認知症者は『精神福祉障害手帳』を頂いておりますが，脳の病気なのに何故『身体障害手帳』にならないのか不思議に思います。この『精神福祉障害手帳』を『身体障害手帳』の福祉サービスと同じ内容にして欲しいと，多くの家族は望んでいると思います。

H. 家族の思い・家族の願い

若年認知症者家族は本人の病気を隠している方が多くおられます。それは世間一般の無理解があるからです。脳の病気なのに遺伝だとか，食べる物によってだとか間違った情報が報道されるからです。子供の就職や結婚にも差し支えることがあります。私達家族も告知から5年になりますが，今も本当に親しい人にしか本人の病気を伝えていません。当初とくに御近所には隠しました。辛く苦しい時期にN県家族の会代表のTOさんに電話し，悩みを受け止めてもらいましたし，精神的に随分助けて下さいました。我が家で月一回若年認知症家族の集いをボランティアの人たちの協力で1年3ヵ月続けられ，この集いで仲間にも巡り合いお互いに励まし合いました。同じ悩みを持つ仲間との出会いは私に介護する力を与えてくれました。

子供達にとって優しく頼りがいのある父親から，ひたすら能力低下する父親を見続けてきてさぞかし辛い思いをしてきたと思います。息子が「こんな家にだれも嫁さんなんか来てくれへん。」，娘から「お母さんのこともお父さんのことも心配で結婚を考えられない。」と言われ，私自身は「何とかなるさ。」と受け答えしましたが，本心はこれから先のことを思うと不安で一杯です。彼らから経済的援助を受け，日々の介護を助けてもらっているお陰で主人が今まで家で過ごせられたと思います。この病気を知って親戚や友人が離れていく中でずっと協力してくれたのが私の姉です。姉にも大変感謝しております。

現在，急に泣いたり，怒ったりする主人とはほとんど意思の疎通が出来ませんが，そんな主人も笑うと優しい表情になり，その笑顔は何ともいえないほどかわいいものです。家族はみんなその笑顔が大好きです。嫌なこと，辛いこと，主人に憤りを感じることがありますがこの笑顔があるからこそ，家族が主

人を支えていられるのです。そしてその笑顔で主人は家族を守ってくれています。主人はしっかりと家族の中心にいます。とても大切な人です。何年先ではなく今日一日を無事に暮らせたら良いと思っています。

　今までいろいろな思いをしてきました。すべての思いで今があると思っております。やっと，主人と主人の病気を受け入れられることが出来ました。長い道程でした。現在，重度の認知症になりすべて人任せの生活です。この五年間，家族だけでは在宅介護は出来なかったと思います。この病気のお陰で沢山の人に巡り合えました。助言，励まし，いたわりなどの優しい心を頂きました。支えられ，共に歩んでこられたこの五年間をとても感謝しています。これから先，主人との生活は家族にとって辛いことが沢山あると思いますが，最後は笑って主人のことを話せるようになったら良いと思っています。そして，「この人と結婚して良かった」と言えるようになりたいと思います。

I. その後

　平成13年1月，東京で家族会の開催が決まった時点より，主人をショートスティにお世話になりたいとケアーマネージャーさんに受け入れ先を捜してもらい，数件打診して下さいましたが，やはり問題行動のある主人を受け入れて下さる施設はありませんでした。最終的に主人の受け入れ先は精神病院の鍵の掛かる病棟の鍵の掛かる個室に決まりました。

　主治医より病棟スタッフ全員が主人のことを前もって知っていけるようにと，3月中旬に4泊5日の第一回目の入院が始まりました。一日の大半を一人で個室の椅子に座り過ごします。自由に動き回れるスペースが少なく，ほとんど椅子に座ったままです。私は毎日午後から夕方まで彼の元に通い，少しでも歩かせようとしましたが入院三日目，歩くことを忘れている彼を無理矢理立たせようとして腰を痛めてしまいました。

　彼にとって家族と離れた4泊5日は長かったようです。退院してからほとんど歩けなくなり，今までからも少ない言葉数がますます少なくなりました。退院4日後，突然大きな声で泣き出しました。泣いたことの無い彼が目に一杯涙をため，少ない言葉から「お母さん」「お父さん」「恐い」「寂しい」主人の叫びです。胸が詰まりました。一日中声を出して泣いています。涙，鼻水，よだれを出し自分で拭き取ることも出来ず，彼の目と鼻の回りは赤く腫れ，グチャグチャの顔です。私の腰痛のため子供達の負担が増えました。日中の私一人の介護も疲れ，主人の終わりのない泣き声に悩まされました。一週間して泣き声が弱くなり，収まってきましたが一旦泣き出すとなかなか止まりません。やっと昼寝ができるようになり少しづつ入院前の状態に戻りかけています。今日，私の東京行きで彼は昨日の午後から2回目の入院となりました。もちろん1回目と同じ鍵の掛かる個室です。きっと「お母さん，お父さん。」と言いながら泣いていることでしょう。病棟の看護婦さん，彼の涙を拭いてあげて下さい。

　2回目の入院の際，主治医より病棟内でダニ虫によって起こる皮膚病が発生し，彼が1回目の入院日に発疹が出た患者さんが現われ，現在数名の人が赤い湿疹が出ているそうです。彼の入った個室は皮膚病を持ち込まれ

第1部　家　族

た方が前日まで使用されてた部屋でした。皮膚病の方と接触したりベッドや寝具や床からダニを拾うそうです。主治医は「もしかしたら感染されているかもしれない。潜伏期間が1ヵ月あり，もし彼にダニが付いた場合発疹が出，強いかゆみの症状が表れる。」と言いました。私は驚き，一瞬入院をためらいましたがどうしても今日この会場に寄せてもらいたかったので感染を承知で入院させました。入院に際し条件が付き，感染を防ぐため食事以外は個室より出られないことになりました。彼一人の長い時間になることでしょう。退院後の主人に今度はどんな症状が表れるか心配ですが私達にはこの選択しかありませんでした。

　若年認知症の家族は，それぞれの思いで本人と関わっています。お年寄りの認知症とは，抱えていく問題が違うということを知って頂きたいと思います。このシンポジウムを機会に声を一つにして良い施設ができますことを望んでおります。

　私のこの5年間は，投げ遣りな介護から，少しずつ想いやりのある介護に変わりました。理解ある人達に助けてもらったからです。今日こうして主人との5年間を振り返ることが出来ました。

参考文献
1) 若年痴呆家族会編：若年痴ほう患者家族のたたかい. 筒井書房, 2003.

II. 家族会のあり方[1]

A. 家族会，ないし家族が集まる意味

　家族自身が集まる意味を考えると，①同じ障害を持つ家族として相互の癒しの場，②医師より与えられない情報（経過，治療，対応，入院・入所の施設紹介）や疑問点を具体的に学べる場，そして③共同の活動の場，すなわち病気の偏見を是正する活動や，公的な制度で得られないまたは足りない施設なりを自分たちで経営したり，同じ仲間の集う場を拡大するために，会報や出版などで情報提供するなどの活動が挙げられる。

　家族にとって，「現在の医学では治すことはできない」ということは理性的にはわかっていても，感情的には受入困難である。家族がそれを受容するまでに多くの時間がかかるし，危機的状況ですぐ崩れる。家族が集まり，「同じ悩みを持つ人達がいる」ことを知ることは，共感と仲間意識の中で，抑うつなどの反応が和らぎ，癒しがもたらされる。これは家族への個人ないし集団精神療法といえるかもしれないが，あまり医師の役割は多くなく，集う家族が述べる介護経験や対応方法を否定せずに認めること，すなわち専門家として家族の行動を受容することだけで充分のようである。なお，医療機関に受診しても医師が関わる時間や支援は限られている。そのため，家族会における医師の役割には，病気それ自体を理解できなかったり，簡単なことで聞きそびれたような「素朴な疑問」に対して，気軽に十分な時間を掛けて伝えることも含まれる。家族は，治らないという現実はあるものの，十分な病気の説明や症状への対処方法を知ることで，状況を客観的にみるというゆとりが生まれる。できるだけ早く状況を受け入れるような環境を整えることの支援も，医師の家族会での役割かもしれない。また，通所や入所ないし入院施設の紹介と経済問題へのアドバイスなどは，医師だけでなくSWやPSWを含めた医療職に求められる大きな役割である。

　さて，医療や福祉職にある者が家族会に参加することは，本人や家族の心理・生活場面のアドバイスや慰めなどの役割をもつだけなどと，一方的なもののように思いがちである。しかし，実際には患者や家族に出会うことで，困難な状態を乗り越えた人生の先達としての考え方や体験を聞くことができ，双方向ないしむしろ家族＝先生，サポーター＝生徒の関係となる。結果として，サポーター自身の認知症自体の理解がさらに深まるとともに，他患への応用も可能な経験や内容を獲得できるなど，何事にも代え難い貴重な場といえる。

B. 彩星の会

若年認知症家族会「彩星の会」は，平成13年9月25日に発足した。その少し前，4月に奈良県で「朱雀の会」がスタートした。「朱雀の会」が関西部会，「彩星の会」は関東部会という位置づけである。設立の契機は，平成12年に介護保険制度がスタートし，介護保険の適応はあったものの，若年認知症を受け入れてくれる施設ができなかったことである。認知症自体が介護度が低く認定されていたこともあったが，身体的には元気な若年認知症は，要介護度が低いのに介護は大変ということで，受け入れを拒む施設は少なくなかった。介護保険は「契約」であり，双方の同意が必要なため，若年認知症を受け入れなくても，問題は起こらなかった。これらの問題を解決するためと，若年認知症の家族たちが自ら立ち上がった訳である。こうして，奈良に「朱雀の会」が発足（会員100名強）し，次いで東京に「彩星の会」（会員数250名強），平成16年大阪に「愛都（アート）の会」（会員数150名弱）が誕生した。

若年認知症家族会「彩星の会」の目的は，「若年認知症の理解を深めるとともに，患者本人と家族への援助を行うこと，また，若年認知症の専門的な治療と介護の向上および福祉の充実を図るための活動を行うこと」である。家族会の構成は，家族とサポーターの2つにわかれる。家族会の代表1名および副代表3名は全員患者家族である。サポーターは原則会員に含まれるが，認知症専門医，作業療法士，看護師，ソーシャルワーカー，介護者サポート組織，ボランティアなどからなり，あくまで支援組織である。現在，隔月で定例会があり，毎回50～60名が参加し，ミニ講演による勉強と個別相談，会員相互の交流・情報交換が行われている。また，国や地方自治体に要望し施策を待つだけでなく，自分たちの手で少しでもよい環境を整えていくことも必要と考え，若年認知症専門の施設作りや実験的デイケアを行っている。若年認知症の人たちが生活するだけでなく，何かを生み出す場所との意味づけがなされたためである。この実験的デイケアは，「施設外・模擬作業中心のつどい」で，作業療法士や介護職などのボランティアが活動の中心となっている。なお，現在活動中の代表的な若年認知症家族会は表1のようである。

表1 おもな若年認知症家族会と関係団体

	事務所所在地	電話
1. 彩星（ほし）の会	東京都中野区	03—5345—6422
2. 朱雀（すざく）の会	奈良市	0742—47—4432
3. 愛都（アート）の会	大阪市	06—6972—6491
4. 北海道若年認知症患者と家族の会	札幌市	011—204—6006
5. 若年認知症ぐんま家族会	前橋市	027—263—1166
6. 認知症患者と家族の会愛知県支部	名古屋市	0562—33—7048
7. 認知症患者と家族の会兵庫県支部	神戸市	078—741—7707

各家族会のホームページより引用。

参考文献

1) 宮永和夫：患者家族の心理的サポートを行う—特に外来および若年認知症の家族会などにおいて—. Cognition and Dementia. 5(2): 118-122, 2006.

第1部　家　族

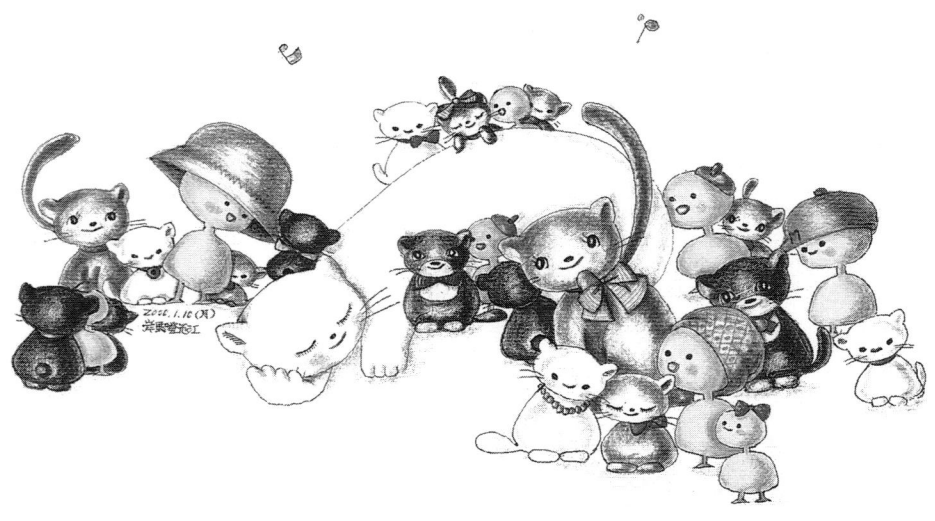

第2部 諸外国の状況

Ⅰ. 概　論

Ⅱ. 各国の現状

Ⅲ. その他の国の施設・制度の実態

I. 概論

　認知症専門の施設を利用する場合，日本とアメリカ合衆国では原則65歳以上と年齢制限があるが，それ以外の国にはこのような年齢制限はみられない。しかし，年齢制限のない国，たとえば，スウェーデン，オランダ，英国，デンマーク，オーストラリアにも若年認知症専門の施設やデイサービスがみられる（表2参照）。これは，若年期の認知症が老年期の認知症とは違った対応や施設が必要と云うことを意味している。ここでは，我々が訪問したスウェーデン，オランダ，英国の代表的な若年認知症専門施設について述べる。もちろん，日本には現時点ではこのような専門施設はみられない。しかし，このような若年認知症者の専門施設設置に対する家族の強い要望とともに，最近は，治療は受けつつも家庭や地域内で日常生活を送るなど，社会内の生活を重視した支援体制を先に望む声が家族から起こっている。

表2　若年認知症専門施設について

	入所施設 ナーシングホーム グループホーム	通所施設 デイサービス デイケア
スウェーデン	○	○
オランダ	○	○
英国	○	○
デンマーク	×	○
オーストラリア	×	○
日本 フィンランド USA フランス イタリア	×	×

注：○　あり，　×　なし　　　　（平成16年1月現在）

II. 各国の現状

A. 西欧

1. スウェーデンの施設・制度[6]

　スウェーデンの若年認知症関連の施設には，デイサービス，グループホーム（グループリビング），ショートステイ，ナーシングホームがある。これらの施設はほとんどがストックホルム県内に集中していて，それ以外の地域には専門施設は少ない。この理由は，国土が広くて人口密度が低いため，発生頻度の低い若年認知症患者が十分な数集まりにくいためと考えられる。スウェーデンでは，ケアは日本の市町村に相当するコミューン（通常の規模は2万から3万人程度）単位で実施され，出来るだけ自宅に近い場所でケアを受ける（地域密着型ケア）のが原則となっている。そのため，たとえ初老期認知症の施設を作ったとしてもあまり遠く離れると，本人も家族も入所を望まない。このことが，広域規模のケアがスウェーデンでは発達せず，コミューン単位の若年認知症専用のサービスの整備が難しい理由のようである。また，近年まで，若年認知症に対する社会の関心も低かったため，現在機能しているケア施設はここ数年以内に開設されたものがほとんどである。若年認知症に関する研究もいまだ十分ではなく，本格的な対策も日本同様に今後の課題のようだ。

1）デイケアについて

　在宅の若年認知症患者を対象としたデイケアは，ストックホルム県内中央部に1施設（Reimersholme），ストックホルム県外の南部スコーネ県Kristianstad市に1施設，合計で2施設ある。

Klubb Reimersholme（クラブ・レイメシュホルメ），ストックホルム

　1992年ストックホルム県内で初めて設立された若年認知症専門の通所施設（コミューン運営）。施設の延べ面積は220 ㎡程度で，居間，食堂，台所，アトリエ的な作業室，スタッフ・ルーム，トイレ，広めの玄関からなっている。内装は，白木の家具と数々のカラフルなテキスタイル，植物で縁取られた出窓などで，印象的なデザインである。対象は比較的症状の軽い認知症患者である。私たちの視察当時，通所者は15名で，週に3回開催されていた（1日平均8人程度）。なお，それ以外の日は通所者は配偶者と自宅で過ごしたり，地元の高齢者対象のデイケアに通ったり，自宅で訪問介護のサービスを受けている。

　対象者の多くはアルツハイマー病患者で，他に血管性認知症や前頭側頭型認知症などの患者がいる。今まで仕事や家事などの社会生活をしていた人が，「発症を契機に社会から完全に切り離されてしまい，本人が心理的ストレスや自信を喪失するのは望ましくない」

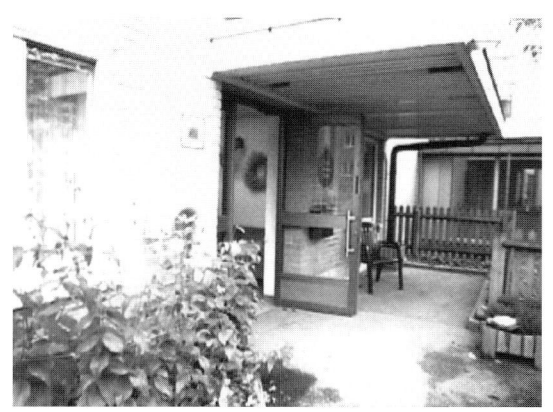

図1　玄関先　周囲を普通の住宅に囲まれた平屋の建物で，普通の住宅を改造したもの。

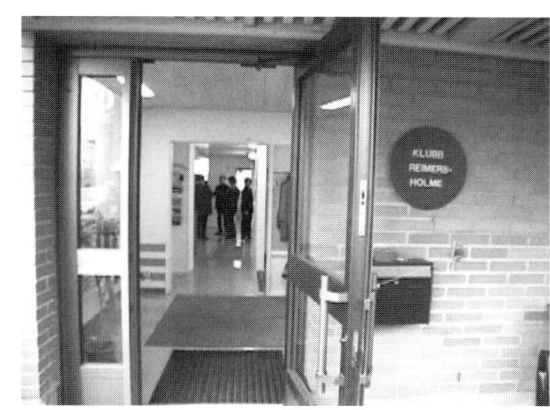

図2　玄関口　比較的広い入り口とバリアフリーでその奥のリビング・ルームに結びついている。

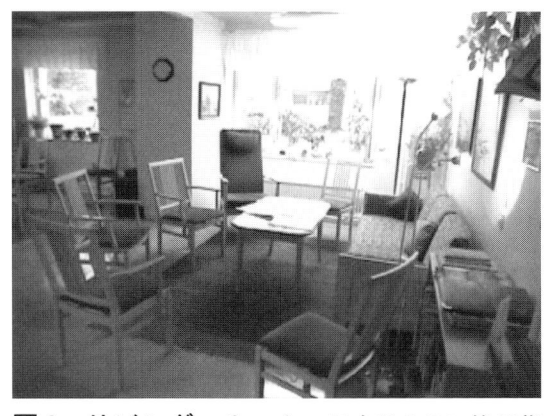

図3　リビング・ルーム　日中はここに皆が集まって外出の準備をしたり，談話をしている。

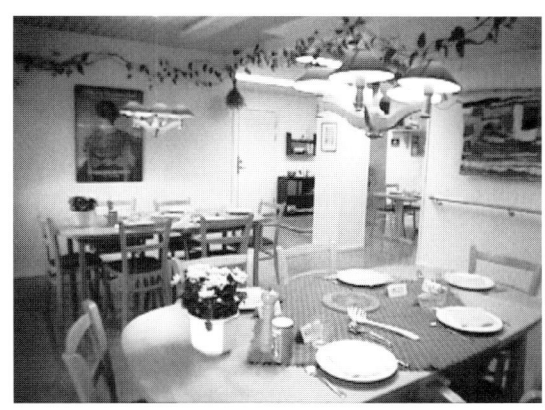

図4　食堂　スタッフと患者は4人から5人が一つのテーブルを囲み，朝食と昼食をとる。

と，このデイケアは，「社会とのつながりを保つこと，機能を維持すること，そして自信の回復などの精神面の安定をはかること」を目的として開かれた。そのため，映画館，コンサートや美術館に行ったり，買い物や散歩をするなど，毎回「エネルギーの放出」をしている。

　この施設の平均通所期間は2年（最長は4年程度）で，症状が悪化した（おもに，身体的介護が困難になった）場合は，可能であれば自宅で介護サービスを受けながら生活するか，在宅生活が無理な状況であれば，若年期認知症グループホームやナーシングホームに入所することになる。ストックホルム県内にはデイケアは当施設のみなので，待機者が多く，もう1～2施設必要であると関係者は考えているようだ。

　デイケアのスケジュールは，午前8時から

スタッフ・ミーティングがあり，その後，午前9時から9時30分の間に来所する患者を待って開始される。なお，大部分の通所者はタクシーを利用しているが，この際，タクシーの運転手は可能な限り毎回同じ人が担当する。これは利用者の精神的安定のために重要であると考えられているからだ。なお，タクシー費用は介護費用の一部としてコミューンが負担している。通所者全員が到着後すぐに，ヨーグルト，サンドイッチとコーヒーの朝食を取る。その後，10時半頃から，スタッフと一部の利用者が協力して昼食を準備するが，他の利用者はスタッフとともに当日の活動（散歩や買い物に外出）となる。午後はお茶の時間があり，3時頃に同じタクシーの運転手が迎えにきて，帰宅する。

この施設の常勤スタッフは5人（所長が作業療法士，准看護師，介護職，レクリエーション療法士）で，興味あることは，臨床心理士1名が週に一回来所し，スタッフのスーパーバイズ（スタッフの精神衛生のため）をすることである。また，この施設は諮問機関として2名の医師，2名の臨床心理士，1名のコミューン所属の福祉担当者の5名からなるコミッティーが日常業務の監督・指導を行っている。利用料は1,065クローネ（約1万5千円：タクシー代は別）で，この地区のコミューンが全額負担しているという。

2) グループホームについて

若年認知症を対象とした8床程度の小規模居住施設（日本のユニット・ケアに近いものだが，もっと少人数の施設）。ストックホルム県内には5ヵ所，中央部のTullgården，南部のBredäng地区（Ekehöjden），Sätra地域（Edsätragården），南東部のSkarpnäckおよび北部にある。なお，Skarpnäckはグループホームとショートステイの複合施設（Rönnbacken）で，ショートステイ用のベッドが5床準備されている。

なお，日本にみられるショートステイは，スウェーデンでは，家族の負担軽減のために定期的に家庭と施設を往復するVäxelvårdと，在宅の患者が行動障害（BPSD）などや家族の急病などのために緊急に入所が必要になった際に利用するKorttids vårdに分けられるが，本施設は後者である（入所期間は，最高3ヵ月間入所可能）。

ストックホルム地域以外では，マルメ市に，重症認知症患者用のグループホームが1施設ある。

ツルゴーデン（グループ・リビング），Tullgården，ストックホルム

1995年にストックホルム県内で初めて設立された若年認知症専門棟を有する入所施設。施設は，個室の居室と共同のデイルーム，食堂，台所がある。個室は約40m²程度で，部屋ごとに水回り（シャワー＋トイレとミニキッチン）を持っている。5階にある若年認知症専用のグループホームと，3階と4階にある高齢者のグループホームを一体的に運営している。若年認知症専用のグループホームの定員は8名で，男女比はほぼ1：1である。患者の大部分はアルツハイマー病という。以前に攻撃性のある患者もいたが，これらの患者さんへの対応では，ひたすら話を聞いてあげることだ，とスタッフは言う。

この施設の平均在所期間はおよそ8年から10年で，原則として，一度ここに入ると他の施設には移らずに終（つい）のすみかになるという。ただ，1例，スタッフが対応でき

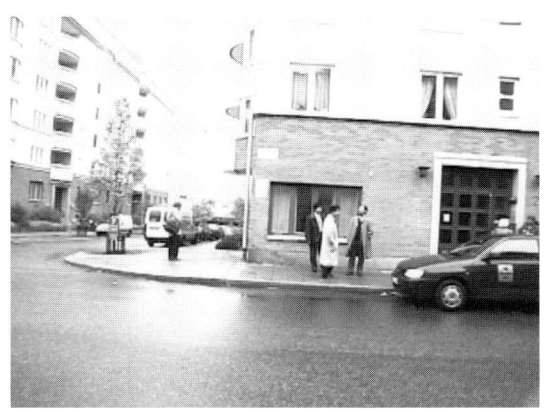

図5 施設の入り口 同じようなアパートが立ち並んでいたが，その1つのアパートの5階の内部を改造したのがこの若年認知症専用のグループホームであった．

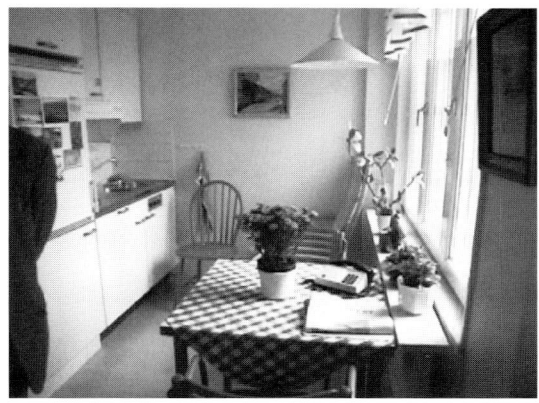

図6 個室 台所と食卓．テーブルやクロスなどは自宅から持ち込んだもの．室内は清潔に保たれ，台所やテーブルの上も整理されていた．

ず，ナーシングホームに移ったことがあったという．

　スタッフは，日勤帯3名（土日は2名），準夜帯2名，深夜帯1名（准看護師がほとんど）で，他にボランティアが多くかかわっているという．

エドセトラゴーデン（Edsätragården），ストックホルム

　ストックホルム県内初の若年認知症専用のグループホームで，1993年に開設された（民間の運営）．アパートの5階にあり，4階には高齢者のためのグループホームもあるという．定員は8名で，患者の内訳は，アルツハイマー型認知症6名，血管性認知症1名，コルサコフ型が1名で，性別は男女ともに4名だった．基本的には65歳以下を対象とするが，空きがあればそれ以上の年齢についても受け入れをしていた．当時の最年少患者は56歳だった．基本的に死亡するまで入所を継続することができるという．なお，入所の理由で多いのは，精神症状などのために家族がケアしきれなくなったケースや，独居で在宅での生活が不可能となったケースであった．

　施設は，個室の居室と共同のデイルーム，食堂，台所からなっている．個室は37 m²程度で，部屋ごとに水回り（シャワー＋トイレとミニキッチン）を持っている．なお，この施設は「地面に接していないこと」ため，居住者が簡単に外には出られないことが欠点だとスタッフが言っていた（エレベーターがあるが，利用するためには鍵が必要で，結果的には閉鎖された施設である）．

　職員の配置は，日勤帯3名（土日は2名），準夜帯2名，深夜帯1名である．食事は隣接のサービスハウスから食事の供給をうけているが，サラダなどは職員が自前で作るという．

　配慮している点として，散歩（散歩専門のボランティアがいる）や運動を高齢者以上に実施していることや，食事や散歩などで家族

第 2 部　諸外国の状況

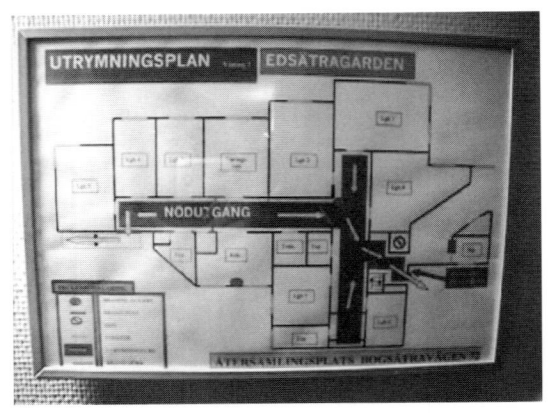

図7　見取り図　グループホームの避難経路を示したものだが、施設の見取り図として参考に示す。

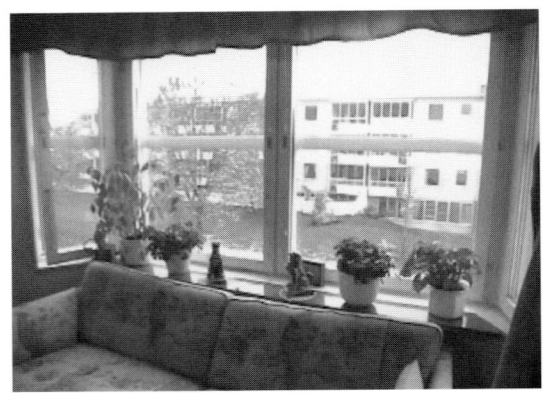

図8　個室　ソファーは個人が家庭より持参した愛用のもの。窓の外には通常のアパートが見える。

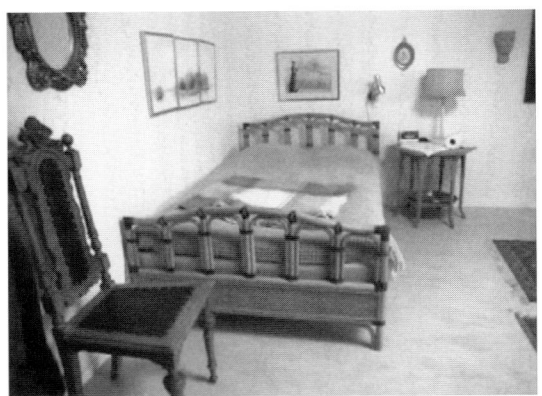

図9　個室　愛用の椅子やベットそして調度品。個人が入所時に持ってきたもの。

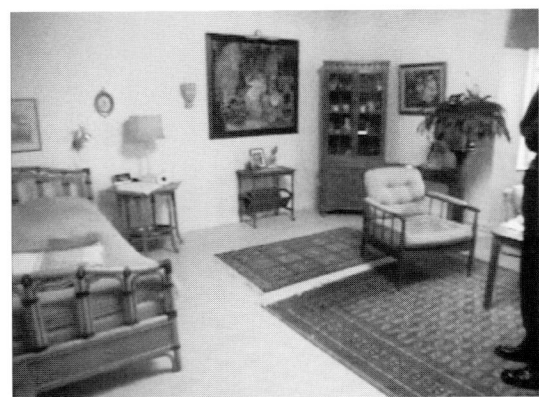

図10　個室　壁の絵や調度品も以前住んでいた自宅から持参したもの。これらの愛用品に囲まれ、以前と同じような雰囲気で、連続した生活が出来るように配慮されている。

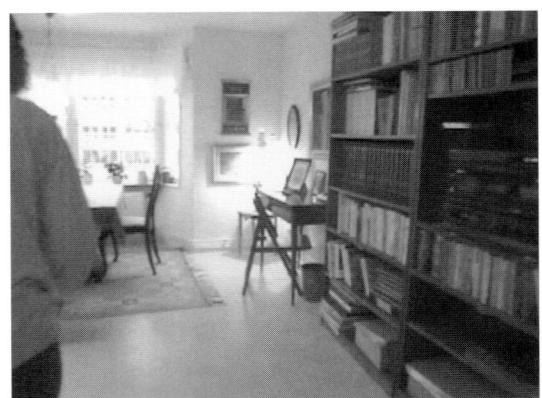

図11　個室　本棚や中の書物も愛用のもので、自宅より持参したもの。机の上には昔の本人の写真や家族の写真が飾ってあった。

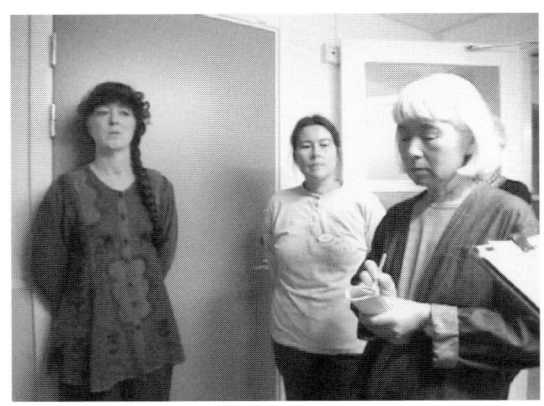

図12　スタッフ　左端が責任者。

と一緒の時間を過ごせるようなプログラムにしたり，家族，とくに配偶者への精神的サポートを実施しているという。

月額の利用料は，住居費の4000クローネ，食費の2225クローネで，合計6225クローネ（約7万5千円）が入所者の負担とのこと。これ以外に介護費として1日あたり1400クローネ（約2万円）が必要だが，これはコミューンの負担という。

この施設のスタッフに若年認知症患者と高齢認知症患者のケアの違いについて質問してみた。以下はその内容の概略である。

高齢者では認知症になっても本人自身も周囲の家族も，高齢化に伴う衰えとして自然に受けとめられているように感じられます。しかし，若年期では元気に職場で働いていた者が突然認知症となり，急に働けなくなるため，本人も周囲も混乱したり，これらに伴う精神的負担は大変大きいわけです。また若年期の認知症の場合，自分が徐々に認知症化していることを本人も自覚していることが多く，そのためにうつ状態となる割合が非常に多かったり，また，現在置かれている状況が飲み込めずに，なぜここにいないといけないかとか，なぜ外へ出てはいけないかなど周囲に尋ねることが多いと思います。さらに幻覚などの精神症状の頻度も高い印象があります。このような点から若年認知症患者のケアは高齢者と大きく違うと考えています。また，家族への精神的サポートも重要です。通常，配偶者は仕事を抱えています。また，子供達は10代であり自分の親の病気を含めてさまざまな精神的問題を抱えていることが多いのです。従ってこれら家族へのサポートも重要であると考えられます。家族の当施設への訪問は，家族によってまちまちですが，最低でも週1回以上は誰かの訪問があります。

なお，入所に関しては本人の意思が最大限に尊重されます。最終的に入所の適否について判定するのは，コミューン（市町村）のニーズ判定員（福祉担当者）ですが，本人の同意が得られない場合には，社会サービス法の規定により入所の手続きが出来ないようになっています。本人の意思の尊重に関しては，認知症の程度は考慮に入れません。実際にあったケースでは，在宅での生活が不可能なほど認知症症状が進んでいるにもかかわらず，本人がグループホームへの入所を拒否したため，引き続き在宅で，24時間ヘルパーを利用しながら，在宅生活を続けた例が存在します。

当施設でのケア理論は，主としてバリデーション（Validation）法が用いられています。入所者それぞれのレベルも問題も大きく違うため，集団的アプローチが出来にくいことから，個別ケアが中心となっています。基本方針は，「本人が出来ることはやってもらう」ことです。しかし今まで出来ていたはずのことが症状の進行に伴い出来なくなると，若年認知症患者では自信を失い，うつ状態になりやすいのでスタッフはとくにそれを配慮しています。医師の施設への訪問は月1回のみですが，必要に応じて近くのVårdcentralに通院することもあります。Vårdcentralはスウェーデンにおけるプライマリーケアを担当する施設で，通常，家庭医が勤務していますが，老年医学担当のHuddinge病院の医師が必要に応じ，スーパーバイズしています。

3) ナーシングホームについて

スウェーデンのナーシングホームは，日本の特別養護老人ホームと老人病院の中間の性格を持つ福祉施設である。若年認知症を対象としたナーシングホームはストックホルム県南部の Vårberg に 1 ヵ所ある。また，ストックホルム県外には Linköping 市に類似の施設が 1 つある。

ベォーベリ・シュークヘム（Vårberg sjukhem）若年認知症専用棟，ストックホルム

Vårberg sjukhem は，コミューンの委託による民間企業の運営による施設。この施設は 13 ユニットからなる複合老人施設で，各ユニットはリハビリテーションの機能を持つ部門，悪性腫瘍部門，老年期認知症部門，腫

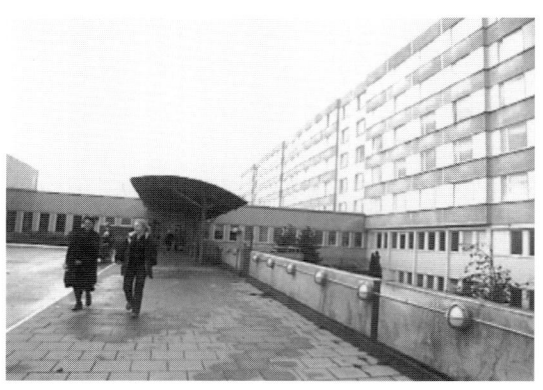

図 13　施設の外観　正面が入り口，右側に各ユニットが見える。ここは以前は病院だったという。

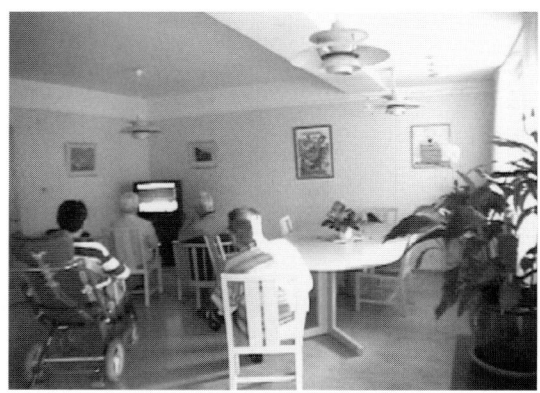

図 14　ユニット内のリビングルーム　入所者が TV を見ていた。

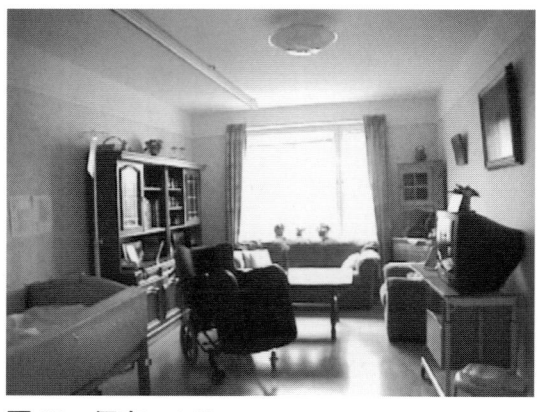

図 15　個室　左端にベットがあり，ハンチントン舞踏病患者が寝ていた。部屋の調度品は皆患者の自宅より持参された愛用品である。

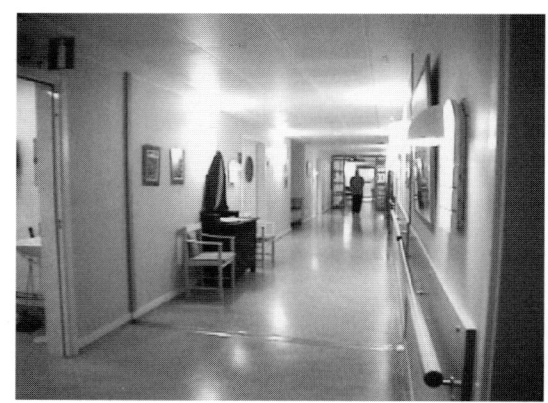

図 16　廊下　以前病院として使われていたためか広い廊下であった。前方の扉がユニットを区切る役目をしている。通常は開放されているが，若年認知症専用棟については，ロックされていた。

瘍性疾患の緩和ケア部門，短期入所施設などに分かれている。このうち，若年認知症部門は，1998年11月に開設された2ユニットで計16床からなっている。

入所者はハンチントン舞踏病と前頭側頭型認知症を中心としたBPSD（精神症状や行動障害）を伴う疾患に限定されており，しかも活発で行動異常も多い時期に限られていて，治療の結果，行動の異常などがみられなくなれば通常のナーシングホームへ入所することになっている。しかし，次の受け入れ先がなかなかみつからないなどのため，最近ではターミナルまで在所することが多くなってきているという。

私たちの視察時，入所者は15名で，その内訳はハンチントン舞踏病6名，前頭側頭型認知症5名，他に，コルサコフ症候群（アルコール関連認知症），血管性認知症，アルツハイマー病，そして頭部外傷が各1名ずつだった。入所者はストックホルム地域全域から来ており，入所待機中の患者が数名いるとのことだった。

スタッフは午前中5名，午後4名で，いずれも看護師であった。夜間は2名の准看護師が勤務し，必要に応じてコンサルトナースが協力するシステムである。職員の負担は通常の施設より大きいため，継続して勤務するのは難しいという。患者と職員がほぼ常時1対1で対応することも少なくなく，職員の多くは精神科での勤務歴があった。現在の入所者のうち食事の自立は2名，排泄の自立が2名のみで，ほとんどの入所者が多くの介助を必要としていた。医療面では，施設全体で2名の常勤医がおり，24時間体制で対応しているという。また，老年精神科医が週に1時間，他より往診するという。

入所費用は1日1590クローネ（約2万1千円），ハンチントン病に関しては1日2226クローネ（約3万円）がコミューンから施設に支払われる。（家賃はグループホームと同じく，個人の収入に応じて住宅補助が支給される）。

また，スタッフの教育もこの施設の任務の一つで，スウェーデン国内各地から教育のために看護師などを受け入れているとのことである。

2．オランダの施設・制度

オランダでは，アルツハイマー協会（Alzheimerstichting）のMs. Smoor氏（Staff Officer）の協力を得て，若年認知症の専門施設4ヵ所を見学できた（その時点ではオランダに6ヵ所存在した）。その中で，印象に残った施設について述べる。

1）デイサービス，デイケアについて

デイサービスやデイケアでは，その地域に患者がいればすべて受け入れることが当たり前，すなわち，施設で対応できる限りすべてを受け入れて，かつ患者の必要に応じて対応すべき職員を用意するというのが原則であった。利用者の範囲は，老年期の患者では10km以内だったが，若年期の患者では数が少ないため，30km以内とのことだった。ただ，オランダは平坦でかつ高速道路網が発達しているため，日本のような遠距離という印象はなかった。

また，利用者に対するスタッフの心構えとして，①その性格や嗜好を知って，もっとも良い対応をするように努力すること，②認知症発症以前の生活と同一のレベルに保持し，長く続けられるようなサポートをすること，

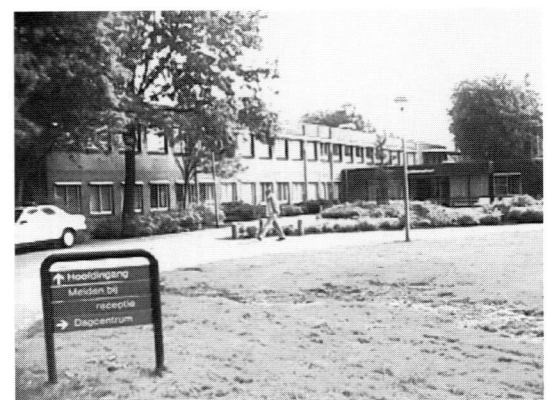
図17　ルシデナホフの外観

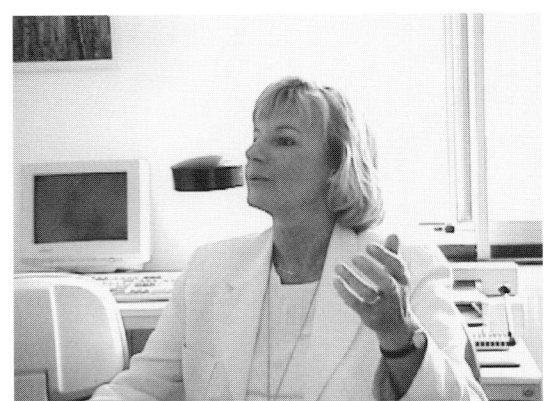
図18　責任者のA Smidさん

そして③若年期の認知症患者は，老年期の認知症患者よりエネルギーを持っているため，フットボール，散歩，フィットネス，ダンスのようなプログラムを勧めるとのことだった。

施設に対して，日本のような施設基準はなく，いずれの施設でも担当者はこの質問に当惑し，答える内容は同じで，「大きさはオランダ人サイズ」とのことだった（これらの質問の後，実際には施設の図面は見せてくれたが）。

デイサービスは，次の2つの施設にあった。

| マリアホーバ（Mariahoever），Den Haag |
| ルシデナホフ（Lisidunahof），Leusden |

2) ナーシングホームについて

オランダのナーシングホームは日本の特別養護老人ホームと類似した施設である。

| タビタ（Tabitha），Amsterdam |

アムステルダム市の北部にあるナーシングホーム。患者は，症状別に，軽度（first level），中等度（second level），重度（third level）の3グループに分けられていた。私達の訪問した時点では，若年期の認知症患者が32名いた。first levelに20名，third levelに，12名だった。2～3年後には，新しい施設を作り，若年期の認知症患者を全体で60名受け入れたいと考えていた。この施設は，今後の若年認知症患者施設のモデルになる印象を持った。

施設入所までの手続きは，まず最初に指定された「精神科病院」で専門医の診察を受け，その結果，認知症はあるが行動異常の治療を必要としない時にこの施設に入所できる。ただ，入所時の年齢が25歳以下の場合は受け入れておらず，通常は，30～65歳の範囲である。そして，大部分の入所者がこの施設に死亡するまで留まるという。

若年期の認知症患者は，1室当たり1～3名，他方，老年期の認知症患者は4～5名で

II. 各国の現状

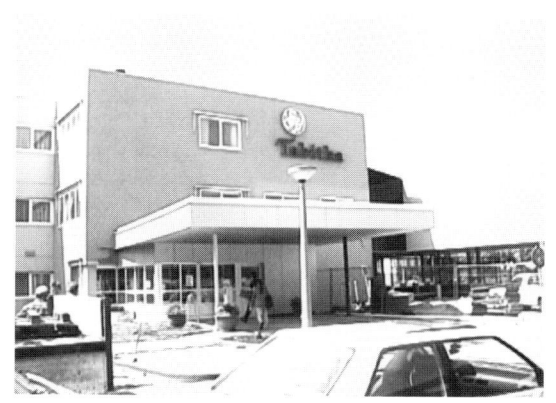

図19 **正面玄関** 建物は3階建てで，写真の左側にその一部が見られる。

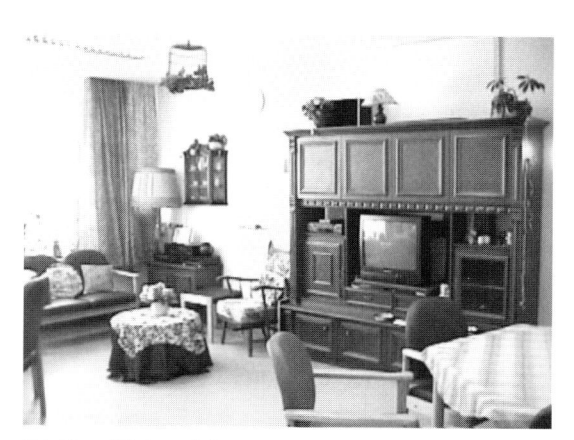

図20 **個室** 書棚，ソファーや椅子も個人が自宅で使用していたものをそのまま利用していた。

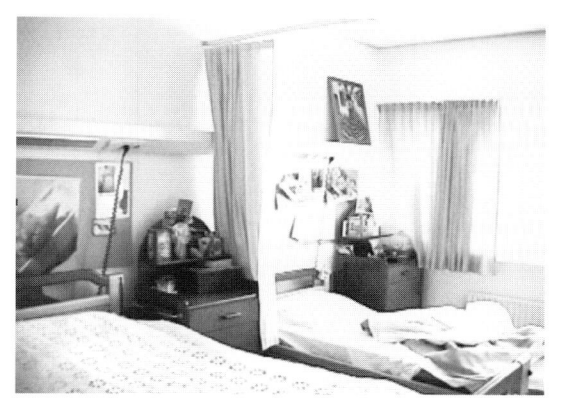

図21 **個室** 身の回りのものはすべて自宅より持ってきたもの。壁には，家族や本人の写真が掛かっていた。

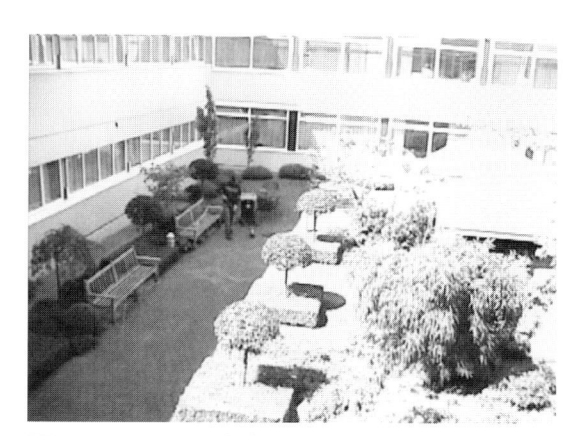

図22 **2階より中庭を望む** 中庭に対してオープンスペースになっており，患者は自由に中庭に出入りが出来る。

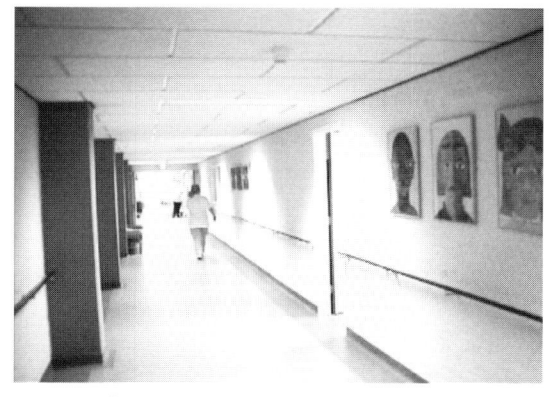

図23 **廊下** 向かって左側が中庭，右側に部屋がある。壁には色々な絵が掛かっていた。

ある。若年期の認知症患者に対するスタッフは6名という。看護師は日中は10名の患者あたり1～2名（大変なときは3名），夜間は全部の患者に対して1名とのことだった。また，看護師とは別に，職員としてActivity worker（適当な日本語が存在しないためこのまま用いた）が1名と物理療法士が1名いた。また，職員以外にも嘱託の医師，心理療法士などが定期的に来所して患者のレベルを評価するとのことである。

ニュー・グラスビィキ（Nieuw Graswijkiw），Assen

　アッセン市にある若年認知症専門棟を有するナーシングホームである。患者は1階に100名，2階に16名，合計116名が入所していた（この2階は以前，看護師寮だったが，これを患者用に変えたという）。なお，この16名の住む2階はホテルのような感じで，あわせて，リビングルームや食堂も広く，快適な空間をもつ施設であった。職員と患者の比率は，1：1で，職員には，医師，看護師，理学療法士，ソーシャルワーカー，心理療法士，栄養士，コック，用務員などが含まれ，全部で116名いるとのことだった（私としては，栄養士，コックや用務員も職員として介護スタッフに数えることに疑問があるが……）。

　入所には1日あたり250ギルダー（110ドル）が必要で，支払いは収入（年金）を利用

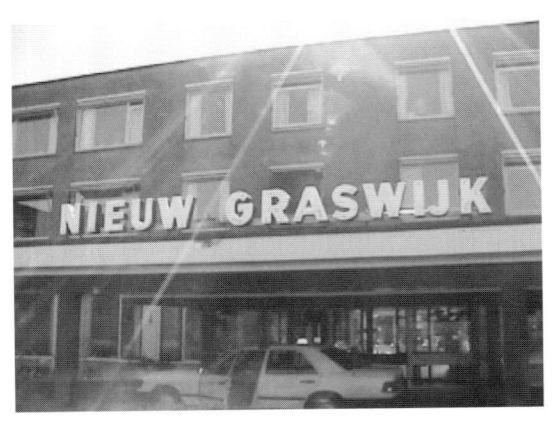

図24　施設の玄関

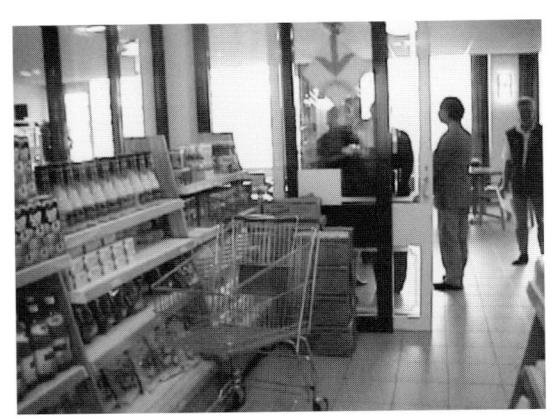

図25　施設内にある売店　日常雑貨，食物や飲料など，入所者にとって必要なものがほぼ揃っていた。

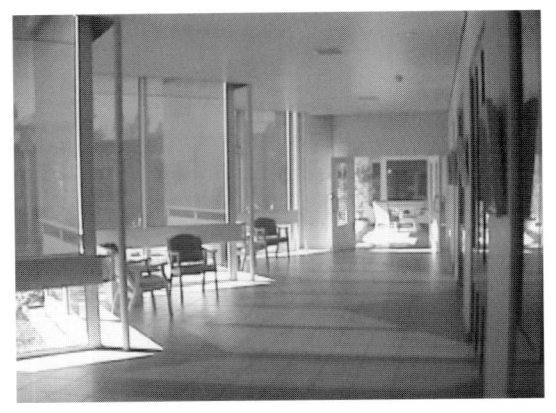

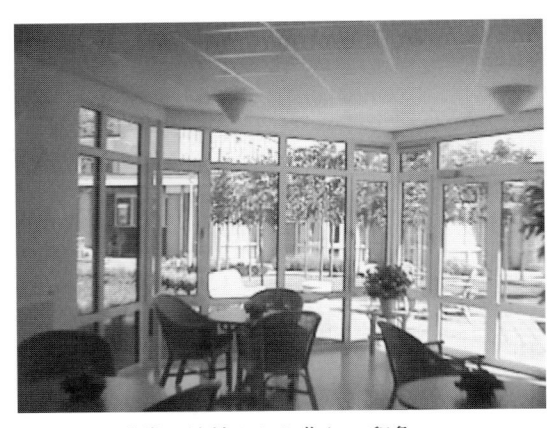

図26　1階の廊下（2枚）　中庭に面して椅子などが置かれいる。非常に洗練された作りの印象。

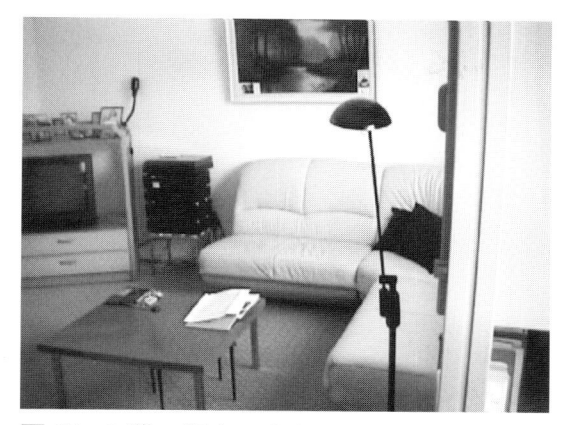

図27 2階の個室　非常に広い空間。自宅よりソファーや絵画を持ってきていた。

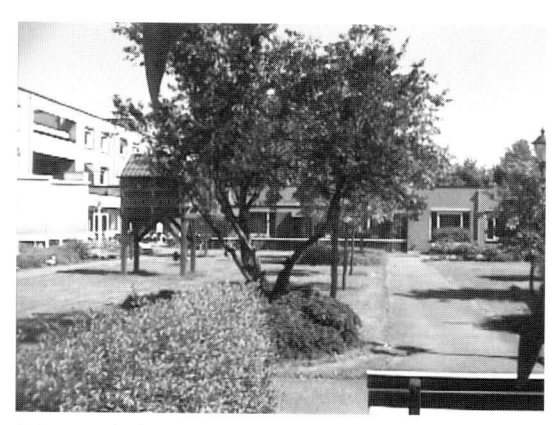

図28 中庭　四方を建物で囲まれた中庭で、ベンチや小鳥小屋などがあり、自由に入所者や来訪者が利用できる。

していた。ただ，この金額は収入（年金）に依存し，最低月に210ギルダーから最高1105ギルダー（ただし，個室の場合は3250ギルダー）だった。これは，介護保険実施以前に行われていた日本の特別養護老人ホーム入所の際の「所得に応じた支払」の措置制度に類似している。

3．英国

1）報告書のまとめ

平成11年5月に，Harvey RをNational Hospital for Neurology and Neurosurgery, The Dementia Research Groupのofficeに訪問し，英国の実状について意見を交換した。なお，詳細はYoung Onset Dementiaの報告書の通りである（以下の内容）。

a. 有病率

30～64歳の群の若年期認知症の有病率は10万人対67.2人で，英国全体では16737人いると推定される。それぞれの有病率は，アルツハイマー病は10万人対21.7人，血管性認知症は10万人対10.9人，前頭側頭型認知症は10万人対10.9人であった。なお，アルツハイマー病が全体の1/2以下の率であることは注目に値することである。

b. BPSDについて

妄想は53％，幻覚は44％にみられたが，疾患による差はみられなかった。

c. 介護者について

介護者は53％に高度の燃え尽きを経験していた。

d. 費用について

英国の若年認知症患者全体に関連する全経費は年間1億3千2万ポンドと見積もられた。しかし，患者や介護者の要因と経費との間には関連はなく，同じであった。

e. その他

認知症性老人と比較して，若年認知症患者は地域の資源の利用は少なく，より費用のかかる施設ケアを利用しているようにみえる。

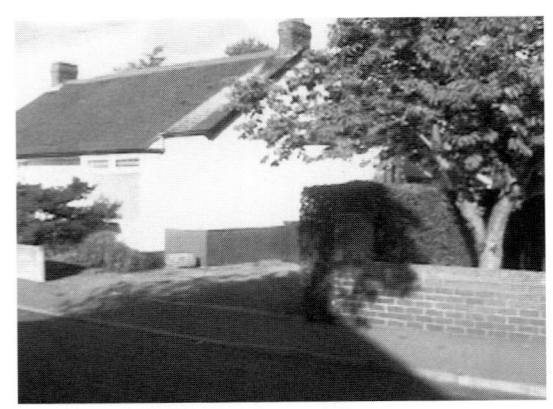

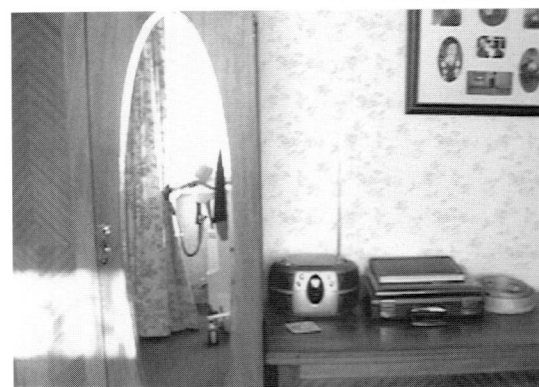

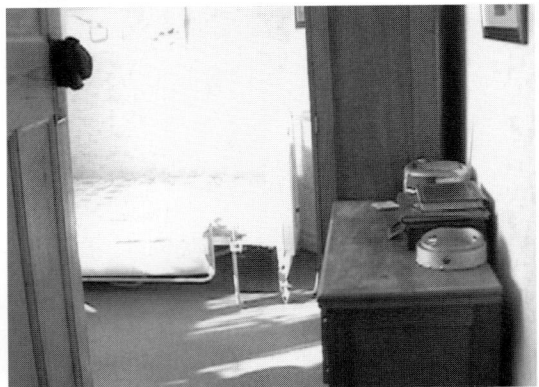

図29 グループホーム（ニューカッスル，3枚）

2）スコットランド地方の施設
我々が訪問したスコットランドの施設の概略を示す。

a. グループホーム
ニューカッスル市のグループホームの入所者は定員が4人であった。

b. 集合住宅
エジンバラでは，訪問看護・介護の形態で，一般のアパートに入所した認知症者をみている。

c. デイサービス
グラスゴーでは，若年中心のデイサービスを見学した。絵画療法をしていた。

B. その他

1．デンマーク

デンマークの施設訪問は，平成12年10月に行われた。以下はその概略である。

1）ピーレフース，コペンハーゲン
ショートステイは8人＋8人の2ユニット（1階と2階に分かれている）。部屋は個室（4.5 m×5.5 m≒25 m² の居室と水回り）と共通の居間，食堂，キッチン，介助浴室，瞑

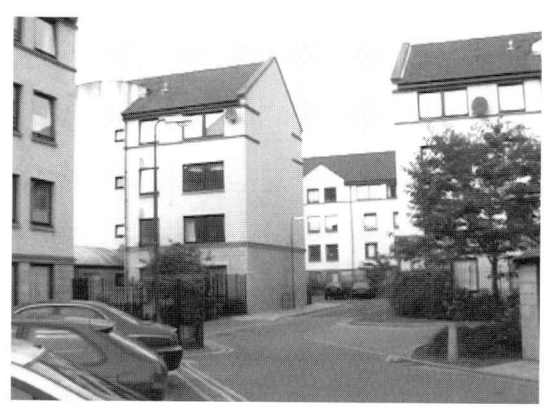

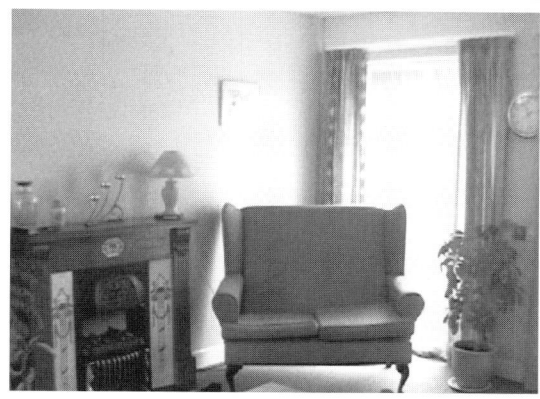

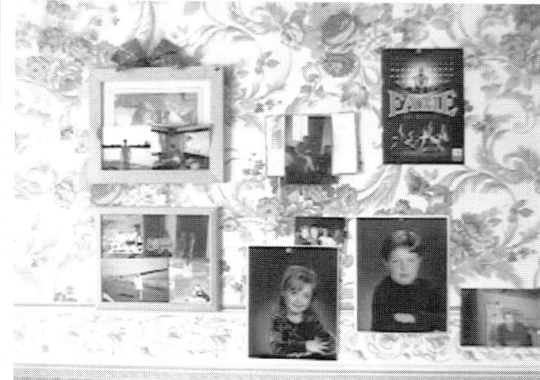

図30　集合住宅（エジンバラ，3枚）

想室などから構成される。なお，個室の広さは，高齢者より広い。居室も廊下もかなりはっきりとした色彩であり，スウェーデンの施設と大きく異なっていた。

デイケアは，8人のグループが3グループの計24人で，スペース的にはショートステイと同じ大きさの所を使用している。攻撃的な問題行動を呈する患者が62％にみられるという。デイケアの活動時間は9：00〜20：00である。なお，ショートステイの認知症患者については，高齢者も若年者も一緒に処遇していた。なお，若年認知症については，2ヵ月前から始めた（平成12年8月より）。

担当者は，施設の立地条件として，できるだけ社会とのつながりが持てる場所がよく，また施設を計画する上で，職員からの見通しを考慮することがもっとも大切と述べている。

第 2 部　諸外国の状況

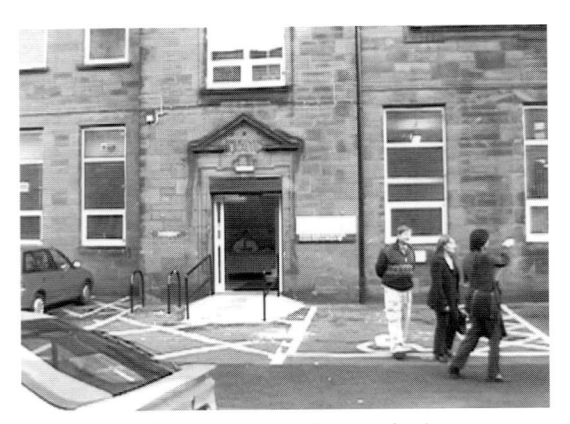

図 31　デイサービス（グラスゴー）

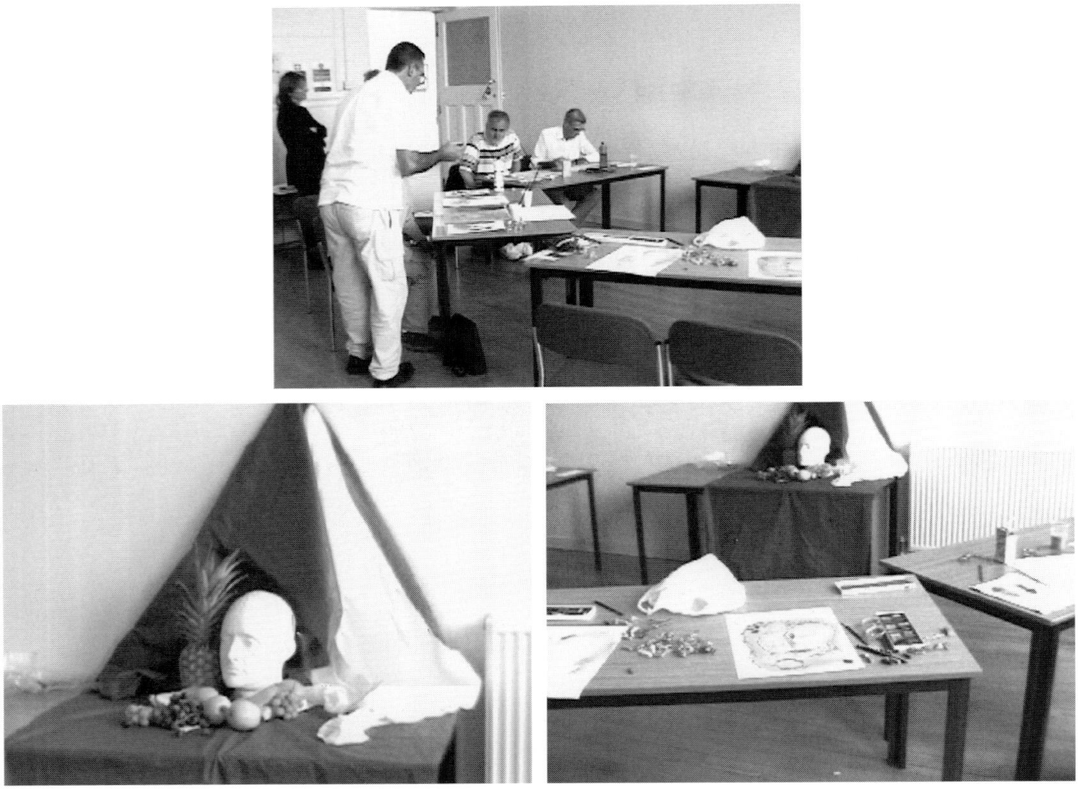

図 32　絵画療法（3 枚）

III. その他の国の施設・制度の実態

以下の国については，平成10年度に若年認知症に関する制度と施設の有無について質問状を送り，回答を得たものである。現在は変化したかもしれないが，参考までに載せておく。

A. アメリカ合衆国

Dr. James T Becker. Ph.D. (cc：S.T. DeKosky, M.D.), Professor of Psychiatry and Neurology, University of Pittsburgh Medical Center. の回答

米国では，日本同様に65歳以上の住民をサポートする連邦政府と州の制度があるが，65歳以前の認知症患者に対しては，とくにサポート制度はない。しかし，年齢を考慮した特別な治療法や処遇システムはないが，65歳以前の患者が利用できる場所は存在する。

Dr. Gerda G. Fillenbaum, Department of Geriatics, Duke University の回答

とくに若年期の認知症患者のために用意された施設はないが，ナーシングホームが適当で，かつ受け入れは可能と思われる。ただし，ナーシングホームの入所者の大部分は65歳以上の人であり，かつ，その中でもおよそ25％が85歳以上の老人という現実はある。なお，認知症化したDown症候群の人々のために特別の設備はみられる。

B. オーストラリア

Dr. GA Broe, Professor of Geriatric Medicine, University of Sydney, Department of Medicine の回答

認知症患者のための家族支援組織は，65歳以上ばかりでなくすべての認知症患者層でも利用できる。これは，オーストラリア政府の「認知症ケアのための国家アクションプラン」の基金に基づくプログラムを通して発達したものである。認知症サービスとは，地区のGeriatric Unitsやpsychogeriatric Unitsか，地区のAged Care Assessment TeamsやDementia Teamsを通して供給されるもので，ホームサービス，デイセンターのDementia Day Respite Servicesと，Nursing HomeやHostelのRespiteサービスを含んでいる。

認知症患者介護者へのカウンセリングとサポートサービスについても，オーストラリアの全体に渡って地区ごとにアルツハイマー協会サポートグループにより実施されている。

C. 参考：フィンランド

宮永のユバスキュラ（Jyvaskyla）地方の福祉施設の視察より

　年齢による施設入所や在宅サービスの制限はみられない。しかし，フィンランド全体については不明だが，ユバスキュラ地方には若年用の施設は1ヵ所も存在しなかった。なお，介護が必要な若年期の認知症患者は一人登録されていたが，在宅にて家族やヘルパーの援助の下で生活していた。

参考文献

1) 若年痴呆研究班編：若年期の脳機能障害介護マニュアル．ワールドプランニング，東京 2000.
2) 宮永和夫：厚生科学研究費補助金精神保健医療研究事業・若年痴呆の実態に関する研究報告書平成8年度（分担）．
3) 宮永和夫：若年痴呆の福祉的支援及び医療の確保に関する研究報告書平成9年度（主任）．
4) 宮永和夫：若年痴呆の施設・制度に関する研究書平成10年度～平成11年度（主任）．
5) 宮永和夫：若年痴呆の施設・制度に関する研究及び高次脳機能障害の生活障害実態調査報告書平成12年度（主任）．
6) 宮永和夫：若年認知症の在宅支援．新医療 No. 371. 30-33, 2005.

第3部 概　論

I. 疫　学

II. 若年認知症と老年認知症の相違

III. 疾患より障害へ

IV. 施設より地域へ

V. 今後の流れ

I. 疫　学

A. 定　義[2]

　若年認知症とは，若年期と初老期の認知症を含んだものである．なお，若年期認知症とは18〜39歳の間に発症した認知症性疾患の総称で，認知症の原因となる疾患の種類を問わない．また，初老期認知症とは，40〜64歳の間に発症した認知症性疾患の総称で，若年期同様に認知症の原因となる疾患の種類を問わない．なお，65歳以上の認知症は老年期認知症という．その中で，老年認知症という語はアルツハイマー型老年認知症を意味するが，現在はあまり使用されない．

B. 疾患の頻度[2]

1. 有病率

　若年認知症の有病率は，我々が実施した疫学調査では，人口10万人対32人であった．この値は，フィンランドのMolsaやイギリスのHarveyらの報告とほぼ同じである．世界でも調査報告は少なく，すべての国が同じような発生頻度になるとは断定できないが，老年期認知症の有病率が10万対7000から8000人であることと比較すると，非常に少ないことだけは明らかである．また，年齢階級別・男女別に有病率をみると，年齢が増すに従って，有病率が高くなること，64歳までのいずれの年齢層でも男性が女性を上回っていることがわかる（図33）．

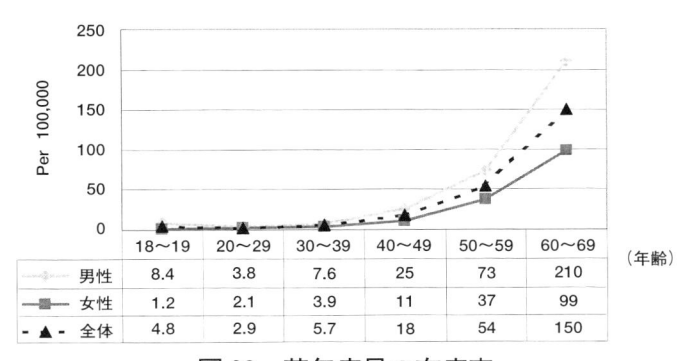

（年齢）	18〜19	20〜29	30〜39	40〜49	50〜59	60〜69
男性	8.4	3.8	7.6	25	73	210
女性	1.2	2.1	3.9	11	37	99
全体	4.8	2.9	5.7	18	54	150

図33　若年痴呆の有病率
若年痴呆研究班編：若年期の脳機能障害介護マニュアル．ワールドプランニング，2000.より引用．

2. 発症率[5]

発症率が以前より増加しているか否かの報告は認めない。しかし、以下に述べる2つの要因は認知症の発症に大きく関連すると考えられる結果、若年認知症も老年期認知症同様、増加していると考えられる。

1) ストレス

ストレスはうつ病の発症にも関係するが、単に神経伝達物質を過剰分泌させてシナプス内の神経伝達物質を枯渇させるだけでなく、神経細胞自体の変性をともなうことが知られている。すなわち、ストレスは活性酸素を増加させ、活性酸素が神経細胞に作用しその数を減少させるとともに、ストレスによるグルココルチコイドの増加が、神経新生の阻害、樹状突起の萎縮（NGFの作用減少）、神経毒性による神経細胞減少をおこす。とくにコルチコステロイド受容体を多く含む海馬が主要な標的となり、記憶障害を起こすと考えられる。

また、認知症の進行に関しても、うつ状態を伴う群とうつ状態を伴わない群では、前者の方がより急激に進行するとの報告がみられる。

2) 食物[1,3]

伝統的日本食には、脳循環改善作用を持つ物質（魚のDHAやEPA、緑黄色野菜の食物繊維）、神経細胞の破壊に対する保護作用を持つ物質（抗酸化物質の野菜や果物のビタミンC、E、米や大豆の必須アミノ酸、魚や油の必須脂肪酸）、さらには神経伝達物質や補助物質（大豆のレシチンやイソフラボン、野菜のビタミンB群）がより多く含まれていた。しかし、食事習慣が欧米化した結果、認知症の欧米化、すなわち、脳出血や大梗塞など一部の脳血管障害の発症の減少と、アルツハイマー病（AD）を中心とした異常タンパク蓄積型の認知症の発症の増加がみられている。

C. 死因等[2]

正常老人の死亡原因は悪性新生物が多いといわれる。また、非認知症の脳卒中群は脳血管障害の再発作が多く、認知症でも老年期発症の者は心疾患が多いのに対して、我々の調査では若年認知症は気管支炎・肺炎による死亡が多かった。

D. 今後の予測[4,5]

以下の2つの要因のため、認知症は今後引き続き増加すると考えられる。

1. 予後の延長

認知症による予後の延長は、食事による栄養の改善、デイサービスやデイケアなどによる社会的刺激、終末期の医療の進歩などが関係すると考えられる。

2. 発症率の増加

欧米化した食事によるADの発症の増加と社会的ストレスの増加が関係すると考えられる。

引用文献

1) Flitman SS: Update on Alzheimer's Disease June, 2006. www.neurozone.org
2) 若年痴呆研究班編：若年期の脳機能障害介護マニュアル．ワールドプランニング，2000.
3) 若年認知症家族会編：若年認知症 本人・家族が紡ぐ7つの物語．中央法規出版，2006.
4) 宮永和夫：痴呆の原因疾患の変遷—世界と日本—．老年期痴呆 13(2)：129-141, 1994.
5) 宮永和夫：認知症は増えているか．からだの科学，日本評論社，2006.

II. 若年認知症と老年期認知症の相違[1)]

A. 若年認知症と老年期認知症の周辺症状(認知症の行動心理学的症候:BPSD)の比較

　若年,老年期ともに認知症患者にみられるBPSD (Behavioral and Psychological symptoms of Dementia)の頻度は50〜60％といわれる。しかし若年と老年期のBPSDの内容は異なり,若年認知症は,「徘徊」,「興奮」と「意欲低下」,老年期認知症は,「夜間せん妄」「不潔行為」,「自他の区別困難」と「幻覚・妄想」が多くみられる(図34)。

B. 諸外国における若年認知症疾患のBPSDの報告

　Harveyらは若年認知症のBPSDに関して,妄想は,認知症全体で53％,アルツハイマー病(AD)38％,血管性認知症(VD)61％,幻覚は,認知症全体で44％,AD 28％,VD 56％,攻撃性は,認知症全体で61％,AD 47％,VD 72％と報告している。一方,老年期認知症については,Allen & Burns (1995), Cummingsら(1987)の報告がある。Harveyらの結果を比較すると,ADでは,妄想や幻覚はほぼ同じ頻度であるが,攻撃性は若年期認知症に多い。VDでは,妄想が若年期認知症にやや多い傾向がみられる。

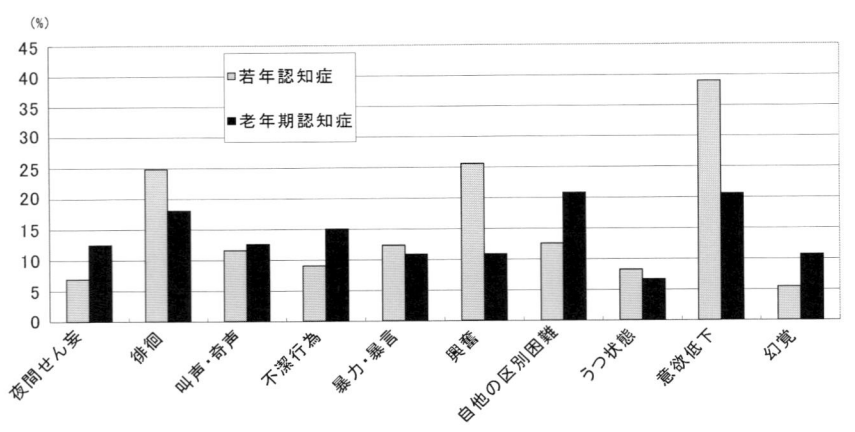

図34 若年認知症と老年期認知症の比較
若年痴呆研究班編:若年期の脳機能障害介護マニュアル.ワールドプランニング,2000.より引用。

C. 若年認知症のBPSDについて

若年認知症全体のBPSDの頻度をみると，「意欲低下・無気力」が一番多く，以下「興奮」，「徘徊」，「暴力・暴言」，「自他の物の区別が困難」，「叫声・独語・奇声」，「不潔行為・弄便」，「うつ状態」，「夜間せん妄」，「幻覚」と続いていた。

ADは，「徘徊」と「自他の物の区別が困難」の頻度が多く，一方「興奮」は少ない。VDは，「興奮」の頻度が多い。頭部外傷性認知症（PTD）は，「叫声・独語・奇声」と「興奮」の頻度が多い。アルコール性認知症（AlcoD）は，「興奮」の頻度は多く，他の症状は少ない。

なお，「夜間せん妄」，「不潔行為・弄便」，「暴力・暴言」，「うつ状態」，「意欲低下」および「幻覚・妄想」については，4つの疾患の間に頻度の違いはみられなかった。

引用文献

1) 若年痴呆研究班編：若年期の脳機能障害介護マニュアル．ワールドプランニング，2000．

表3　若年認知症のBPSDの頻度について

行動障害	血管性認知症 (N=528)	アルツハイマー病 (N=202)	高次脳機能障害 (N=124)	アルコール性認知症 (N=51)	老年期認知症 (N=3397)
夜間せん妄	4.8	10.7	4.3	3.0	12.5
徘徊	18.3	49.6	15.7	24.2	18.1
叫声・奇声	10.4	8.4	18.6	0.0	12.6
不潔行為	8.8	9.2	11.4	6.1	15.1
暴力・暴言	10.8	9.9	20.0	15.2	10.9
興奮	24.3	13.7	37.1	33.3	10.9
自他の区別困難	10.4	19.1	14.3	9.1	20.8
うつ状態	7.6	7.6	4.3	0.0	6.7
意欲低下	41.8	36.6	31.4	24.2	20.6
幻覚・妄想	4.0	4.6	5.7	5.7	10.7

III. 疾患より障害へ

A. 疾患としての対応[1]

1. 診断の重要性

　患者本人と家族の両者が病気を受容するために行うべきことは，①出来るだけ早い段階で「病名を告知すること」と，②その行為を通して「現実を直視すべきこと」を患者と家族に求めることである．すなわち，「認知症は病気であること，病気は治療するもの」と認識してもらうことが，認知症自体と病者への理解の第一歩といえる．家族が認知症に偏見を持ちつづけ，社会に知られることを恐れて，患者を家の中に囲い込む行為は，児童虐待と同じように悲惨な結果を招く．

　家族の介護に対しては，身体・精神の両面での健康の保持や，家族全員が患者情報と病状認識を共有すること，そして家族全員が役割分担しながら相互に支え合うように指導すべきである．実際，介護者が腰痛・膝痛などの身体症状やいらいら感・不眠などの精神症状があると，介護をする上で無理が生じ，結果的に在宅介護が破綻することは言うまでもない．さらに，それらの症状が出現しないように予防すること，とくに心理的ストレスの解消方法（アロマテラピーや音楽療法など）などの情報も積極的に提供すべきである．

表4　クリニカルパスと疾患分類

	初期（急性期） クリニカルパス(1)	中期（慢性期/回復期） クリニカルパス(2)	後期（維持期） クリニカルパス(3)
1. アルツハイマー病タイプ 2. ピック病タイプ 3. その他（神経疾患など）	〜4 Y 〜3 Y 〜3 M	5 Y〜8 Y 4 Y〜6 Y 4 M〜11 M	9 Y〜 7 Y〜 12 M〜
	〈就労〉	〈福祉施設〉 〈就労〉	〈福祉施設〉
4. 高次脳機能障害タイプ	〜6 M	7 M〜3 Y	4 Y〜
	〈福祉施設〉	〈福祉施設〉 〈就労〉	〈就労〉
全タイプ（1〜4）共通	〈医療〉 ・治療 ・リハビリテーション ・合併症の治療	〈医療〉 ・治療 ・リハビリテーション ・合併症の治療	〈医療〉 ・リハビリテーション ・合併症の治療

前頭葉障害の診断群分類に関する研究．平成15年度，主任研究者　宮永和夫より引用．

また，公的介護制度を十分に活用すべきことを説明し，介護による燃え尽き（burn out）の予防に役立てるべきである。家庭内の介護力だけでは限界があるため，家族だけの力でなく，医療や福祉の支援を上手に利用することこそ，若年認知症の在宅介護のためにもっとも重要なことである。

2．治療予測（予後）[3]

ステージごとのクリニカルパスとその期間について概略を示す（表4）。ただし，この期間はあくまでも一般的な目安である。

1）急性期（初期）の治療（表5）

対象は，①精神または身体症状の急変，②行動障害・精神症状（BPSD）などがあり対応困難，③検査，④教育・指導などである。

2）慢性期・回復期（中期）の治療（表6）

対象は，①行動障害・精神症状（BPSD）への対応調整，②ADLの変化への対応調整，③日常生活の立て直し（介護・支援の調

表5　急性期（初期）の治療

対象医療機関	〈対象〉
1. 精神病院（認知症治療病棟群） 2. 特定機能病院 3. 一般病院	1. 検査入院 2. 教育入院 3. 急性期の入院 4. BPSDが高度

急性期治療　治療目標：12週で退院へ	治療計画・治療内容・評価項目
1. 行動障害・精神症状（BPSD）の改善 2. 身体症状の回復と精神面の安定 3. 治療への動機付けの確認 4. 対象者との信頼関係の構築	1. 問題点分析 2. 改善度の評価 3. 個別の留意点

退院	
入院治療終了の評価と退院後の処遇 1. 病状が安定している 2. 必要な外来医療が継続して実施できる 　①通院（認知症性疾患） 　②医療的デイケア（治療，リハビリ，サポート） 　③訪問看護 3. 適切な援助体制（福祉などの環境整備，地域および緊急時の支援体制）が整えられている 　①通所型社会復帰施設 　　通所リハビリテーション 　　訪問リハビリテーション 　　短期入所リハビリテーション（介護老人保健施設） 　②ホームヘルプ	→ケアマネージャーの専任 →重度の場合 　①入所型 　　グループホーム 　　介護福祉施設 　　介護保健施設

第3部 概論

表6 慢性・回復期（中期）の治療

対象医療機関	〈対象〉
1. 精神病院　認知症療養病棟群 2. 介護療養型医療施設	1. BPSDの悪化 2. ADLの悪化 3. 家庭介護・支援の調整

慢性期治療　治療目標：12週間で退院へ	治療計画・治療内容・評価項目
1. 行動障害・精神症状の改善 2. 病識の獲得と自己コントロール能力の回復 3. 日常生活能力の回復 4. 社会復帰リハビリテーションなどへの参加	1. 問題点分析 2. 改善度の評価 3. 個別の留意点

退院	
入院治療終了の評価と退院後の処遇 　1. 病状が安定している 　2. 必要な外来医療が継続して実施できる 　　①医療的デイケア（治療，リハビリ，サポート） 　　②訪問看護 　3. 適切な援助体制（福祉などの環境整備，地域および緊急時の支援体制）が整えられている 　　①通所型社会復帰施設 　　　通所リハビリテーション 　　　訪問リハビリテーション 　　　短期入所リハビリテーション（介護老人保健施設） 　　②ホームヘルプ	→重度の場合 　①入所型 　　　グループホーム 　　　介護福祉施設 　　　介護保健施設

整）などである。

3) 維持期（末期）治療（表7）

対象は、①日常生活の立て直し、②ADLの変化への対応調整、③身体症状悪化への対応などである。

B. 障害としての対応[1,2]

認知症が広く一般の人に理解されてゆくに従い、中等度以上に障害され、自己判断や決定のできなくなった人々の世界から、初期に医療機関を受診し、病識を持ちつつ自己決定する人の世界へと認知症の中心が移りつつある。また、たとえ認知症になっても以前の時代と異なり、悪化が認められずに同じ状態が続く例や改善する例が多く認められるようになってきた状況では、「**単に治療を受け療養するだけの存在より、障害を持ち生活を営む存在**」へと内容が変化した。軽度の認知症者の場合には、職場復帰をすることや、再就職することも実際にみられるようになっている。また中等度の認知症を呈していても、症状に進行・悪化がない場合には、福祉就労が可能な状況にもなる。まさに疾患から障害への大転換である。

このように、若年認知症患者本人や家族か

表7　維持期（末期）の治療

対象医療機関	〈対象〉
1. 精神病院　認知症療養病棟群 2. 介護医療施設	1. 家庭介護・支援の調整 2. ADLの悪化 3. 身体症状の悪化

維持期治療　治療目標：12週で退院へ	治療計画・治療内容・評価項目
1. リハビリテーションなどへの参加 2. 日常生活能力の回復	1. 問題点分析 2. 改善度の評価 3. 個別の留意点

退　院	
入院治療終了の評価と退院後の処遇 1. 病状が安定している 2. 必要な外来医療が継続して実施できる 　①医療的デイケア（治療，リハビリ，サポート） 　②訪問看護 3. 適切な援助体制（福祉などの環境整備，地域および緊急時の 　支援体制）が整えられている 　①通所型社会復帰施設 　　　通所リハビリテーション 　　　訪問リハビリテーション 　　　短期入所リハビリテーション（老健施設・介護保健施設） 　②ホームヘルプ 　③ADLに対するリハビリ（特別養護老人ホーム・介護福祉施設）	→重度の場合 　①入所型 　　　グループホーム 　　　介護福祉施設 　　　介護保健施設

ら単なる生活の場の確保だけでなく就労を求める声を聞く中で，私は，これは身体障害者や精神障害者などの障害者が今までに訴えていた社会参加と同じものであること，そして，認知症も「疾患でなく障害である」という視点で対応すべき時代に入った，と感じる。さらに，ICF（国際生活機能分類）で提案された「障害者の健康面を重視する」視点に立てば，認知症患者ないし認知症を有する障害者のケアとは，治療の単なる補助ではなく，また介護者から与えられた受け身的な生活環境でもなく，**「障害者自らが希望し，かつ満足度を高めるような日常・社会生活への個別支援サービス」**と捉えられると思う。

1. 国際生活機能分類（ICF）モデル（図35）

健康状態（疾病，変調含む）について，障害の内容（心身機能・構造，活動，参加）と環境（環境因子，個人因子）との関係から図示したものである。具体的事例としてまとめた。

第3部　概　論

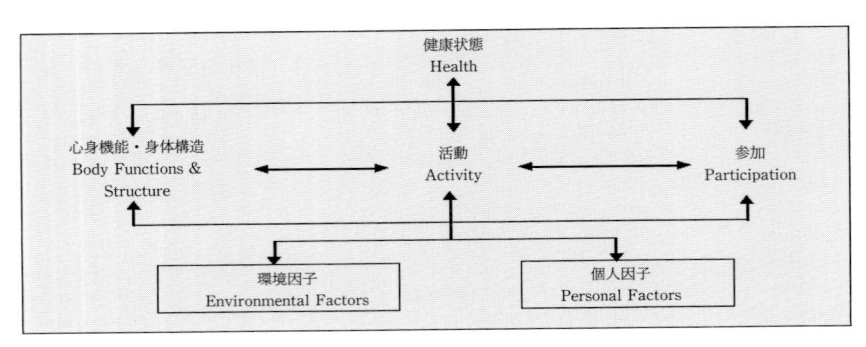

〈参考〉58歳男性アルツハイマー病者の健康状態と各因子の関係を図のように，下図に具体的に示した。

```
                    健康状態
                    Health
                      ↕
心身機能・身体構造  ←→  活動  ←→  参加
Body Functions &       Activity     Participation
  Structure
       ↑                 ↑              ↑
       環境因子              個人因子
   Environmental Factors   Personal Factors
```

健康状態（疾患・変調）
・アルツハイマー病　←疾患
・高血圧，難聴　　　←疾患
・頭痛がある　　　　←変調

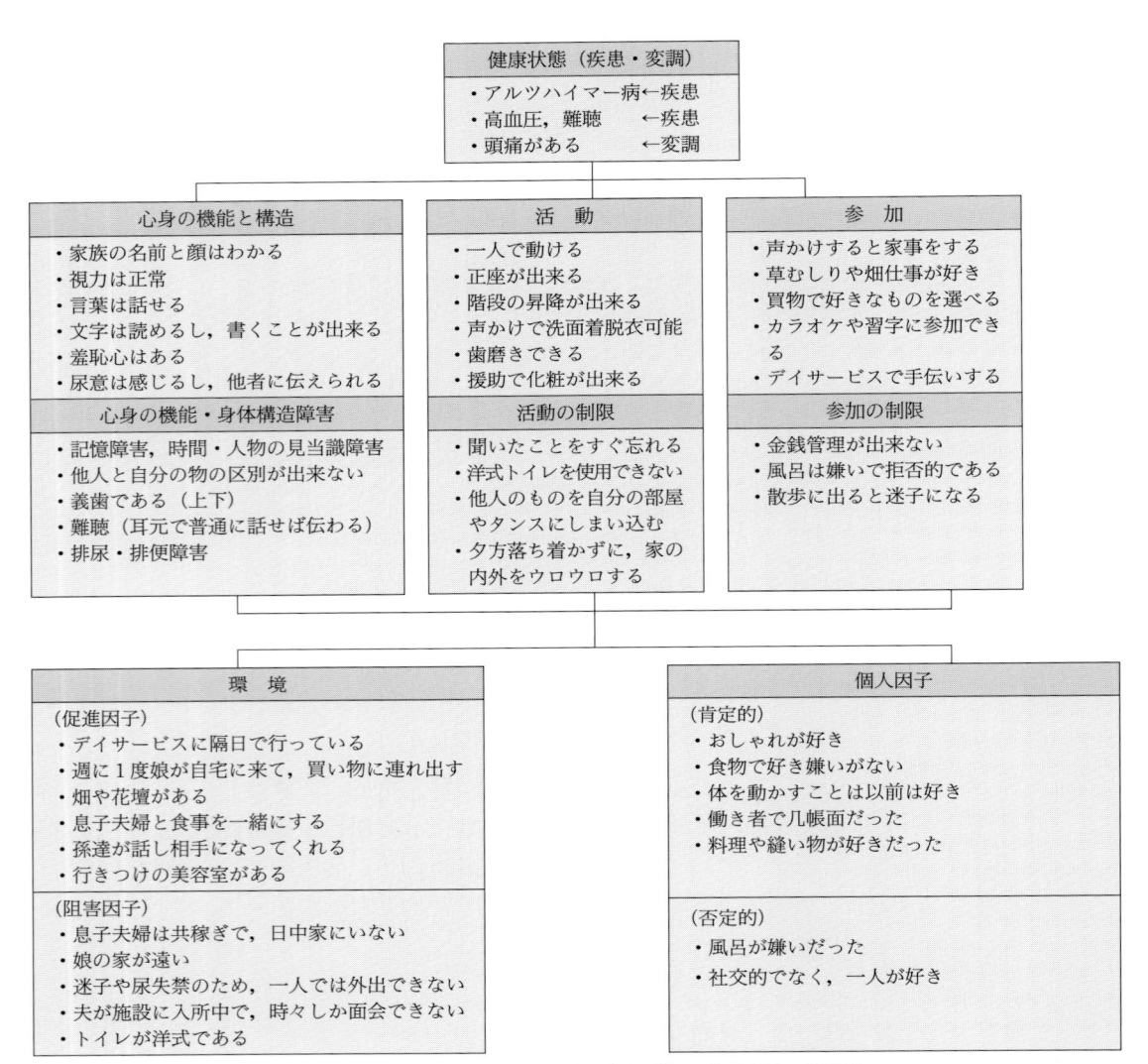

心身の機能と構造	活　動	参　加
・家族の名前と顔はわかる ・視力は正常 ・言葉は話せる ・文字は読めるし，書くことが出来る ・羞恥心はある ・尿意は感じるし，他者に伝えられる	・一人で動ける ・正座が出来る ・階段の昇降が出来る ・声かけで洗面着脱衣可能 ・歯磨きできる ・援助で化粧が出来る	・声かけすると家事をする ・草むしりや畑仕事が好き ・買物で好きなものを選べる ・カラオケや習字に参加できる ・デイサービスで手伝いする
心身の機能・身体構造障害	活動の制限	参加の制限
・記憶障害，時間・人物の見当識障害 ・他人と自分の物の区別が出来ない ・義歯である（上下） ・難聴（耳元で普通に話せば伝わる） ・排尿・排便障害	・聞いたことをすぐ忘れる ・洋式トイレを使用できない ・他人のものを自分の部屋やタンスにしまい込む ・夕方落ち着かずに，家の内外をウロウロする	・金銭管理が出来ない ・風呂は嫌いで拒否的である ・散歩に出ると迷子になる

環　境	個人因子
（促進因子） ・デイサービスに隔日で行っている ・週に1度娘が自宅に来て，買い物に連れ出す ・畑や花壇がある ・息子夫婦と食事を一緒にする ・孫達が話し相手になってくれる ・行きつけの美容室がある	（肯定的） ・おしゃれが好き ・食物で好き嫌いがない ・体を動かすことは以前は好き ・働き者で几帳面だった ・料理や縫い物が好きだった
（阻害因子） ・息子夫婦は共稼ぎで，日中家にいない ・娘の家が遠い ・迷子や尿失禁のため，一人では外出できない ・夫が施設に入所中で，時々しか面会できない ・トイレが洋式である	（否定的） ・風呂が嫌いだった ・社交的でなく，一人が好き

図35　認知症患者の健康状態と各因子の関係

松永美根子：ICFを活かした認知症高齢者のケアプラン．認知症介護7(2)：88-101, 2006．を一部改変して引用。

引用文献

1) 宮永和夫：若年認知症の在宅支援，新医療，No. 371, 30-33, 2005.
2) 若年認知症家族会編：若年認知症 本人・家族が紡ぐ7つの物語．中央法規出版，2006.
3) 前頭葉障害の診断群分類に関する研究．平成15年度，主任研究者 宮永和夫．

IV. 施設より地域へ

　福祉が発達する以前には，認知症は「病気というより老化」として受け取られ，大家族の中で家族介護を受けていた．しかし，核家族の数の増大と，福祉制度の充実によって，認知症者は，家庭から福祉施設へと処遇が移り，正常者にはみえない囲い込みが始まった．とくにそれを加速させたのが，介護保険制度の導入かもしれない．ただし，認知症を「老化でなく病気」として捉え，早期の発見や受診を可能にした功績だけは認めざるを得ない．

　現在，日本国には福祉に割くお金が少なくなり，介護保険制度の中で，病院処遇より廉価な施設処遇へ，入所処遇より廉価な通所処遇へと移行させようという流れがでている．そして，生活する地域内で，皆が見守り，支援する処遇形態へと大きく舵を切っている．昔，家族が介護していた時代より，専門家が介護する時代を経て，また家族と地域住民の介護という非専門家と非関係者が看取る時代への変遷である．たぶん，介護のレベルの大幅な低下は避けられないと思われる．

　ただ，唯一正しいと思えるのは，認知症者も地域社会の一員であり，施設へ収容し囲い込むのでなく，地域内で生活すべきという，当たり前の考えが再度認識されたことかもしれない．非専門家の介護の中で，社会内での自己実現が可能になることは良しとしつつも，認知症者の予後が短縮しないことを注意深く見守ってゆく必要があろう．

A. 施設としての取り組み[1,2]
　―家庭内・地域バリアフリーについて―

　若年認知症（認知症）研究班の一員だった前島　滋氏は建築士として，班の報告書の中で以下のような施設の提案をしている[4]．

　「施設の基本的理念は，若年認知症になった障害者が，プライバシーに配慮した家庭的で落ち着いた雰囲気の住居に少人数で住み，24時間の専門的な介護と医療サービスの提供のもとで居住者本位の生活を送ることにより，認知症の進行を穏やかにし，改善させ，家族の負担を軽減すると共に，精神的に安定した明るい生活が送れるようにすること」である．また，建物の環境とデザインに関して，次のような内容を述べている（表8）．

　なお，入所施設の条件を考えると，①地域の中（街中）にあり，かつ地域に開かれている，②個別ケアのスタッフが老年期認知症より多く，かつ多職種に及ぶ，そして③ユニットの人数をより少数にする，ことが必要であろう．若年認知症患者の場合，介護上問題となるのは興奮と暴力行為である．オランダとスウェーデンの若年認知症施設を訪問し，その施設責任者や管理者などと意見交換した際にも，興奮と暴力行為こそが若年認知症患者の特徴であり，またもっとも処遇困難な問題

表8　認知症患者のための建物の環境とデザイン

1. **患者の「家」であること**
   - コミュニティーに溶け込んだ建物
   - 小規模・少人数
   - 家庭的で親しみやすい共用部　→キッチン，洗濯室，中庭などを含む
   - 自分がどこにいるかがわかりやすいデザイン　→色や形，匂い，音などを使う
   - 目立たないスタッフ室
   - 機能に応じた部屋を用意し，「多目的」の部屋は設けない→認識障害を持つ患者には不向きのため
2. **ゆとりのある個室であること**
   - 個人の所持品をたくさん置ける　→自分の歴史を大切にする
   - 家族や訪問者と共に居られるスペース

であるとの意見で一致した。

しかし，これらの国の専門施設を見学しても，実際には若年認知症の患者は静かに生活していた。日本の施設は「なぜ騒がしい」のか。ほどなく，その原因が他者（同じ入所中のヒト）であることに気づいた。ヒトがヒトを刺激するのである。なぜ，日本では施設の定員が50人とか100人なのか。最小単位は，イギリスは4人で，スウェーデンとオランダは8人である。4人が良いか8人が良いか，イギリスやスウェーデンの施設スタッフと議論する機会があったが，互いを納得させられず結論は出なかった。しかし「**生活の最小単位は何人がいいのか**」，「**何人であれば，お互いのストレスを最小限に留めるとともに支え合えるのか**」という視点は共通であり，重要な点である。

通常の人ですら，50人の中に集団生活することはあるだろうか。ましてや，記憶が減退して，他者を認知することの困難な患者が，50人ものヒトを覚えられるだろうか。どこに100人が同居する家族がいるか。たぶん，まったく見ず知らずの町—それも外国の町—に迷い込んだような状況であろう。いずれも介護する側の効率重視で非人間的な論理

が見え隠れする。この点で，日本のユニットケアも介護人数と最小単位が調整できれば理想的になるように思うが，9人は少し多いように思う。

スウェーデンの入所施設はもう一つ感心することがある。実際，スウェーデンのグループホームやグループリビングはその地区に介護老人がいなくなると，閉じて普通のアパートに変わる。すなわち，一時的に消滅する。また再度必要性が生じると，アパートを改造してグループホームができる。今まで住んでいた生活環境とグループホームの環境がほぼ同じということも興味深いが，必要ないときは施設を閉じることには驚く。50人とか100人を入所させている日本の施設はこれができない。だから，入所者が足らなくなったら，必要ない人も入れることになる。老人狩りと言われているのは，デイサービスばかりでなく，施設入所も同じである。

さらに，日本では施設入所に何百人待ちという話を聞く。これは，50人とか100人が住む施設の話で，とにかく，ホテル並みの豪華さがある施設に多い。しかし，老人はそんな家に今まで住んでいただろうか。日本の家屋は皆ウサギ小屋かそれに近いものだ。それ

がなぜ老人になると豪華なところに住むのか。今までの生活で使っていた家具やトイレは同じなのだろうか。老人になぜ今まで住んでいた家と異なる環境を与えて，ストレスを与える必要があるのか。スウェーデンだけでなく，オランダやイギリスを見ても，グループホームは質素である。老人たちが今まで住んでいた環境と変わらないように努めているようである。オランダの施設で部屋の大きさを尋ねたとき，「オランダ人のサイズさ」と言われた。これこそ生活施設ではないか。

ホテル並みの贅沢な設備などというハード面より，多職種のスタッフと患者の人数を最低でも1：1程度に増員し，併せて家族との交流や社会に開かれた支援などのソフト面の充実をすべきではないかと思う。

B. 地域での取り組み[2,3]

ストックホルム県内のデイサービス（クラブ・レイメシュホルメ：Klubb Reimersholme）は示唆に富む対応をしていたので紹介する。この施設は，普通のアパートに面した街中の一角にある。我々が訪問した当時，全通所者は15名ほどで，1日平均8人程度が通所し，週に3回デイサービスがあった。なお通所者はそれ以外の日は高齢者対象のデイサービスや訪問介護などを利用していた。通所者の大部分は軽度の認知症で，半数以上がアルツハイマー病で，残りが血管性認知症やピック病などの患者だった。

このデイサービスの目的は，今まで仕事や家事などの社会生活をしていた人が，「発症を契機に社会から完全に切り離されてしまい，本人が心理的ストレスや自信を喪失するのは望ましくない」と，「社会とのつながりを保つこと，機能を維持すること，そして自信の回復などの精神面の安定をはかる」ために開所されたとのことだ。そのため，毎回のデイサービスでは，美術館に行ったり，買い物や散歩をして，地域の社会内で「エネルギーを発散」している。

このデイサービスのスケジュールは，午前8時からのスタッフミーティングののち，午前9時から9時30分の間に患者が来所することから始まる。大部分の通所者はタクシーを利用するが，この際のタクシーの運転手は可能な限り毎回同じ人が担当するという（タクシー費用は介護費用の一部としてコミューンの負担）。この理由は「利用者に安心を与えるため」との考えからだそうだ。患者護送車とロゴの入ったワゴンで集団移送する日本と対比して，興味深い。なおオランダでもデイサービスには家族が自家用車で連れてくることが多い。

この施設から日本が学ぶべきものは，①少人数対応のデイサービス，②送り迎えがタクシーなど個別対応，③デイサービスの施設はグループで地域に出て行くための一時的集合場所，④その日に行うことは皆が集まって決めること（スタッフが事前に決めておいて押しつけるものではない），だろう。さらに，⑤スタッフ自身のメンタルヘルス保持にスーパーバイザーとして臨床心理士の存在もあげられるかもしれない。日本でそんなに人員を揃えたら赤字になるというかもしれないが，真っ当な介護をするにはこれだけの人数が必要だと，逆に考えるべきではないだろうか。

私は，スウェーデンやオランダの通所施設見学の後，日本のデイケアないしデイサービスも，施設設備はあまり充実しなくても良い

と考えるようになった。施設は地域に出て行くときの一時的な集合場所の意味しかなく，多くの時間はスポーツクラブ，映画館，美術館，喫茶店などの地域の施設を利用すればいいと思うようになったからだ。カラオケも通所施設内のものでなく，街の中の皆が使う施設のものでは駄目だろうか。買い物はウインドショッピングで十分楽しめそうだ。皆で電車に乗ってフレックスタイムの通勤も良いと思う。

なお，私は，これら①から⑤の内容とともに，外国でも取り組んでいない先進的な試みとして，是非 **⑥福祉就労のための作業所や授産施設の併設**，をめざし，働く喜びも併せて提供できたらと思っている。これは，知的障害者関連の施設（とくに授産施設）とほぼ同じイメージのものだ。知的機能の低下は共通しているし，認知症の進行がゆっくりなら同じ程度の仕事を長時間続けることが可能と思える。

引用文献

1) 宮永和夫：老年期における社会的要因の臨床症状への影響．精神科治療学 18 （5）：543-549, 2003.
2) 宮永和夫：若年認知症の在宅支援，新医療，No. 371, 30-33, 2005.
3) 宮永和夫監修：若年認知症とは何か．筒井書房，東京，2005.
4) 若年痴呆研究班：厚生科学研究「若年痴呆の処遇と評価法の開発に関する研究」平成12年度．

V. 今後の流れ

A. パーソンセンタードケア[3,4]

　トム・キットウッドが提唱した**認知症の人の立場に立った「その人らしさ」を尊重するケア**を、パーソンセンタードケアという。また、介護者に対する認知症ケアマッピング（Dementia Care Mapping）とは、認知症の人にふさわしいその人らしさ（パーソンフッド）の原則と、質の高いケアによって良い状態（ウェルビーイング）を高める2つの目的を持った評価法という。**認知症者の経歴、社会的、情緒的な生活歴**に注意を払い、その個人と介護者の相互作用によってどのように状態が強化されるか注目するものである。イギリスを中心に利用されているが、日本では高齢者認知症介護研究・研修大府センターが研修を行っている。

　なお、入門書[3]の方が、実践的に書かれている。その中に、「認知症を抱える方々は、私たちが望むのとまったく同じように、あらゆる面で、『人として』扱われることを必要としています」とともに、「介護者の仕事は大いに意味があるものにできますし、希望が持てるだけの理由があるのです」、などの印象深い一文がある。

B. 医療・福祉

1. 医療と福祉の線引き[5]

　医療と福祉の関係について、疾患のステージごとにどのように相互関係を持つべきか、概要を**表9**に示した。**急性期は治療を目的とした医療が中心であるが、慢性期ないし維持期は、疾患（患者）の概念より生活を支援する障害（障害者）の概念を用いて、処遇するべきと思われる**。

　ただし、急性期をどの程度の期間にするか、疾患より障害に切り替える時期の目安については、今後も疾患ごとに検討すべき課題として残ろう。

2. ターミナル・ケア（終末期医療・看護）をどうするか[1,2]

　ターミナル・ケアとは、「死があまり遠くない将来に確実に迫ってくる時期」における医療と看護を意味する。すなわち、治療不可能な疾患の終末期にある患者と家族のQOLの向上のため、症状の緩和と患者および家族に対する精神的指示を提供することを目的としたケアといわれる。

　ところで、ホスピス・ケアでは、①人が生きることを尊重し、誰にも例外なく訪れる「死への過程」に敬意を払う、②死を早めることも遅らせることもしない、③痛みやその

表9 ステージと医療・福祉の関係

	急性期	慢性期/回復期	維持期
	医療	医療≒福祉	医療＜福祉
医療	〈脳外科〉 ・手術 ・非観血的処置 ・緊急入院（急変） 〈精神科・内科〉 ・緊急入院（急変） ・認知症治療病棟群	〈医療行為〉 ・社会復帰リハビリ ・訪問看護 ・医療的デイケア 　（治療，リハビリ，サポート） 〈医療施設〉 ・社会復帰リハビリ専門棟 ・退院促進機能型 ・生活支援型 ・介護力強化病棟	〈医療行為〉 ・通院 ・ADLに対するリハビリ（生活リハビリ） ・（重度）認知症療養病棟群 〈医療施設〉 ・認知症療養病棟
福祉		〈福祉施設〉 ・老健施設（介護保健施設） 　通所リハビリ 　訪問リハビリ 　短期入所リハビリ ・その他の通所型社会復帰施設 　通所リハビリ 　訪問リハビリ	〈福祉施設〉 ・グループホーム ・特養ホーム 　ADLに対するリハビリ
他		〈在宅支援〉 ・ホームヘルプ	〈在宅支援〉 ・ホームヘルプ

他の不快な身体症状を緩和する，④精神的，身体的援助を行い，患者に死が訪れるまで，生きていることの意味を見い出せるようなケアを行う，⑤家族が困難を抱えそれに対処しようとするとき，患者の療養中から死別した後まで家族を支える，ことを基本理念としているが，ターミナル・ケアについても同じ理念といえる。ただし，認知症の場合は，当事者に十分な判断力がなくなるため，家族中心とならざるを得ない。しかし，患者を無視してよいわけでなく，本人が訴えたり，欲求しなくても，十分に配慮すべきである。

なお，家族ケアについては，①家族が悲しみを十分に表現できるように援助すること，②患者の死を家族が受容できるように助けること，も併せて実践すべきである。

引用文献

1) 宮永和夫：患者家族の心理的サポートを行う―特に外来および若年認知症の家族会などにおいて―．Cognition and Dementia. 5 (2)：118-122, 2006.
2) 大山博史ら編著：高齢者支援のための精神医学．診断と治療社，東京，2004.
3) トム・キットウッド＆キャスリーン・ブレディン著（高橋誠一監訳，寺田真理子訳）：認知症の介護のために知っておきたい大切なこと―パーソンセンタードケア入門―．筒井書房，東京，2005.
4) トム・キットウッド著（高橋誠一訳）：認知症のパーソンセンタードケア―新しいケアの文化へ―．筒井書房，東京，2005.
5) 前頭葉障害の診断群分類に関する研究平成15年度，主任研究者　宮永和夫．

第4部 診 断

Ⅰ. 若年認知症の種類と頻度

Ⅱ. 若年期に発症するおもな認知症疾患

Ⅲ. 症　状

Ⅳ. 心理テスト

Ⅴ. 画像検査など

Ⅵ. 診断告知・病名告知

Ⅶ. 病　識

I．若年認知症の種類と頻度[1]

　参考までに，我々の調査結果を図示した。若年認知症の原因疾患は，「VD（血管性認知症）が一番多く，次にAD（アルツハイマー病）」であった。性別でみると，VDは男女ともに一番多くみられた。男性は，次に頭部外傷後認知症（PTD），AD，AlcoD，脳腫瘍術後後遺症，てんかんと続く（図36）。一方，女性は，VDの次は，AD，PTD，てんかん，パーキンソン病，脳腫瘍術後後遺症の順だった（図37）。

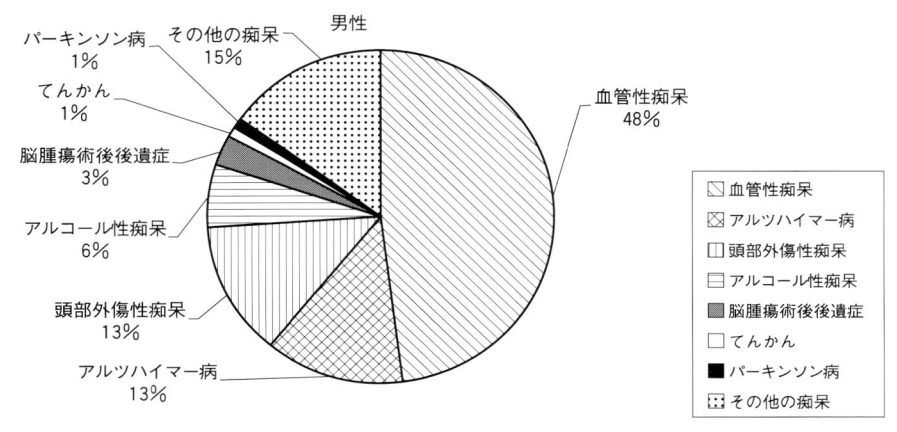

図36　認知症の種類（男性）

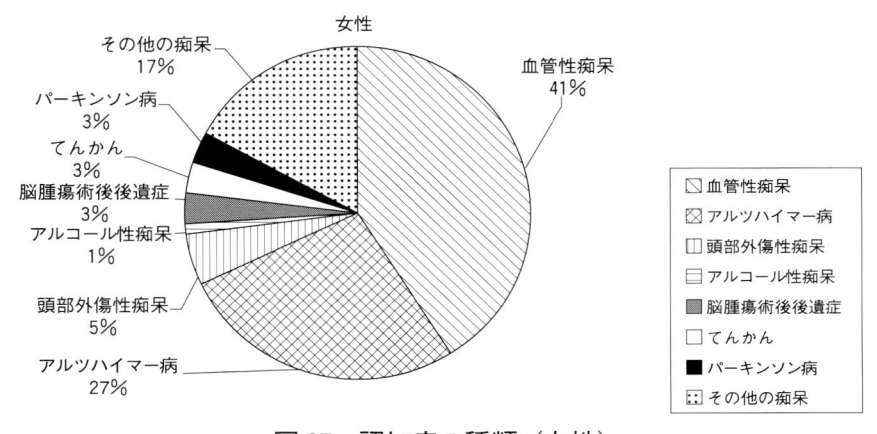

- 血管性痴呆 48%
- その他の痴呆 15%
- アルツハイマー病 13%
- 頭部外傷性痴呆 13%
- アルコール性痴呆 6%
- 脳腫瘍術後後遺症 3%
- てんかん 1%
- パーキンソン病 1%

図37　認知症の種類（女性）

- 血管性痴呆 41%
- アルツハイマー病 27%
- その他の痴呆 17%
- 頭部外傷性痴呆 5%
- パーキンソン病 3%
- てんかん 3%
- 脳腫瘍術後後遺症 3%
- アルコール性痴呆 1%

若年痴呆研究班編：若年期の脳機能障害介護マニュアル．ワールドプランニング，2000．

他方，欧州（英国，オランダやスウェーデン）では，ADの割合が1/3程度と少なく，代わりに遺伝性疾患，中毒性疾患，血管障害などに基づく認知症性疾患が多いと報告されている。

引用文献
1) 若年痴呆研究班編：若年期の脳機能障害介護マニュアル．ワールドプランニング，2000．

II. 若年期に発症するおもな認知症疾患

A. 認知症疾患の分類[6]

認知症疾患はいずれも症状性を含む器質性精神障害（ICD-10分類：F0 Organic Mental Disorders）に分類される。具体的には、アルツハイマー病はF00，血管性認知症はF01，ピック病，レビー小体病などはその他の認知症F02に含まれる。さらに，器質性感情障害や器質性幻覚症はF06，器質性人格障害はF07に含まれる。高次脳機能障害に関しては，頭部外傷はF06かF07，脳炎はF07など，症状により分類される（**表10**）。

表10 症状性を含む器質性精神障害

F00	アルツハイマー病型認知症	Dementia in Alzheimer's disease
F01	血管性認知症	Vascular dementa
F02	他に分類されるその他の疾患の認知症	
F02.1	クロイツフェルト・ヤコブ病型認知症	
F02.2	ハンチントン病型認知症	
F02.3	パーキンソン病型認知症	
F02.4	HIV疾患型認知症	
F02.8	他に分類されるその他の特定の疾患の認知症（てんかん，肝レンズ核変性症，ペラグラ，SLE，多発性硬化症，脳リピドーシスなど）	
F03	特定不能の認知症	
F04	器質性健忘症候群	Organic amnesic syndrome
F05	せん妄	Delirium
F06	脳損傷，脳機能不全及び身体疾患による他の精神障害 Other mental disorders due to brain damage and dysfuncti on and to physical disease	
F06.0	器質性幻覚症	：幻視，幻聴
F06.1	器質性緊張病性障害	：精神運動の減弱ないし増加（興奮）
F06.2	器質性妄想性（統合失調様）障害	：妄想
F06.3	器質性気分（感情）障害	：うつやそう状態
F06.4	器質性不安障害	：不安やパニック
F06.5	器質性解離性障害	：失声・視力障害，多重人格
F06.6	器質性情緒不安定性（無力性）障害	：情動失禁，情動不安定，めまい
F06.7	軽度認知障害	：記憶障害，学習困難，集中力低下
F07	脳疾患，脳損傷及び脳機能不全によるパーソナリティおよび行動の障害 Personality and behaioural disorders due to brain damage, damage and dysfunction	
F07.0	器質性パーソナリティ障害（情動，欲求，衝動の表出を含む）	
F07.1	脳炎後症候群	
F07.2	脳振盪後症候群（めまい，集中力低下，記銘力低下，ストレスへの耐性低下）	
F09	特定不能の器質性あるいは症状性精神障害	

融 道男，他監訳：ICD-10精神および行動の障害新訂版．医学書院，2005．より引用。

B. 記憶障害より発症する疾患群

1. アルツハイマー型認知症（ICD-10分類 F00.0：Dementia in Alzheimer's disease with early onset：AD）[4,7,11〜13,20,25,36]

ドイツ人精神科医で神経病理学者のアルツハイマー（Alois Alzheimer）が，1901年フランクフルト・アム・マイン市の精神者収容施設（mental asylum）で記憶障害と行動異常（嫉妬妄想含む）を呈した患者 Auguste Deter, 51歳を診察したことに始まる．彼女は1906年に死亡したため，その脳はクレペリンが主催するミュンヘンの研究所に送られて，そこで働いていたイタリア人医師らとともに脳標本が検討された結果，老人斑と原繊維変化が発見された．同年11月アルツハイマーにて臨床経過と病理所見が口頭発表されたのがアルツハイマー病がこの世に知られた最初となる．その後，クレペリンはこの疾患を最初に発表したアルツハイマーの名前をつけて1911年発行の教科書に記載したため，以後アルツハイマー病として知られるようになった．

1）疫学

ADは，通常65歳以上に発症し，年齢依存的に増加する．65歳以上の老人では全体の2〜3％にみられ，認知症性疾患全体の約1/2を占める．男性より女性に多く，性差がみられる．

一方，65歳以下では，認知症疾患全体の約1/5〜1/3を占める．日本における若年期と初老期をあわせたADの有病率は10万対5人で，欧米の報告よりやや低い値を示す．

2）診断基準（表11）

臨床症状は，①エピソード記憶の遅延再生の困難，②視空間の認知，視覚記銘，視覚構成能力の低下，から始まる．ADの診断は，NINCDS-ADRDA（National Instituye of Neurological and Communicative Disorders and Stroke と Alzheimer's Disease and Relate Disorders Association）診断基準やその簡略化したものが用いられる（表11）．

表11 アルツハイマー病の診断基準（NINCDS-ADRDA）

以下のすべてを含む	
1. 認知症がある	Yes
2. 40歳から90歳の間に発生．	Yes
3. 認知症症状は徐々に発現し，緩徐に不可逆性に進行する．	Yes
4. 病歴および諸検査所見からアルツハイマー型認知症以外の認知症の原因となる全身疾患や脳疾患が否定される．	Yes
5. 以下の場合には除外する．	
1）急激な卒中様発症．	No
2）片麻痺，知覚脱出，視野欠損，協調運動障害などが初期から認められる．	No
3）ごく初期から痙攣や歩行障害がある．	No

西村 健：日本臨牀 46：1540, 1988．より引用．

若年期も老年期も同じ診断基準であるが，40歳以下のADの診断は，NINCDS-ADRDAを満たさないものの，これに準じて診断する。

3）重症度の評価

重症度の評価は，FAST（Functional Assessment of Staging）やCDRを用いる。

　a. FAST

FASTは7ステージに区分される。各ス

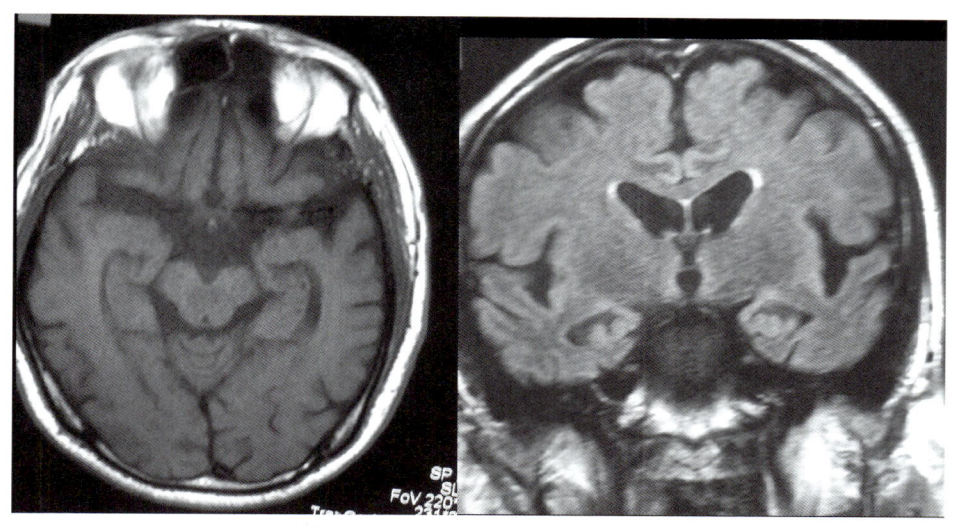

図38　ADの画像所見（MRI）

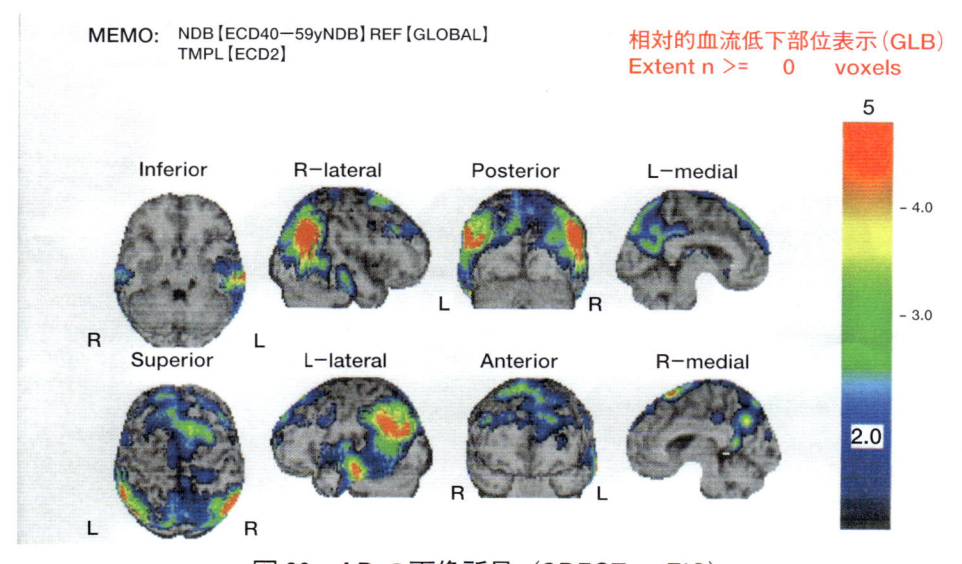

図39　ADの画像所見（SPECT；eZIS）
頭頂葉から側頭葉にかけての領域と後部帯状回の血流低下が見られる。

テージの臨床診断，FASTの特徴，臨床的特徴は以下のようである（表12）。

b. CDR（Clinical Dementia Rating）

CDRは記憶，見当識，判断力と問題解決，社会適応，介護状況のレベルより，健康（CDR 0），認知症の疑い（CDR 0.5），軽度認知症（CDR 1），中等度認知症（CDR 2），重度認知症（CDR 3），非常に高度の認知症（CDR 4），末期認知症（CDR 5）の7段階に区分される（表13）。CDRの得点は，以下のように評価する（図40）。

① 記憶の障害の程度を基準にしてCDRを決定する。
② 記憶以外の3つの項目が記憶障害と同じ程度であれば，CDRは記憶障害の程度に相当する。
③ 記憶以外の3つ以上の項目が記憶障害より重症の評価であれば，3つ以上の項目の障害レベルによって示されるCDRになる。
④ 記憶以外の3つ以上の項目が記憶障害より軽度であれば，3つ以上の項目の障害レベルによって示されるCDRになる。
⑤ 記憶以外の3つの項目が記憶障害よりも軽度であり，2つの項目が重度であるときは，CDRは記憶障害のレベルと判定する。逆の場合も，同レベルに判定する。
⑥ 記憶の障害レベルが0.5の時，ほかの少なくとも3つの項目が1かそれ以上であれば，CDRは1となる。ただし，この場合は，介護状況は考慮しない。
⑦ 記憶障害のレベルが0.5であれば，CDRが0とならず，0.5ないし1のどちらかとなる。
⑧ 記憶障害のレベルが0であり，ほかの2つ以上の項目の障害レベルが1であればCDRは0.5となる。
⑨ CDR 3以上の重症度についてはCDRで定義されていないが，さらに進行した認知症の重症度については下記の基準を用いて評価する。

4）補助診断[1,2]

重症度が中等度以降では，CT/MRI検査にて，海馬領域を含む大脳皮質のびまん性萎縮と側脳室の拡大が認められる。しかし初期ないし軽度の場合には，CT/MRI検査では形態学的異常所見は認めないことが多い（詳細にみれば海馬傍回や海馬の萎縮があるが）。他方，SPECT/PETなどの機能的画像検査では，初期より頭頂葉領域と帯状回後部領域に糖代謝低下と脳血流低下が認められることが多い。また，髄液検査では，タウ蛋白の上昇とAβ1-42の減少がみられる。

5）薬物治療（表14）

コリン系関連薬物により記憶の改善する例が報告されている。コリンエステラーゼ阻害薬のドネペジル（アリセプト®）の適応は軽度ないし中等度のADとなっているが，重度ADの症例に有効という報告もみられる。ただし，有効な期間は1～数年と報告者によりばらつきがある。

6）参考

a. タウの異種性

リン酸化タウ（tau）の種類により，すべてのタウ（4，3リピートタウとも）がみられる疾患（アルツハイマー病など），4リピートタウのみの疾患（CBD，PSPなど），3リピートタウのみの疾患（ピック病），の3

表12 FAST (Functional Assessment of Staging)

FAST stage	臨床診断	FASTにおける特徴	臨床的特徴
1. 認知機能の障害なし	正常	主観的および客観的機能低下は認められない	5〜10年前と比較して職業あるいは社会生活上，主観的および客観的にも変化はまったく認められず支障をきたすこともない
2. 非常に軽度の認知機能の低下	年齢相応	物の置き忘れを訴える。喚語困難。	名前や物の場所，約束を忘れたりすることがあるが年齢相応の変化であり，親しい友人や同僚にも通常は気づかれない。複雑な仕事を遂行したり，込みいった社会生活に適応していくうえで支障はない。多くの場合，正常な老化以外の状態は認められない。
3. 軽度の認知機能低下	境界状態	熟練を要する仕事の場面では機能低下が同僚によって認められる。新しい場所に旅行することは困難。	重要な約束を忘れてしまうことがある。初めての土地への旅行のような複雑な作業を遂行する場合には機能低下が明らかになる。買い物や家計の管理あるいはよく知っている場所への旅行など日常行っている作業をするうえでは支障はない。熟練を要する職業や社会的活動から退職してしまうこともあるが，その後の日常生活のなかでは障害は明らかとはならず，臨床的には軽微である。
4. 中等度の認知機能低下	軽度のアルツハイマー型認知症	夕食に客を招く段取りをつけたり，家計を管理したり，買い物をしたりする程度の仕事でも支障をきたす。	買い物で必要なものを必要な量だけ買うことができない。だれかがついていないと買い物の勘定を正しく払うことができない。自分で洋服を選んで着たり，入浴したり，行き慣れている所へ行ったりすることには支障はないので日常生活では介助を要しないが，社会生活では支障をきたすことがある。単身でアパート生活している老人の場合，家賃の額で大家とトラブルを起こすようなことがある。
5. やや高度の認知機能低下	中等度のアルツハイマー型認知症	介助なしでは適切な洋服を選んで着ることができない。入浴させるときにもなんとかなだめすかして説得することが必要なこともある。	家庭での日常生活でも自立できない。買い物を一人ですることはできない。季節に合った洋服が選べず，明らかに釣り合いがとれていない組み合わせで服を着たりするためにきちんと服をそろえるなどの介助が必要となる。毎日の入浴を忘れることもある。なだめすかして入浴させなければならない。自分で体をきちんと洗うことができるし，お湯の調節もできる。自動車を適切かつ安全に運転できない，不適切にスピードを上げたり下げたり，また信号を無視したりする。無事故だった人がはじめて事故を起こすこともある。大声をあげたりするような感情障害や多動，睡眠障害によって家庭で不適応を起こし医師による治療のかかわりがしばしば必要になる。
6. 高度の認知機能低下	やや高度のアルツハイマー型認知症	a) 不適切な着衣	寝まきの上に普段着を重ねて着てしまう。靴紐が結べなかったり，ボタンを掛けられなかったり，ネクタイをきちんと結べなかったり，左右間違えずに靴をはけなかったりする。着衣も介助が必要になる。
		b) 入浴に介助を要する。入浴を嫌がる。	お湯の温度や量が調節できなくなり，体もうまく洗えなくなる。浴槽への出入りもできにくくなり，風呂から出たあともきちんと体をふくことができない。このような障害に先行して風呂に入りたがらない，嫌がるという行動がみられることもある。
		c) トイレの水を流せなくなる。	用をすませたあと水を流すのを忘れたり，きちんと拭くのを忘れる。あるいはすませたあと服をきちんと直せなかったりする。
		d) 尿失禁	時にc)の段階と同時に起こるが，これらの段階の間には数ヵ月間の間隔があることが多い。この時期に起こる尿失禁は尿路感染やほかの生殖器泌尿器系の障害がなく起こる。この時期の尿失禁は適切な排泄行動を行ううえでの認知機能の低下によって起こる。
		e) 便失禁	この時期の障害はc)やd)の段階でみられることもあるが，通常は一時的にしろ別々にみられることが多い。焦燥や明らかな精神病様症状のために医療施設に受診することも多い。攻撃的行為や失禁のために施設入所が考慮されることが多い。
7. 非常に高度の認知機能低下	高度のアルツハイマー型認知症	a) 最大限約6語に限定された言語機能の低下	語彙と言語能力の貧困化はアルツハイマー型認知症の特徴であるが，発語量の減少と話し言葉のとぎれがしばしば認められる。さらに進行すると完全な文章を話す能力はしだいに失われる。失禁がみられるまでは，話し言葉はいくつかの単語あるいは短い文節に限られ，語彙は2, 3の単語のみに限られてしまう。
		b) 理解しうる語彙はただ1つの単語となる	最後に残される単語には個人差があり，ある患者では「はい」という言葉が肯定と否定の両方の意志を示すときもあり，逆に「いいえ」という返事が両方の意味を持つこともある。病気が進行するに従ってこのようなただ1つの言葉も失われてしまう。一見，言葉が完全に失われてしまったと思われてから数ヵ月後に突然最後に残されていた単語を一時的に発語することがあるが，理解しうる話し言葉が失われたあとは叫び声や意味不明のぶつぶつ言う声のみとなる。
		c) 歩行能力の喪失	歩行障害が出現する。ゆっくりとした小刻みの歩行となり階段の上り下りに介助を要するようになる。歩行ができなくなる時期は個人差がある，しだいに歩行がゆっくりとなり，歩幅が小さくなっていく場合もあり，歩くときに前方あるいは後方や側方に傾いたりする。寝たきりとなって数ヵ月すると拘縮が出現する。
		d) 着座能力の喪失	寝たきり状態であってもはじめのうち介助なしでいすに座っていることは可能である。しかし，しだいに介助なしでいすに座っていることもできなくなる。この時期ではまだ笑ったり，嚙んだり，握ることはできる。
		e) 笑う能力の喪失	この時期では刺激に対して眼球をゆっくりと動かすことは可能である。多くの患者では把握反射は嚥下運動とともに保たれる。
		f) 昏迷および昏睡	アルツハイマー型認知症の末期ともいえるこの時期は本疾患に付随する代謝機能の低下と関連する。

若年痴呆研究班編：若年期の脳機能障害介護マニュアル．ワールドプランニング，2000．より引用。

表13 CDR

	健康 (CDR 0)	認知症の疑い (CDR 0.5)	軽度認知症 (CDR 1)	中等度認知症 (CDR 2)	重度認知症 (CDR 3)	非常に高度の認知症 (CDR 4)	末期認知症 (CDR 5)
記憶	・障害なし ・時に若干の物忘れ	・一貫した軽い物忘れ ・出来事を部分的に思い出す良性健忘	・中等度記憶障害、特に最近の出来事に対するもの ・日常活動に支障あり	・重度記憶障害、 ・高度に学習した記憶は保持、新しいものはすぐ忘される	・重度記憶障害 ・断片的記憶のみ残存	・発語の内容は理解できず、的外れ ・単純な数語に従え、指示が理解できない	・応答なく、理解力もない ・周囲を認識することともない
見当識	・障害なし	・障害なし	・時間に対しての障害あり ・検査では、場所、人物の失見当なし、しかし時に地理的失見当あり	・常時、時間の失見当 ・時に場所の失見当	・人物への見当識のみあり	・時に配偶者あるいは介護者がわかることがある ・箸より指を使い、大な介護が必要	・食事全介助あるいは経管栄養で嚥下困難があることもある ・寝たきり、座ることは出来ない ・拘縮がみられる
判断力と問題解決	・適切な判断力、問題解決	・問題解決能力の障害が疑われる	・複雑な問題解決に関する中等度の障害 ・社会的判断力は保持	・重度の問題解決能力の喪失 ・社会的判断力の障害	・判断不能 ・問題解決不能	・介助があれば数歩は歩けるが、寝たきりか座りきりが多く、介助や訓練にもかかわらずしばしば失禁する	
社会適応	・仕事、買い物、ビジネス、金銭の取り扱い、ボランティアや社会的グループで、機能し立した自立した機能	・左記の活動の軽度の障害もしくはその疑い	・左記の活動のいくつかに係わっていても、自立した機能が果たせない	・家庭外（一般社会）では独立した機能が果たせない	・同左	・介助があれば数歩は歩けるが、住居の外には出ることは稀、無目的な動きがしばしばみられる	
家庭状況および趣味・関心	・家での生活趣味、知的関心が保持されている	・同左、もしくは若干の障害	・軽度の家庭生活の障害 ・複雑な家事は障害 ・高度の趣味や関心の喪失	・単純な家事のみ ・限定された関心	・家庭内不適応		
介護状況	・セルフケア完全	・セルフケアは完全	・ときどき激励が必要	・着衣、衛生管理など、身の回りのことにに介助が必要	・日常生活に十分な介護する ・しばしば失禁		

記憶障害のスコアをMとする

| 「記憶」項目以外の項目のスコア（2次スコア）にMが3つ以上ある | ある → CDR＝M |

ない

| 1）二次スコアはM以上が3，M以下が2
2）二次スコアはM以上が2，M以下が3 | ある → CDR＝M |

ない

| 二次スコアの過半数がXである．しかし同数の場合，Mにもっとも近いスコアとする | ある → CDR＝X |

〈例1〉 記憶がCDR 1で，それ以外の項目もCDR 1が3個あるので，全体のCDRは1となる．

	健康 (CDR 0)	認知症の疑い (CDR 0.5)	軽度認知症 (CDR 1)	中等度認知症 (CDR 2)	重度認知症 (CDR 3)
記憶			■		
見当識				■	
判断力と問題解決			■		
社会適応			■		
家庭状況および趣味・関心				■	
介護状況			■		

〈例2〉 記憶がCDR 1で，それ以外の項目ではCDR 2が3個，CDR 0.5が2個なので，全体のCDRは1となる．

	健康 (CDR 0)	認知症の疑い (CDR 0.5)	軽度認知症 (CDR 1)	中等度認知症 (CDR 2)	重度認知症 (CDR 3)
記憶			■		
見当識				■	
判断力と問題解決		■			
社会適応		■			
家庭状況および趣味・関心				■	
介護状況					■

〈例3〉 記憶がCDR1で，それ以外の項目ではCDR 2が4個と過半数であるので，全体のCDRは2となる．

	健康 (CDR 0)	認知症の疑い (CDR 0.5)	軽度認知症 (CDR 1)	中等度認知症 (CDR 2)	重度認知症 (CDR 3)
記憶			■		
見当識				■	
判断力と問題解決				■	
社会適応			■		
家庭状況および趣味・関心				■	
介護状況				■	

図40 CDR得点の求め方

Hughes CP, et al.: Br J Psychiatry 140: 566, 1982.

第4部　診　断

表14　コリン系に関連する薬物（現時点で使用可能な薬物）

分類	具体的な薬物
1．アセチルコリンエステラーゼ阻害薬	ドネペジル，リバスチグミン，ガランタミン，タクリン
2．アセチルコリンに関連する薬物	
①アセチルコリン前駆物質	レシチン（卵黄，大豆）
②アセチルコリン受容体賦活薬	ニコチン
③補助物質	ビタミンB1，ビタミンB12，DHA，葉酸，当帰芍薬散

宮永和夫：抗痴呆薬の効果と今後の展開．痴呆介護　5(2)：56-64, 2004．より一部改変して引用．

表15　タウの異種性と疾患

	AD, Down症, ALS/PD, FTDP-17（エクソン9, 11, 12, 13の変異）	CBD, PSP, 淡蒼球橋黒質変性症，多系統変性症，FTDP-17（エクソン10, エクソン1の変異）	Pick病 FTDP-17（エクソン9, 11, 13の変異※）
68 kD	○	○	―
64 kD	○	○	○
60 kD	○	―	○
過剰リン酸化	3, 4リピートタウ（両者）	4リピートタウのみ	3リピートタウのみ

飯島正明：FDTP-17とタウオパチー．老年精神医学雑誌 16(9)：1041-46, 2005．より引用．※は田中稔久，武田雅俊：家族性FTDの遺伝子変異，老年精神医学雑誌 16(9)：1033-40, 2005．より引用．

つに分類される（表15）。

b. アミロイドアンギオパチー（CAA：cerebral amyloid angiopathy）の分類

アンギオパチーは，アミロイド蛋白の型により3群に分類される（表16）。

2. 血管性認知症（ICD-10分類 F01：Vascular Dementia：VD）[11,36]

1）疫学

65歳未満のVDの有病率は10万対14人で，英国の報告よりやや高い値を示す。VDは脳血管障害に基づく2次性の認知症のため，脳血管障害の発症とVDの発症時期はほぼ同時期と考えることができる。日本では，脳血管障害全体の発生率の低下が報告されているが，VDの有病率についても以前より低頻度化しているとの報告が多い。

2）診断基準

通常は，ICD-10診断基準を用いた認知症診断ののち，Hachinskiの虚血スコアーを用いて診断する。他に，NINDS-AIREN診断基準があるが，「卒中発作後，少なくとも3ヵ月以内に認知症が出現する」とする条件に疑問がある。他の認知症性疾患，とくにアルツハイマー病との鑑別診断には，頭部CT/MRI検査が有用である。

a. ICD-10診断基準とDMS-IV診断基準の比較（表17）

両者の内容は，①局所的脳損傷が存在すること，②関連ある脳血管障害が存在するこ

表 16　アミロイドタンパクの型と疾患

アミロイド蛋白		臨床病型	臨床的な特徴
β蛋白型	変異型	①オランダ型遺伝性脳出血（HCHWA-D）	40～50 歳代に発症。再発性脳出血，脳梗塞，びまん性白質変化
		②家族性アルツハイマー病（一部）	
	非変異型	①血管炎などの血管病変に伴う	
		②アルツハイマー型認知症に伴う	
		③ダウン症候群に伴う	
		④高齢者	
シスタチンC型	変異型	①アイスランド型遺伝性脳出血（HCHWA-I）	20～40 歳代に発症。
	非変異型	②β蛋白型に合併	
トランスサイレチン型		I型家族性アミロイドポリニューロパチーに合併	

若年痴呆研究班編：若年期の脳機能障害介護マニュアル．ワールドプランニング，2000．より引用．

表 17　ICD-10 と DSM-IV の比較

	ICD-10-DCR	DSM-IV
認知症が認められる	I．認知症の全般基準 1．以下の2項目よりなる認知機能の障害 1）新しい情報の学習におけるいちじるしい記憶力の減退，重症のときには，過去に得た情報の追想も影響される． 2）認知能力の減退（計画・組織化・一般的情報処理などの能力 2．意識障害を認めない 3．次のうち1項目以上を認める 1）情緒的不安定性 2）易刺激性 3）無関心 4）社会的行動における粗雑さ 4．1の症状が6ヵ月持続する．それまでは仮診断 II．高次脳機能の障害の不均一さ	I．多様な認知障害 以下の2項目よりなる認知機能の障害 1．記憶の障害 新しい情報の学習における障害，または，以前に覚えた情報を想起することの障害 2．以下の認知機能障害の1項目以上 1）失語 2）失行 3）失認 4）物事を遂行する機能（計画，組織化，順序立て，抽象化）の障害 II．社会的職業的面で明らかな能力低下
局所的脳損傷が存在する	III．次のうち少なくとも一つを満たす 1．一側上・下肢の痙性脱力 2．一側性の腱反射の亢進 3．伸筋足底反応 4．仮性球麻痺	III．局所的神経徴候や症状（深部腱反射亢進，伸筋足底反応，仮性球麻痺，歩行障害，四肢の筋力低下）
認知症と関連のある脳血管障害が存在する	IV．認知症と関連のある脳血管障害	IV．認知症と関連していると思われる脳血管性疾患を示す検査所見 （たとえば，多発性梗塞）
意識障害ではない	V．上記 I．2	V．症状がせん妄の経過中のみに出現するものではないこと

と，そして，③意識障害でないことに関して共通している。ただし，ICD-10の基準にある，症状が6ヵ月持続する。それまでは仮診断というのが興味深い。

b. 虚血スコア

Hachinskiらの虚血スコアを比較して示した（表18）。①急激な発症，②脳卒中の既往，③神経学的局所症状の項目は共通にみられる。

c. NINDS-AIREN血管性認知症診断基準（表19）

前述のICD-10などとほぼ同じ内容であるが，脳血管障害との間に，発症時期の制限がある。

3）血管性認知症のタイプ[10,11,21,22,37]

原因別に，①皮質下で微小血管の障害，②広範ないし多発する比較的大きな血管の障害，③記憶に関係するシステムに限局した障

表18 血管性認知症の診断のためのチェック表

特徴	虚血スコア (Hachinski ら)	血管スケール (Portera-Sanchez ら)	修正虚血スコア (Loeb ら)
1. 急激に発症する（1日以内）	2	1	2
2. 階段的に悪化する	1		
3. 脳卒中の既往がある	2	4	1
4. 症状が消長することがある	2		
5. 人格が保たれる	1		
6. 抑うつ症状がある	1		
7. 身体的訴えが多い	1		
8. 感情失禁がある	1		
9. 高血圧の既往がある	1	1	
10. 他のアテローム硬化の合併がある	1		
11. 神経学的局所症状がある	2	2	2
12. 錐体路症状（四肢の麻痺など）がある		1	
13. 神経学的局所徴候がある（＊）	2		2
14. EEG検査で，局所性徐波がみられる		1	
15. CT検査で，脳の局所に萎縮所見がある		2	
16. CT検査で，低吸収域がみられる　16.1. 単発性である　16.2. 多発性である			2　3
合　計	/17	/10	/12
〈判定〉			
アルツハイマー病	≦4	≦5	≦2
血管性認知症	≧7	≧6	≧5

神経学的局所徴候とは，バビンスキー反応などの部分的な動きを意味する。

表19 NINDS-AIREN診断基準

A. 以下のすべてが必要
1. 認知症がある
2. 臨床徴候および画像診断で脳血管障害が証明される
3. 以下より，認知症と脳血管障害の関連が証明される
a. 卒中発作後，少なくとも3ヵ月以内に認知症症状が出現
b. 突然の知的機能低下，変動性または階段状の悪化

B. 血管性認知症に一致する臨床徴候
1. 早期から小歩症，パーキンソン様歩行，歩行失調などの歩行障害を示す
2. 転倒傾向の既往
3. 泌尿器疾患では説明できない頻尿，尿意切迫などの排尿症状
4. 仮性球麻痺
5. 人格変化，気分変化，意欲低下，抑うつ，情動失禁，精神活動の低下などの皮質下性の精神症状

Román GC, et al.: Vascular dementia ; diagnostic criteria for research studies. Report of the NINDS-AIREN international workshop. Neurology 43(2) : 250-60, 1993.

害の3タイプに分類できる（**表20**）。なお，各タイプ別に，特徴的な神経心理学的特徴をつけ加えた。

a. ビンスワンガー（Binswanger）病タイプ（ICD-10分類：F01.2）

ビンスワンガー病は皮質下血管性認知症（SVD：subcortical vascular dementia）に含まれる（**表21**）。認知機能低下の原因は，外包を含む島皮質下領域の白質病変で，その部位を通るコリン神経繊維が障害されることによる。また，脳循環調整不全（アセチルコリン量減少による血管のニコチン受容体刺激低下）による皮質血流が低下する結果，皮質の機能低下が生じることも原因とされる。ただ，このタイプは認知症がみられるか否かに関わりなく前頭葉の血流低下が認められるともいう。なお，他のSVDとして，CADASIL（Cerebral autosomal dominant arteriopathy with subcortical infarcts and leukoencephalopathy）も含まれる（**表22**）。

b. 多発梗塞型認知症（F01.1 Multi-infarct dementia：MID）

ラクネは2～15 mmの小孔で，白質，基底核，内包，橋にみられる（前頭葉白質＞被殻＞橋＞頭頂葉白質＞視床＞尾状核の順）。身体症状として，仮性球麻痺（小股歩行，構音障害，強迫泣き笑い，尿失禁），精神症状には，無関心，無気力，せん妄が認められるが，人格は保たれている。

c. 限局性病変（strategic infarct dementia：戦略的梗塞性認知症）

記憶障害を呈する限局性病変は，Papez回路に関連する（**図41，42**）。この回路は，海馬→脳弓→乳頭体（内側核）→乳頭視床束→視床前核群→内包→帯状回（後部）→帯状束→嗅内野→海馬傍回→海馬を結ぶ連絡路で，視床前核や背内側核を含む梗塞，海馬や海馬傍回を含む側頭葉梗塞，乳頭体変性などが代表的なものである。

表20 血管性認知症のタイプと神経心理学的異常の関係

I 大脳皮質下の広範あるいは多発性病変（微小血管障害）	神経心理学的異常・障害（McPhersoらによる）
1）多発性皮質下小梗塞（ラクナ状態）	(セット変換，語流暢性，注意，抽象化)
2）進行性皮質下血管性脳症/認知症（ビンスワンガー型）	記憶，(セット変換，注意，歩行) (実行機能障害，思考緩慢，抑うつ，感情失禁，パーキンソニスム，協調運動障害)
II 大脳皮質・皮質下にまたがる広範あるいは多発性病変	
1）大梗塞，大出血	失語，失行，失認，健忘
2）多発性皮質・皮質下梗塞 3）多発性大脳皮質下出血 4）境界域梗塞	言語および記憶を含む種々のパターン
III 限局病変型梗塞性認知症	
1）視床梗塞	記憶，(セット変換，語流暢性，心的制御，推論，運動計画)
2）側頭葉皮質下（淡蒼球，尾状核，側頭葉茎）	記憶，(セット変換，注意，語流暢性，計画立案，系列化，構造化)
3）角回症候群	失名詞，失読，失書，ゲルストマン症候群，構成失行
4）前脳基底部（マイネルト基底核/ブローカ対角帯核，内側中隔核）	記憶，睡眠・覚醒，(人格変化，無気力，情動不安定，作話)
5）海馬	記憶

丸山哲弘：血管性痴呆における前頭葉機能障害．老年精神医学雑誌 15(6)：707-718, 2004．アンダーラインは丸山が加えたもの．波線は岩田　誠による．前頭基底部性健忘症．松下正明(編)臨床精神医学講座Ｓ2記憶の臨床．p 221-228, 中山書店, 1999．より引用．

表21 ビンスワンガー病（Dementia of Binswanger Type）の診断基準

1. 認知症の存在が臨床的に明らかで，かつ神経心理学的検査によって確認されなければならない．
2. 以下の3項目のうち，2項目の中の少なくとも一つの所見がなければならない．
　A）高血圧，糖尿病，心筋梗塞の既往，不整脈，あるいはうっ血性心不全など，血管性の危険因子や全身の血管疾患を示す所見がある．
　B）卒中の既往や局所性の錐体路症状，感覚障害など，局所性脳血管障害を示す所見がある．
　C）パーキンソン様歩行，筋硬直，gegenhalten，失禁など，皮質下性の大脳機能障害の所見がある．
3. 画像所見では，CTスキャンで両側性のleukoaraiosis，あるいはMRIのＴ2強調画像にて両側性かつ多発性もしくはびまん性に皮質下に2×2 mmより大きな病変が存在することが必要である．

若年痴呆研究班編：若年期の脳機能障害介護マニュアル．ワールドプランニング，2000．より引用．

表 22　CADASIL の診断基準（Davous P, 1998）

1. Probable CADASIL
   1) 50歳以下の発症
   2) 以下の2つ以上を呈する
      (1)神経徴候を残す脳卒中様発作
      (2)片頭痛
      (3)強い情動異常
      (4)皮質下性痴呆
   3) 常染色体性優性遺伝の家族歴
   4) MRIで皮質梗塞のない大脳白質病変（小梗塞像と白質病変）
2. Possible CADASIL
   1) 50〜70歳の発症
   2) 神経徴候を残さない脳卒中様発作
   3) 軽い危険因子の存在
   4) 家族歴がない/不完全な家系図
   5) 大脳白質の非典型的MRI
3. Definite CADASIL
   上記 Probable に＋Notch 3 変異/GOM
4. 除外項目：
   1) 70歳以上の発症
   2) 高度高血圧/心/全身性血管病
   3) 孤発性
   4) 35歳以上でMRIが正常

内野　誠：CADASIL. 分子脳血管病 3：149-154, 2004．より引用。

d. CADASIL (cerebral autosomal dominant arteriopathy with subcortical infarcts and leukoencephalopathy)[7]

本症の原因遺伝子は Notchfamily の 1 つの Notch3（19p13.1）である。すでに欧米 13 ヵ国に 200 家系（白人）は存在することが確認され，このうち 45 家系で細胞外ドメインの exon 2〜23 間にアミノ酸置換を伴う点変異が確認されている。

4) 補助診断

CT/MRI 検査にて，ラクネ梗塞や大梗塞の所見がみられる。SPECT/PET では，前頭葉の血流低下がみられる。なお，脳梗塞や脳出血などの脳血管障害が生じても，認知機能の低下がみられない場合，前頭葉の血流低下はみられないという。

また，脳血管性認知症の初期には，記憶障害より前頭葉障害が顕著にみられるという考えから，前頭葉機能の障害の程度を検査する心理検査としての，WCST，言葉の流暢性，TMT などとともに，遂行機能検査（BADS）や FAB が診断の一助となるかもしれない（ただし，現時点で AD の初期との比較で有意差を示す検査はないようだ）。

5) 薬物治療[25]

脳循環改善薬（脳血管拡張薬および抗凝固薬）ないし脳代謝改善薬を使用する。

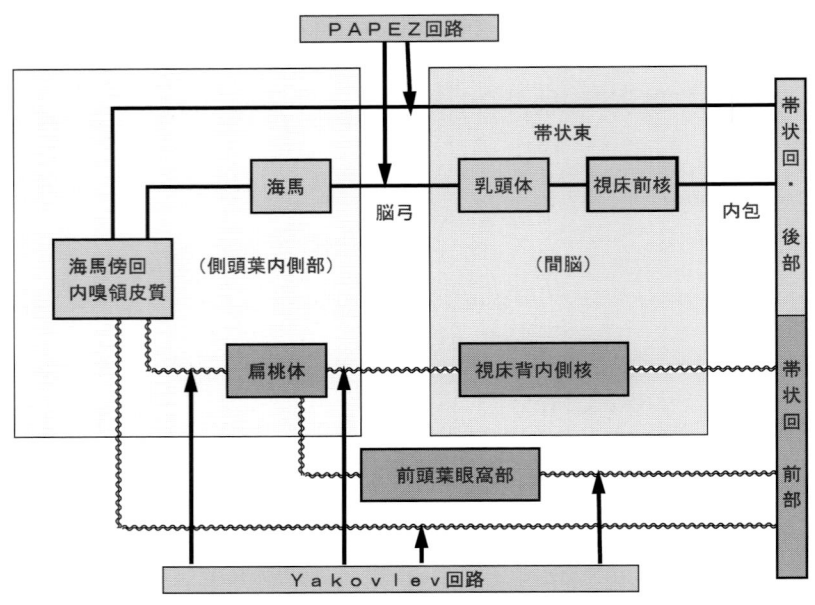

図41 記憶の回路

記憶回路には，Papez 回路（実線━）と Yakovlev 回路（二重線≈）がある。
〈一口メモ〉 もう一つの記憶回路の Yakovlev（ヤコブレフ）の回路は情動回路とも呼ばれる。

扁桃体→分界条→視床（背内側核）→　　　　→帯状回（前部）→海馬傍回→扁桃体
　→側頭葉皮質前部（38野）→鈎状束→前頭葉眼窩皮質→帯状回（前部）→海馬傍回→

図42 Yakovlev（ヤコブレフ）の回路（情動回路とも呼ばれる）

6）AD と VD の関係性（私説）[11,15]

混合型痴呆（Dementia of Mixed type）とは，血管性痴呆（VD）とアルツハイマー病（AD）の合併したもので，①脳血管障害の既往があるものにアルツハイマー病を発生する場合と，②アルツハイマー病の経過中に脳血管障害を発生する場合の2パターンがある。独立の疾患とするより，ICD-10診断基準ではADの非定型・混合型と診断している。他方，Hachinskiらのグループは血管性認知障害（VCI：Vascular Cognitive Impairment）という興味ある概念を提唱した。これは血管障害から認知症をみる見方であり，①VDの前駆段階である，認知症（認知症）を伴わない認知障害（cognitive impairment, no dementia），②血管性認知症（VD），③血管障害を伴うアルツハイマー病（AD with vascular component）の3群に分類している。

また，Portera-Sanchezらの血管スケールで5点〜7点の痴呆患者を混合型痴呆とする報告もあるが，恣意的と考える。また，米

表 23 混合型痴呆の有病率（病理的診断による）

発表者（国）	発表年	サンプル	AD	VD	混合型	その他
Raskin（USA）	1956	193	22.3	29.5	48.2	0
Peters（Germany）	1959	240	7.5	92.5	—	0
Tomlinson（UK）	1969	50	50.0	18.0	18.0	14.0
Malamud（USA）	1972	1225	42.3	29.1	23.1	5.5
Jellinger（AUS）	1977	1010	52.8	21.5	16.5	9.2
松下	1979	102	23.5	64.7	6.9	4.9
朝長	1979	101	16.0	54.0	30.0	0
武村	1980	56	14.0	47.0	18.0	21.0
妹尾	1989	73	30.1	34.2	11.0	24.7

柄澤昭秀：綜合臨牀 44：821, 1995．より一部改変して引用。

国カルフォルニア州アルツハイマー病診断治療センターの虚血性脳血管性痴呆の診断基準（ADDTC）では，混合性痴呆を「虚血性脳病変のほかに，他の全身性あるいは脳の疾患が一つ以上あって，それが痴呆の原因と考えられた場合」としているが，これも適当とは思われない。

さて，混合型痴呆の痴呆全体に占める割合は，疫学調査では8.5～50％，病理診断では6.9～55％であり，報告者により大きな違いがみられる（表23）。そもそも，**ADとVDは別の原因で起こるが**，互いに進展・悪化に関して影響し合っていることも事実である。ADの進展には血管性因子（生活習慣病）が影響し，VDの進展にもアミロイドアンギオパチーの有無が影響するとの報告がある。しかし，基本的には別の原因のため，同じ脳に同時に存在することは可能であろうし，年齢とともにその併存の割合は高くなると思われる（図43）。

3．レビー小体型認知症（Dementia with Lewy Bodies：DLB, ICD-10分類F02.3 パーキンソン病の認知症に含まれる）[11,19,29]

レビー小体は，ドイツのユダヤ人神経学者レビー（Lewey FH，のちに Lewy に改名）が1912年にパーキンソン病の脳で発見し，1919年にフランスのトレチアコフ（trétiakoff C）が命名したものである。レビー小体病の名称は1980年に小坂が提唱したレビー小体病（Lewy body disease）を基礎としているが，1995年に国際ワークショップが開催されレビー小体型痴呆にまとめられた。以降1998年，2003年，2006年と国際ワークショップが開催され，臨床と病理の新診断基準が順次提案されて現在に至っている。

1）疫学

レビー小体認知症はパーキンソン病を包括する疾患概念が基礎となっている。通常50～70歳に発症し，有症率は人口10万対30～81人で，男性に多い（1.5：1）。平均罹

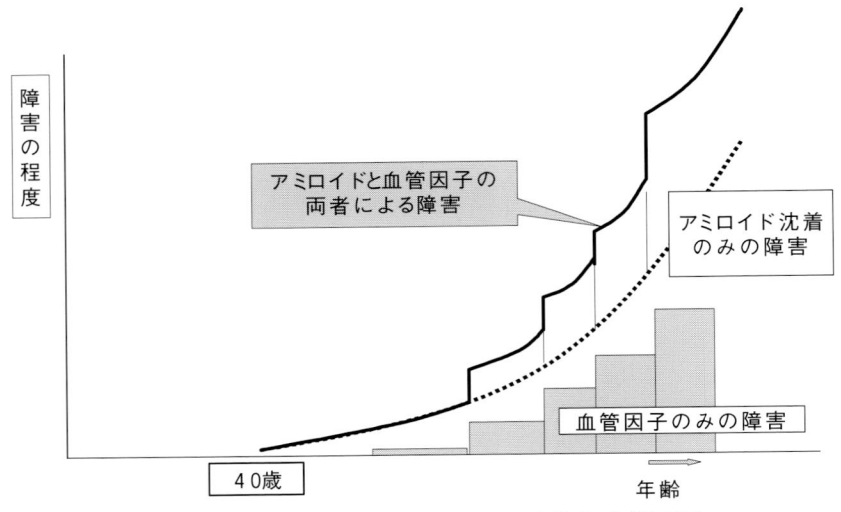

図43 脳障害に関係するアミロイドと血管因子
アミロイド沈着による生体反応に，血管因子による虚血や低栄養が加算されて，神経細胞の障害が生じる。

病期間は6.2年といわれる。

2）診断基準（表25）

1996年にコンセンサスガイドラインがでたが，さらに2005年にMcKeith IGらが第3回DLB国際ワークショップにより改訂され新臨床診断基準が提案された（2006の改訂は現時点では不明）。変動する認知機能障害で発症し，経過中にパーキンソン症状（振戦は軽度，筋強剛や寡動が中心）が出現する。さらに，早期から幻覚（人・小動物・火などの幻視，錯覚，実体的意識性）や妄想（被害），またはせん妄がみられるのが特徴。通常50〜70歳に発症し，性差があり男性に多い。罹病期間は6年程度で，最近は少し延長している。関連疾患には認知症を伴うパーキンソン病（皮質下認知症が多い＝精神運動緩慢，意欲低下など）を含む。認知障害がパーキンソン症状に先行するか，パーキンソン症状が先行しても1年以内に認知障害が出現すれば，DLBと診断する（小坂によると期間は関係ないという）。末期には四肢麻痺や失外套症候群となる。

3）病態

レビー小体病は神経細胞内にユビキチンとαシヌクレインが蓄積する疾患で，遺伝子変異は不明である。なお，通常のレビー小体病ではレビー小体と共に老人斑（びまん性ないし原始）や神経原線維変化を認める。脳幹部位のαシヌクレインは，最初に迷走神経背側核と嗅球に蓄積し，以後延髄から中脳に進行する。大脳部位のαシヌクレインは，側頭葉前内側部に始まり，側頭葉外側皮質，島回，帯状回，前頭前野へと拡大する。家族性レビー小体病は，認知症の随伴症状を伴ったり/伴わないパーキンソン病の臨床症状を呈し，第4染色体4q21.3-22に存在するαシヌクレイン遺伝子変異の点遺伝子変異やduplicationやtriplicationとして知られる。

表24 レビー小体型認知症の分類

新皮質型（neocortical type）	びまん性レビー小体病（diffuse Lewy body disease）と同じ。
辺縁型（limbic type）	
脳幹型（brainstem type）	パーキンソン病（Parkinson disease）と同じ。
大脳型（cerebral type）	大脳のみにレビー小体を認める（脳幹部はまれ）。

表25 レビー小体型認知症の新臨床診断基準

新臨床診断基準	発生頻度
1．必須症状（possibleまたはprobableの診断に必須）	
a）正常な社会的または職業的機能に障害をきたす程度の進行性認知機能障害の存在。 b）記憶障害は病初期には目立たないこともあるが，通常進行とともに明らかになる。 c）注意，実行機能，視空間機能の障害が特に目立つことがある。	
2．中核症状（probableは2つが，possibleは1つが必要）	
a）注意や明瞭さの著明な変化を伴う認知機能の変動 b）現実的で具体的な内容の繰り返される幻視体験 c）パーキンソニズムの出現 　①固縮・寡動 　②振戦	80〜90% 80% 70% 40%
3．示唆症状（1つ以上の中核症状に加え，以下の症状が1つ以上あればprobable，中核症状がなく以下の症状が1つ以上あればpossibleとする）	
a）REM睡眠行動障害 b）向精神薬に対する感受性亢進 c）大脳基底核におけるドーパミントランスポーター取り込み低下（SPECTまたはPET検査）	— — —
4．支持症状	
a）繰り返す転倒と失神 b）一過性の意識障害 c）重度の自律神経症状（起立性低血圧，尿失禁） d）幻視以外の幻覚 e）系統的な妄想 f）抑うつ状態 g）中側頭葉領域の（相対的）保持（CTまたはMRI検査） h）後頭葉領域の灌流低下（SPECTまたはPET検査） i）MIBG心筋シンチグラフィーでの取り組み低下 j）側頭葉の一過性鋭波を伴う顕著な徐波化（脳波検査）	50% — — — — — — — — —
5．可能性の少ないもの	
a）局所性神経徴候や画像で裏付けられる脳卒中の存在 b）臨床像を証明しうる身体疾患や他の脳病変の証拠の存在 c）重度の認知症の段階でパーキンソニズムのみが初めて出現した場合	— — —

McKeith IG, et al. Diagnosis and management of dementia with Lewy bodies；Third report of the DLB consortium. Neurology 65：1863-72, 2005．より一部改変して掲載．発生頻度については，長濱らの報告（2004）による．—は記載がないもの．

マイネルト核の変性が強く，後頭葉に投射するコリン作動性ニューロンの障害で幻視が生じるといわれる。

4）補助診断

CT/MRIでは，びまん性の脳萎縮がみられるが，ADほど海馬領域を含め萎縮の程度は強くない。SPECT/PETでは，後頭葉（一次視覚野）中心に側頭葉後部と頭頂葉に脳血流量ないし代謝の低下が認められる。なお，メタ・ヨードベンジルグアニジン（123I-MIBG）の心筋シンチグラフィーでは，心筋への取りこみ低下がレビー小体病とパーキンソン病にみられるものの，ADに低下はなく，鑑別に有用である。

5）薬物治療

コリンエステラーゼ阻害薬にて，改善する例が多く報告されている。なお，初期にはLドーパや脳循環改善薬が使用される。また，BPSDに対して，抗精神病薬では副作用が出やすく，少量の非定型精神病の投与が有用といわれる。リハビリテーションなどはパーキンソン病に準じる。

C. 行動障害より発症する疾患

1．ピック病に関連する疾患

1）分類の概要[3,8,9,11,26,30,33,34]

ピック病の歴史は，チェコスロバキアのプラハにあったドイツ人大学の精神科教授ピック（Arnold Pick）が，1892年に言語障害，記憶障害と意欲低下の臨床症状を呈し，剖検下肉眼的に左側頭葉の限局性脳萎縮を認めた71歳の男性（August H）を報告したことに始まる。なお，ピック病が大脳皮質の限局性萎縮とピック嗜銀球とピック細胞の病理組織学的所見を有することを初めて記載したのはアルツハイマー病（以下ADと略す）で有名なアルツハイマー（Alzheimer A）である（1911年）。また，ピック病の命名は，1926年に満州医大精神科教授 大成 潔とドイツ人神経病理学者スパッツ（Spatz H）によりなされた。

その後，ピック病の概念は，行動障害や人格変化などの症状を示す認知症の臨床診断名とする流れ（Mansvelt JV 1954, Tissot Rら1975など）と，病理診断名とする流れ（ピック球を認めるものに限定する米国と，ピック球の存在は必要ないとするドイツや日本の病理学者間の意見の対立もあった）に分かれ，定義自体に混乱を含んだまま，近年に至った。

ピック病（ピック型：以下PTと略す）を含む前頭側頭葉変性症という症候群/疾患群の概念は，アルツハイマー型認知症の研究に影響を受け，非アルツハイマー型認知症（Non-Alzheimer degenerative dementia：NADD）を如何に分類するかという試みの中で成立したものといえる。その契機は，1987年にスウェーデンのルンド大学ブルン（Brun A）とグスタフソン（Gustafson L）らが提唱した非アルツハイマー型前頭葉変性症（Frontal lobe degeneration of non-alzheimer type：FLD）という名称で，ADの病理所見を有せず，かつPTとは区別された非特異的病理所見を有する群の報告からであった。翌年1988年には，イギリスのマンチェスター王立診療所神経学部門のニアリー

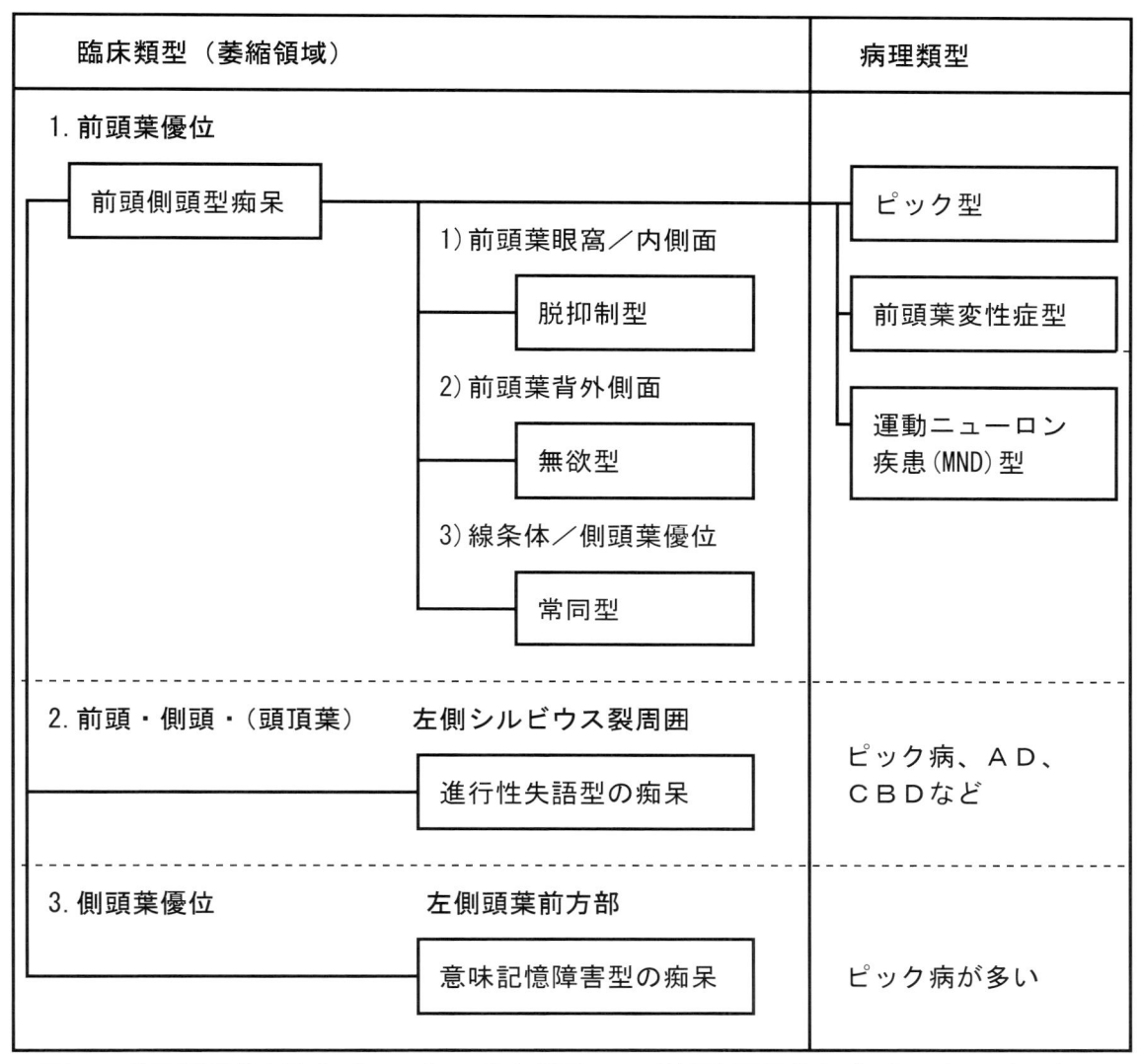

臨床類型（萎縮領域）	病理類型
1. 前頭葉優位 　前頭側頭型痴呆 　　1) 前頭葉眼窩／内側面 　　　　脱抑制型 　　2) 前頭葉背外側面 　　　　無欲型 　　3) 線条体／側頭葉優位 　　　　常同型	ピック型 前頭葉変性症型 運動ニューロン疾患 (MND) 型
2. 前頭・側頭・（頭頂葉）　左側シルビウス裂周囲 　　　　進行性失語型の痴呆	ピック病、ＡＤ、ＣＢＤなど
3. 側頭葉優位　左側頭葉前方部 　　　　意味記憶障害型の痴呆	ピック病が多い

図 44　前頭側頭葉変性症（FTLD）の臨床類型および前頭側頭型認知症（FTD）の病理類型
　臨床類型は左側の3系（FTD，PA，SD）に分けられ，さらにFTDタイプのみ3型（脱抑制型，無欲型，常同型）に細分される。病理類型はFTDのみが，3型（ピック型，前頭葉変性型，MND型）に区別されている。PAとSDでは，いろいろな病理診断が報告されている。

（Neary D）らのグループが，前頭葉型認知症（Dementia of frontal lobe type：DFT）という名称で，病理学的限定を受けない前頭葉症状を呈する臨床症状群を提唱した。しかし，いずれも疾患概念としては定着せず，類似の臨床と病理所見を示す症例が別の名称で報告されることが続いた。
　1994年，ルンド大学とマンチェスター大学の両グループは，1986年と1992年に行った国際カンファレンスをもとに，前頭側頭型

認知症（Frontotemporal dementia：FTD）という名称で，臨床診断基準とともに3病理類型（ピック型，前頭葉変性症型，運動ニューロン疾患型）という神経病理学的診断基準を共同提唱し，前方型（前頭葉と側頭葉の両者）萎縮を中心としたNADDを包括的に分類した（図41参照）。さらにFTD提唱の2年後の1996年に，マンチェスター大グループのスノウデン（Snowden JS）らは，前方型萎縮を中心とするNADDに対して，FTDだけでなく失語を伴う認知症（進行性失語型PAと意味記憶障害型SD）を加え，前頭側頭葉変性症（Fronto-temporal lobular degeneration：FTLD）というより広い包括概念を提唱し，併せてFTDに関しても病理類型とは別に3臨床類型（脱抑制型，無欲型，常同型）を追加した。これ以降，臨床症状と画像所見に基づいてFTDを臨床類型で区分することが可能になったが，実際は病理類型が先に提唱されたため，病理所見に基づかずにFTDの病理類型の診断名を使用しているのが現状のようである。さらに，1996年に開催された国際カンファレンスで臨床診断基準の最終的な合意がなされ，1998年にニアリーらの国際ワークグループにより詳細が報告されたのが，PTを含む症候群/疾患群に関する現在の最上位概念といえる。

2）疫学

a. 頻度

FTDについて，ドイツではIbach, Bが，45〜79歳の範囲で10万対47.9人，60〜70歳の範囲では10万対78.7人と報告している。英国では，Ratnavalli Eが65歳以下の若年認知症の範囲では10万対15人でADと同頻度，Harvey Rは10万人対10.9人でADの1/2と報告している。日本では，Ikeda MがFTLDとADの比は1：4と報告している。オランダでは，Stevens Mらが，30〜40歳の範囲で100万対1.2人，40〜50歳の範囲で3.4人，50〜60歳の範囲は10.7人，60〜70歳の範囲は28人と報告している。

b. 発症年齢

FTDの発症年齢について，Sablonniere Bは35〜75歳の範囲としている。天野はPick病の発症年齢の80％は40〜60歳で，若年発症は20歳からみられるが，全体として30〜70歳代としている。三山はMNDを伴う認知症の発症年齢は38〜69歳で，平均55歳と報告している。また，大脳皮質基底核変性症（CBD）については52〜78歳ないし31〜80歳という。進行性核上麻痺（PSP）は40〜75歳，前頭葉変性症（FTLD）は65歳以前の発症と報告されている。

c. 性差

全体では女性より男性が多いという。FTDでは，Ratnavalli Eが男女比を14：3などとしている。三山病の定型では，三山によるとM：F＝48：28でほぼ2：1という。大脳皮質基底核変性症では1：1，進行性核上麻痺では1：1ないし男性が多いといわれている。

3）ピック病（ICD-10分類：F02.0 Dementia in Pick's disease）[1,17]

通常は40歳〜60歳の初老期に発症する弧発性疾患である。アルツハイマー病の1/10〜1/15程度の割合といわれる。遺伝はなく，弧発性である。

表 26　ピック病の診断基準（ICD-10 より抜粋）

①進行性の認知症。
②前頭葉症状が優勢なこと。すなわち，多幸，感情鈍麻，社会行動の粗雑化，抑制欠如と無感情か落ち着きのなさ。
③行動徴候は一般に明白な記憶障害に先行する。

表 27　ピック病の経過

①初期（第1期，1～3年目）：脱抑制，衝動的，小児様状態等の性格変化で発症する。
②中期（第2期，3～6年目）：前頭葉優位の萎縮では，発動性の減退（凸面）や興奮（眼窩面）が生じる。また，側頭葉優位の萎縮では，感覚性失語（反響言語，滞続言語）が生じる。
③後期（第3期，6～12年目）：前頭葉優位の萎縮は，自発性減退が強まる。また，側頭葉優位の萎縮では，無言になる。

Cummings JL, Benson DF（長谷川和夫 監訳）：痴呆．情報開発研究所，東京，1986．より一部改変して引用。

a. ICD-10 の診断ガイドライン

確定診断に次の特徴を必要としている（表26）。

b. ピック病の症状経過

カミングス（Cummings）らは，症状経過を以下の表27のようにまとめている。

4）ピック病に関連する疾患群の分類[8,11,23,27]

a. 前方型認知症（dementia of frontal type）の診断基準

グレゴリー（Gregory）ら（1993）は，表28のような基準を示している。

b. 前頭側頭型認知症（Frontotemporal dementia：FTD）の診断基準（ニアリら，英国）

ニアリらの臨床診断基準を表29に示す（1998）。臨床的特徴は，発症時から経過全体を通して性格変化と社会的な行動障害が優位であること，他方，知覚，空間的能力，行為，記憶といった道具的な認知機能は正常か，または比較的よく保たれること，である。また，表の括弧内は，ニアリらの解説を著者が意訳したものである。

c. 前頭側頭型認知症（FTD）の診断基準（McKhann ら）

マッキャン（McKhann GM）ら（ジョンズ・ホプキンス大学，米国，2001）は，表30のような診断基準を提案しているが，上記のニアリらの基準と比較して非常に簡単である反面，具体的な記載がないため，非専門家にはわかりづらいと思われる。

d. FTDP-17（frontotemporal dementia and parkinsonism linked to chromosome 17）について[11,18]

FTDP-17 は，DDPAC（Disinhibition-dementia-parkinsonsm-amyotrophy complex：ウィルヘルムセンら，1994），multisystem tauopathy with presenile dementia（スピランティーニら，1997），淡

表 28 前方型認知症の診断基準

A　Presentation with an insidious disorder of personality and behaviour
B　The presence of two or more of the following features:
　① Loss of insight（病識欠如）
　② Disinhibition（脱抑制）
　③ Reduced empathy/unconcern for others/selfishness
　　　（感情移入の低下，他者への無関心，自己中心的）
　④ Lack of foresight, poor planning or judgement（先見性のなさ，企画や判断力の低下）
　⑤ Restless, distractibility, impulsivity（不穏，混乱，衝動性）
　⑥ Social withdrawal（社会的引きこもり）
　⑦ Apathy (loss of emotion) or lack of spontaneity（無感動，自発性欠如）
　⑧ Poor self-care（自己ケアの乏しさ）
　⑨ Reduced verbal output, verbal stereotypes/ echolalia/ mutism（自発語減少，常同言語，反響言語，緘黙）
　⑩ Perservation（固執）
　⑪ Feature of Kluver-Bucy syndrome (gluttony, pica, sexual hyperactivity)
C　Relative preservation of day-to-day (episodic) memory
D　Psychiatric phenomena may be present (mood disorder, paranoia)
E　Absence of past history of head injury, stroke, chronic alcohol abuse, or major psychiatric illness

Gregory CA, Hodges JR: Clinical features of frontal lobe dementia in comparison to Alzheimer's disease. J Neural Transm Supple, 47: 103-23, 1996. より引用。

蒼球・黒質・ルイ体萎縮症，淡蒼球・橋・黒質変性症（PPND：pallidoponto-nigral degeneration, Wszolek ら，1192）などと報告されていたが，タウ遺伝子の変異が見つかり，同一の疾患としてまとめられた。しかし，50家系以上の報告があり，原因遺伝子は 17q21-22，17q.31.1 領域にあるものの，臨床症状は家族により異なる。なお，FTD のように性格変化や脱抑制で発症するタイプや，初老期に発症して経過が 10～30 年と長いグループもある。表 31 は，遺伝子の変異部位と臨床症状の関係をまとめたものである。

e. 他の家族性 FTD の原因遺伝子について

(1) FDTP-3

FDTP-17 と類似し，第 3 染色体に原因遺伝子を持つ家系がオランダで報告された。

40～60 歳代にみられ，初発症状は，人格と行動変化（Brown J, 2003），ないし empathy の消失（Gada A, 2003）である。病理所見として，①タウはなく，細胞消失とグリオーシスがみられる例（Brun A, 2003）や，②タウが神経細胞とグリアに認められる例（Yancopoulou D, 2003）が報告されている。

(2) IBMPFD (Inclusion body myopathy associated with Paget disease of bone and fronto-temporal dementia)

第 9 染色体に原因遺伝子 VCP/p97 がある。50 歳代にみられ，①四肢近位中心の筋力低下，②体幹の筋萎縮，③肩甲骨の翼状化，④焦燥感，健忘，無気力，⑤人格変化，などの症状がみられる。

(3) Presenilin-1 linked frontotemporal dementia

表29 前頭側頭型認知症（FTD）の診断基準

Ⅰ．中核的な診断上の特徴（必須）
  A. 潜在的な発症と緩徐な進行（＝最低6ヵ月以上。場合によっては数年かけて顕在化することもある）
  B. 対人関係上の行為が早期から障害（＝礼儀作法・上品さに欠ける行為，盗食，窃盗や性行動などの反社会的行動や犯罪，など）
  C. 自己の行動を調節することが早期から障害（＝受け身・不活発な状態だったり，徘徊などの過活動がある，また会話・歌・笑い・性欲・攻撃性の過度な増加，など日常的な行動が量的にずれている）
  D. 早期からの感情鈍麻（＝無関心，冷情，無表情，疎通性や共感のなさ，などがみられる）
  E. 早期からの病識欠如（＝症状の否定，精神機能の低下で生じる社会・職業・財政面の結果に無頓着）

Ⅱ．支持的な診断上の特徴
  A. 行動障害
    1. 自分の保整や身なりの障害（＝体臭，着衣のシミが見られたり，派手な化粧，不適切な着こなし，などがみられる）
    2. 精神の硬化と柔軟性の低下（＝自己中心的，他者の視点に立てない，決まり切ったことに固着，新しい状況に適応できない）
    3. 注意転導性の亢進（＝無関係な刺激に注意が向く）と，行為の維持・持続が困難（＝すぐ飽きるなどして，常時指示しないと仕事を完成できない，など）
    4. 口唇傾向，食物嗜好の変化（＝過食，むちゃぐい，アルコール・タバコ・飲料水の過度摂取，異食，など）
    5. 保続行動ないし常同行動（＝手をこする・拍手・鼻歌・数を数えるなどの単純な行動と，同じ経路を徘徊・収集癖・着衣やトイレ時に儀式的行動をとるなどの複雑な行動がある）
    6. 利用行動（＝眼前に置かれた道具を強迫的に使用する：櫛があれば，髪を梳かす，複数の眼鏡を手の上に置くと，全部をかけようとする，食べ物があると際限なく食べる，電気のスイッチをつけたり消したりする，空のコップから繰り返し飲もうとする）
  B. 発語ないし言語
    1. 発語量の変化
      a. 自発語の減少と発語の簡略化（＝会話を促さないと始めなかったり，話しても短いフレーズや常同的な言葉に留まる。質問にも，短い言葉で返答したり，「知らない」とのみ答える）
      b. 発語の促迫（＝相手が話していても途中で遮ったり，一方的に会話をつづける）
    2. 常同言語（＝自発的にも，また質問に答える場合にも，会話の途中で，「単一の語や句，患者が作ったまとまった話題」を繰り返すこと）
    3. 反響言語（＝他人が言った言葉の一部や全体を繰り返すこと）
    4. 保続（＝一度話した語や句が，次の話しの中で再び繰り返されること。たとえば，物品名をテストした時，時計を見せて「時計」と答えた後，ハサミを見せても「時計」と答えるような場合をいう）
    5. 緘黙・無言（＝発語がなかったり，発語に際し音がでていない。反響言語や自動的な言語が残ることもある）
  C. 理学的徴候
    1. 原始反射（＝把握，吸い付き，口とがらし反射の内1つ以上存在する）
    2. 失禁（＝尿・便の排泄に関心がないためにおこる）
    3. 寡動，固縮，振戦（＝これらのパーキンソン症状は末期にみられやすい）
    4. 低血圧かつ不安定な血圧
  D. 検査所見
    1. 神経心理前頭葉検査（ウィスコンシン・カード・ソーティング・テスト：WCST，ストループテスト：Stroop Color Word Conflict Test），Trail Making Test：TMT など）の重大な障害あり。しかし，重度の記憶障害，失語，視空間障害はない。
    2. 脳波所見は臨床的に認知症が明らかになっても正常範囲
    3. 画像所見（形態ないし/または機能検査）は前頭葉あるいは側頭葉前方，ないしその両方に異常所見が認められることが多い。

Ⅲ．支持される診断上の特徴（必須ではないが診断を支持する項目）
  A. 65歳以前の発症，一親等（親兄弟）の親族に同じ疾患の家族歴がある
  B. 球麻痺，筋力低下と筋萎縮，筋線維束攣縮

Ⅳ．除外診断上の特徴
  A. 病歴および臨床所見
    1. 突然の発症，発作性の出来事を伴う
    2. 発症の原因として頭部外傷がある
    3. 早期から重度の健忘がある
    4. 空間に関する失見当識がある
    5. 間代言語がある
    6. ミオクローヌスがある
    7. 錐体路障害による筋力低下
    8. 小脳失調がある
    9. 舞踏病様不随運動やアテトーゼがある
  B. 検査
    1. 画像所見
      中心領域より後方優位の形態ないし機能的障害がある。
      多発梗塞・ラクネの所見がある。
    2. 代謝性や炎症性疾患がある（多発性硬化症，脳梅毒，AIDS，ヘルペス脳炎など）

Ⅴ．除外すべき診断の特徴（相対的）
  A. 典型的なアルコール中毒の既往歴
  B. 持続的な高血圧の既往歴
  C. 血管性疾患（狭心症，跛行）の既往歴

Neary D, Snowden JS, Gustafson L, et al.: Frontotemporal lobar degeneration; A consensus on clinical diagnostic criteria. Neurology 51: 1546-1554, 1998. ただし（＝）内は著者が参考までに入れた文章である。

表30 前頭側頭型認知症の臨床診断基準

1. いずれかによって示される行為または認知の障害
    a. 早期からみられ，かつ進行性の人格変化
        この人格変化は，行為を制御することができないことがその特徴であり，しばしば不適切な反応や行動となって現れる。
    b. 早期からみられ，かつ進行性の言語面での変化
        言語面での変化は，言語表現の障害，あるいは，重篤な呼称障害と語義の障害，がその特徴である。
2. 1aまたは1bに示された障害によって，社会的あるいは職業的な機能にも明らかな障害が引き起こされており，病前の機能レベルと比較しても明らかに低下している。
3. 経過は，緩徐な発症と持続的な増悪によって特徴づけられる。
4. 1aまたは1bに示された障害は，他の神経疾患（例：脳血管障害）や全身疾患（例：甲状腺機能低下症），あるいは薬物によって引き起こされたものではない。
5. 障害は，せん妄の経過中にのみ出現するものではない。
6. 障害は，精神疾患（例：うつ病）によって説明することはできない。

寺田整司，石津英樹，他：前頭側頭型痴呆の最新の知見．老年精神医学雑誌 14(3)：294-303, 2003.
　原著は McKhann GM, Albert MS, Grossman M et al：Clinical and pathological diagnosis of frontotemporal dementia ; Report of the Work Group on Frontotemporal Dementia and Pick'Disease. Arch Neurol 58：1803-9, 2001.

表31 FTDP-17の遺伝子変異と疾患病態

	性格変化	脱抑制	錐体路	パーキンソン症状	Mutations	疾患病態	タウ
Exon 9	+	+	+	−	Gly 272 → Val Lys 257 → Thr	ピック病類似 ピック病類似	3, 4 3, 4
Exon 11					Ser 320 → Phe	ピック病類似	3, 4
Exon 12	+			+	Val 337 → Met Glu 342 → Val Lys 369 → Ile	 ピック病類似 ピック病類似	 4 3, 4
Exon 13					Arg 406 → Trp Gly 389 → Arg	PSP類似 ピック病類似	3, 4 3, 4
Exon 10	+			±	Pro 301 → Leu Asn 279 → Lys	CBD類似 PSP/PPND	3, 4 4
Exon 1					Arg 5 → His	FTD/PSP	4
Intron 10-11					+13(A → G) +14(C → U) +16(C → U)	MSA DDPAC PSG	4 4 4

武田雅俊，他：前頭側頭型痴呆症の分子病態．老年精神医学雑誌．15 (12)：1421-1429, 2004. より一部改変して引用。なお MSA は multiple system atrophy，PSG は進行性皮質下グリオーシスの略。

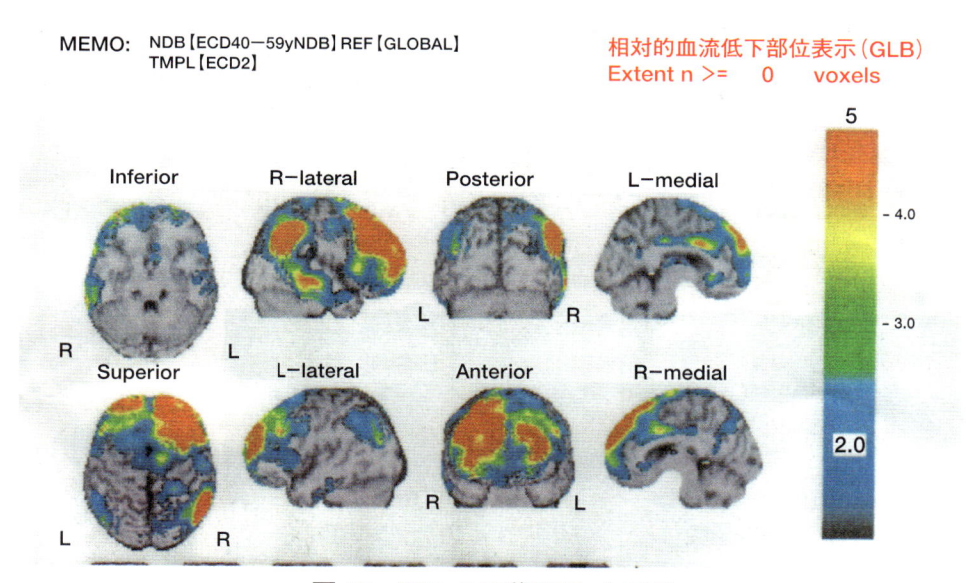

II. 若年期に発症するおもな認知症疾患

図45 FTD の画像所見（eZIS）
臨床類型では無欲型に属する。前頭葉背外側面と前部帯状回の機能低下所見が特徴的である。

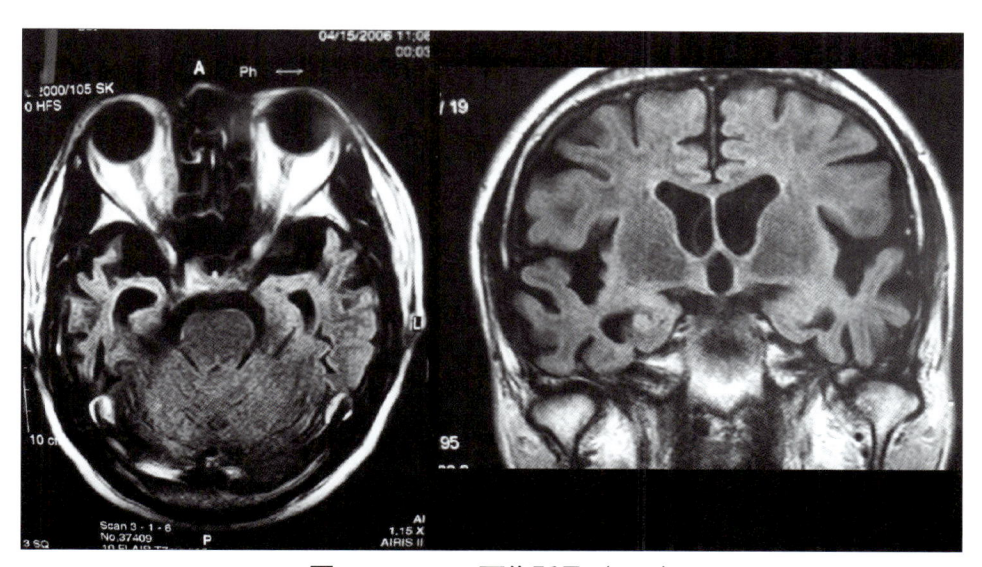

図46 FTD の画像所見（MRI）
前頭葉と側頭葉の萎縮とともに，側頭葉下角部（海馬領域）の拡大が認められる。

第4部 診 断

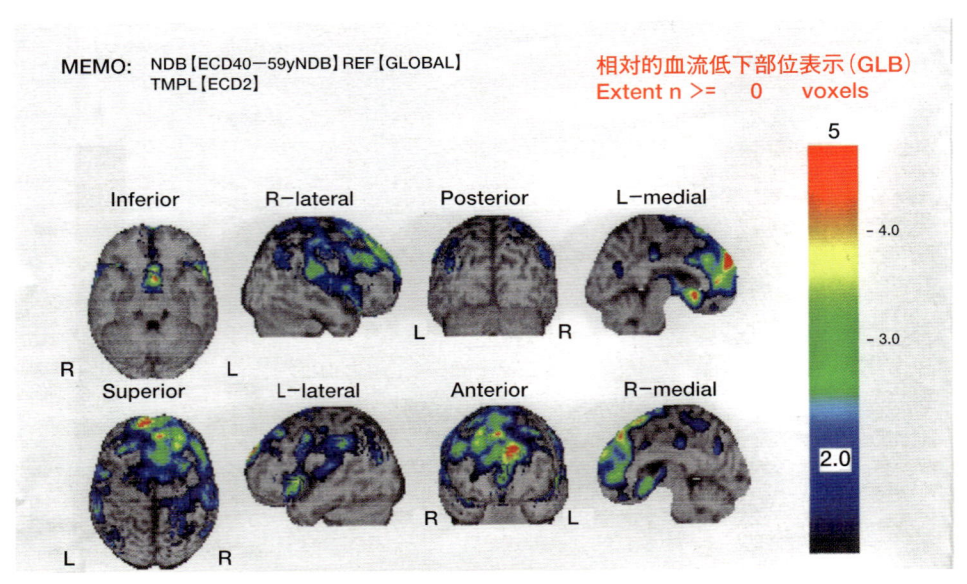

図47 FTDの画像所見 (eZIS)
臨床類型では脱抑制型に属する。前方連合野〜辺縁系，前頭葉眼窩面および内側面に機能低下所見がみられる。

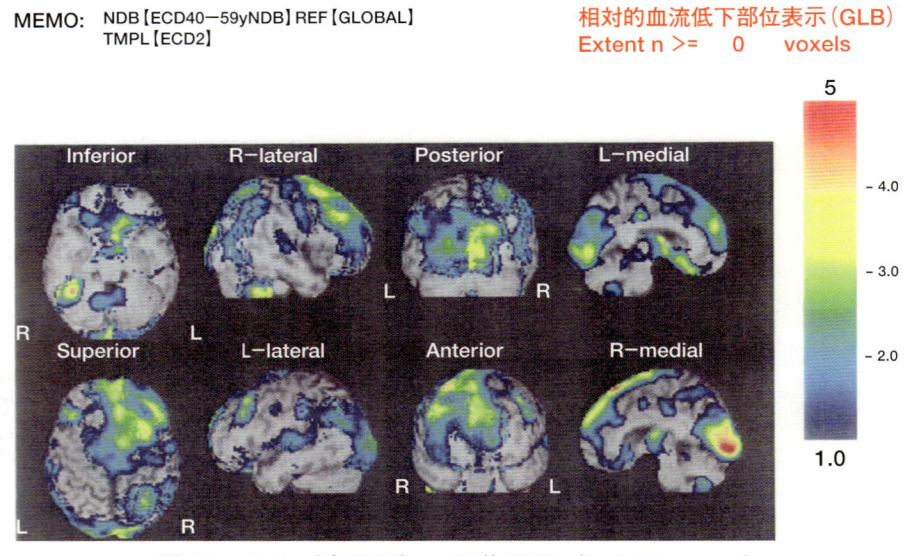

図48 FTD（常同型）の画像所見 (SPECT：ezis)
下部前頭前野，前部帯状回，線条体に機能低下所見をみる。また前頭葉背外側面の軽度機能低下所見もみられる。なお，本例では線条体の機能低下所見がみられるが，側頭葉に異常は少ない。後頭葉の血流低下はアノマリーのためで，脳に欠損部があるためである。

表32 PAの臨床的診断特徴

言語の表出面の障害が発症から疾患の経過を通して優位な特徴である。その他の認知機能は損なわれないか、比較的良好に保たれる。

I. 主要な診断特徴
  A. 潜在的な発症で緩徐に進行する
  B. 失文法，音韻性錯語，呼称障害の1つ以上を伴う非流暢な自発語がみられる

II. 支持的な診断特徴
  A. 発語・言語
    1. 吃音あるいは発語失行（＊）
    2. 復唱の障害
    3. 失読，失書
    4. 早期には，語義は保たれる
    5. 後期には，緘黙症となる
  B. 行動
    1. 早期には，社会的能力（social skills）は保たれる
    2. 後期には，FTDに類似した行動変化がみられる
  C. 理学的徴候・所見
    後期に，病巣とは反対側に原始反射，寡動，固縮，振戦がみられる
  D. 検査
    1. 神経心理　非流暢性失語を示すが，顕著な記憶障害や視空間障害を伴わない
    2. 脳波　正常あるいは軽度の非対称性徐波化
    3. 画像所見（形態ないし機能検査）　主に優位半球を侵す非対称性異常所見

福原竜治，他：前頭型痴呆の病態と診断．臨床精神医学 30 (3)：269-78, 2001．より一部変更して引用。原著は Neary D ら．Neurology 51：1546-54, 1998.
（＊）はアナルトリーないし失構音が適当。

第14染色体に原因遺伝子がある。50歳代にみられ，①無気力，無愛想，多幸性，②食欲亢進などの症状と，③前頭葉と側頭葉の萎縮，④ピック球の存在の特徴が認められる。

なお，第3番と第15番上の遺伝子についてはまだ同定されていない。

5) 前頭葉変性症[35]

ルンド大学のグスタフソン（Gustafson）らが人格変化や行動障害が前頭葉症状によって認められる非アルツハイマー病で非ピック病である疾患群を非アルツハイマー型前頭葉変性症（前頭葉変性症）と命名した。彼らの報告では，前頭側頭型認知症の10％を占め，かつ家族歴を有するものも半数に及んだ。しかし，このタイプは大脳萎縮も軽度で，タウやユビキチンなどの沈着もなく，特徴ある臨床症状も病理所見も見あたらない。日本では報告も稀有で，現在のところ剖検例もない。

6) 進行性失語型の認知症（PA：Progressive non-fluent Aphasia）

前頭側頭葉変性症（FTLD）のうち，構音の障害を伴う非流暢性の失語を示すタイプを「進行性失語型の認知症（PA）」という（表32）。臨床症状として，非流暢性の失語とともに，発語失行（麻痺がないのに，意図した音節の表出ができない），復唱の障害，失

表33 緩徐進行性失語（SPA：slowly progressive aphasia）の分類

非流暢性失語のタイプ	流暢性失語のタイプ
1．ブローカ失語 2．超皮質性運動失語	1．健忘失語（失名辞失語） 2．ウェルニッケ失語 3．語義失語 4．伝導失語 5．失書

櫻井靖久：緩徐進行性失語．老年精神医学雑誌 7 (8)：854-861, 1996．より引用．

読・失書がみられる。ただし，語義は保たれる。末期は緘黙となるとともに行動障害がみられFTDに類似する。病巣は左側のシルビアン裂周辺領域で，CT/MRIでは前頭・側頭・頭頂葉に萎縮がみられる。なお，緩徐性進行性失語（SPA；Mesulam）とは，非流暢性と流暢性の両者を含むもので，ここでいうPAとは異なる概念である（表33参照）。なお，ピックが記載した症例（Apollonia Fritsh）はこのような症状を呈していたという。

7）意味記憶障害型の認知症（SD：Semantic Dementia）[6]

前頭側頭葉変性症のうち，語義失語を示すタイプを「語義失語型の認知症（SD）」という（表34）。流暢性の失語で，語義失語は純系である。なお，対象物品の意味の障害を語義失語というが，対象物品の使用法（使用障害）は観念失行に属する。病巣は左側（両側）temporal pole and infero-lateral cortexで，CT/MRIでは左側頭葉の萎縮がみられることが多い（図49）。

8）進行性皮質下膠症

大脳萎縮は軽度であるが，白質の繊維性グリオーシスが目立つ。時に左右差がある。封入体はなく，アストロサイトの変性が原因でないかともいわれている。家族歴はみられない。巣症状，人格変化，知能低下が前景に出る。

9）皮質基底核変性症（corticobasal degeneration：CBD）[11]

Rebeizら（1968）によって初めて報告され，Gibbら（1989）がCBDと名づけた。臨床症状は，運動障害（パーキンソン症状や失行）で発症するものが50％，ピック病症状のものが20％，進行性失語のものが10％，その他が20％である。診断基準は表37に示した。男性にやや多く，発症の平均は65歳といわれる。罹病期間は平均6年である。画像所見では，びまん性の大脳の萎縮を認めるが，約半数に左右差がある。なお，基底核領域の変化は，黒質，淡蒼球，視床（背内側核，前核）にみられる。病因として，4リピートタウの変異があり，広汎に神経細胞とグリアに封入体がみられる。

ただし，臨床的には，①大脳皮質症状（失語，失行，前頭葉性認知症様，ピック病様），②脳幹症状（PSP様），および③その他（記憶障害の目立つ例，家族発症例，タウ陰性例）の3群に区分されるが，**他の疾患が混入ないし未知の疾患が存在する**可能性は否定できない。

表34　語義失語と連合型失認を示す SD の臨床的診断特徴

語義の障害（語義理解 and/or 物品同定）が，発症から疾患の経過を通して優位な特徴である
自伝的記憶を始め，その他の認知機能は損なわれないか，比較的良好に保たれる

I．主要な診断特徴
　A．潜在的な発症で緩徐に進行する
　B．次の特徴を有する言語障害
　　1．進行性，流暢で内容の乏しい自発語
　　2．呼称障害および理解障害にみられる顕著な語義の消失
　　3．意味性錯語
　C．次の特徴を有する知覚障害
　　1．相貌失認：旧知の顔の同定障害
　　2．連合型失認：物品の同定障害
　D．知覚的に，マッチングと模写は保たれる
　E．単語の復唱は保たれる
　F．正書法的に，規則的な語の音読と書き取りは保たれる
II．支持的な診断特徴
　A．発語・言語
　　1．促迫言語
　　2．独特な語の用い方をする
　　3．音韻性錯語はみられない
　　4．うわべ上（surface），失語と失認がみられる
　　5．計算は保たれる
　B．行動
　　1．共感やおもいやりの欠如
　　2．固執
　　3．過度の倹約
　C．理学的徴候・所見
　　1．後期に，原始反射がみられる
　　2．寡動，固縮，振戦がみられる
　D．神経心理
　　1．語義理解と呼称障害あるいは顔と物品の認識障害
　　2．音韻，統辞，基本的な知覚処理，視空間的能力，エピソード（day to day）記憶は保たれる
　E．脳波　正常
　F．画像所見（形態ないし機能検査）　側頭葉前方部に優位な異常がある（非対称の場合もある）

福原竜治，他：前方型痴呆の病態と診断．臨床精神医学 30（3）：269-78, 2001．より一部変更して引用．

表35　単語と責任病巣

単語 = 名前（音韻表象）・・・・ウェルニッケ領域
　　　意味（心理表象）・・・・中側頭回/下側頭回（前方から人物名→道具名→動物名）
　　　　　　　　　　　　　　超皮質性感覚失語

単語は音韻と意味よりなるが，責任部位は異なる．前者はウェルニッケ領域にあるが，後者は人物，動物，道具・物品により異なる（側頭極，側頭葉下部）．

表36 言語障害の比較

		意味記憶障害型の認知症	進行性失語型の認知症	アルツハイマー病
自発語		喚語困難，流暢性	喚語困難，非流暢性	喚語困難，流暢性
文法，統語		保持	失文法	保持
物品呼称		障害	障害	障害
語頭音効果		なし	あり	あり
錯語		意味性錯語	字（音韻）性錯語	意味性錯語
理解	単語	障害	保持	保持
	文章	保持	障害	障害
復唱		保持	障害，アナルトリー（失構音）	保持
音読	ひらがな	保持	障害	保持
	漢字	障害，類音的錯読	障害	障害
書字		障害（漢字）	障害（錯書）	障害（漢字）
計算		保持	障害	障害
ことわざ補完		障害	保持	保持
MRI所見		側頭葉限局性萎縮	左シルビウス裂周囲	海馬萎縮

小森憲治郎，他：高齢者と痴呆に見られる言語機能．老年精神医学雑誌 12(8)：864-75，2001．より引用。

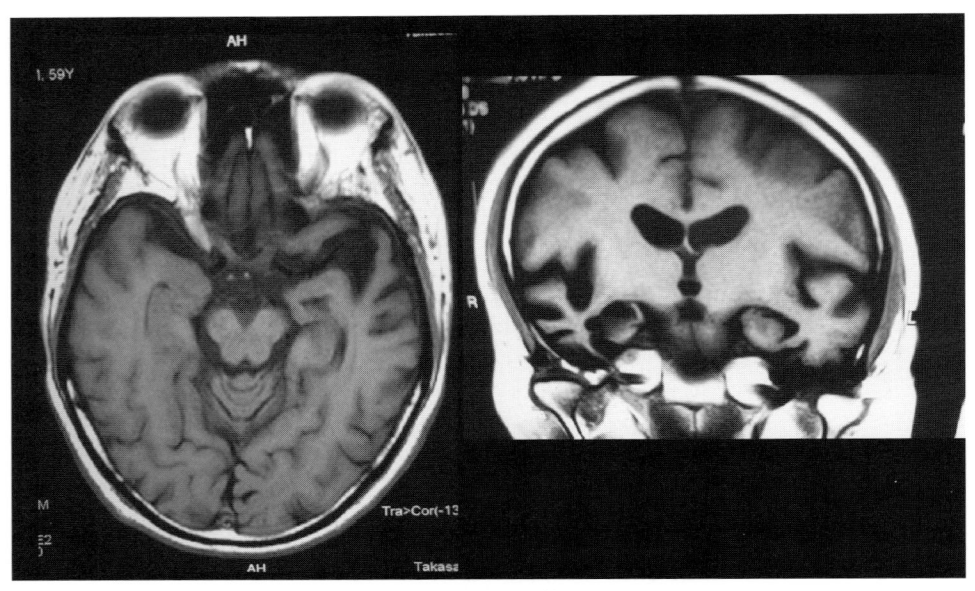

図49 SDの画像所見
左側頭葉極を中心に萎縮が認められる。右側頭葉は正常範囲であった。

表37　大脳皮質基底核変性症

1　主要項目
(1) 中年期以降に発症し緩徐に進行する。
(2) 失行あるいはその他の大脳皮質徴候
　① 肢節運動失行があり，左右差が目立つ
　② 肢節運動失行が明瞭でなくても，皮質性感覚障害，把握反応，「他人の手」徴候，反射性ミオクローヌスのいずれかがあり，左右差が目立つ。
　③ 観念運動失行が肢節運動失行よりも顕著な場合は，左右差は目立たないことが多い。
　④ その他の認知機能障害
　　まれに，認知症，異常行動，注意障害，失語などが早期から目立つ例がある。
(3) 錐体外路徴候
　① パーキンソニズム（無動，筋強剛，振戦）：障害は下肢よりも上肢に目立つことが多い。
　② ジストニー
(4) その他の神経症状
　① 偽性球麻痺（構音障害，嚥下障害）
　② 尿失禁
(5) 画像所見
　　CT，MRI，SPECTで，一側優位性の障害（大脳半球の萎縮または血流低下）は診断において，重要な支持的所見である。しかし，両側性あるいはびまん性に異常所見が出現する例もあるので，診断上必須所見とはしない。
(6) 除外すべき疾患
　① パーキンソン病
　② 進行性核上性麻痺
　③ 多系統萎縮症（とくに線条体黒質変性症）
　④ 薬剤，脳炎，脳血管障害，外傷など
　⑤ 類似症状を呈するその他の疾患
(7) 判定
　　次の3条件を満たすものを皮質基底核変性症と診断する。
　① (1)を満たす。
　② (2)の1項目以上，および(3)の1項目以上がある。
　③ 他の疾患を除外できる。
　注：なお，必須ではないが，画像所見によって他の疾患を除外し，一側性優位性の障害を確認することが望ましい。

2　参考所見
　大脳皮質基底核変性症（CBD）は，一側優位性が目立つ大脳半球萎縮および基底核変性を生じる神経変性疾患で，特有の大脳皮質症状と運動障害を呈する。
(1) 臨床的には，以下の所見がみられる。
　① 中年期以降に発病し緩徐に進行する。
　② 大脳皮質症状として，前頭・頭頂葉症状がみられる。もっとも頻度が高く特徴的な症状は肢節運動失行で，この他に観念運動失行，皮質性感覚障害，把握反応，他人の手徴候，反射性ミオクローヌスなどが出現する。
　③ 錐体外路症状として，パーキンソニズム（無動，筋強剛，振戦），ジストニーなどが出現する。症状は下肢よりも上肢のほうが顕著なことが多い。
　④ 上記神経症状には，病初期から顕著な一側優位性がみられることが多い。
　⑤ 注意障害，認知症，異常行動のような精神症状は，通常，運動症状よりも遅れて出現する。
　⑥ 歩行障害，偽性球麻痺（構音障害，嚥下障害）などが早期から出現するために，進行性核上性麻痺と鑑別困難な症例がある。
(2) 画像所見
　　CT，MRI，SPECTで，一側優位性の大脳半球萎縮または血流低下を認めた場合には，重要な支持的所見である。しかし，両側性あるいはびまん性の異常を認める例もあるので，診断上必須所見とはしない。
(3) 薬物等への反応
　　L-ドパや他の抗パーキンソン病薬への反応は不良である。抗うつ薬，ドロキシドパ，経頭蓋磁気刺激などが試みられているが，効果はあっても一時的である。
(4) 病理学的所見
　　前頭・頭頂葉に目立つ大脳皮質萎縮が認められ，黒質の色素は減少している。顕微鏡的には皮質，皮質下，脳幹の諸核（視床，淡蒼球，線条体，視床下核，黒質，中脳被蓋など）に神経細胞減少とグリオーシスが認められる。ピック細胞と同様の腫大した神経細胞が大脳皮質および皮質下諸核に認められる。黒質細胞には神経原線維変化がみられる。ガリアス染色やタウ染色ではグリア細胞にも広範な変性が認められ，とくにastrocytic plaqueは本症に特徴的である。

難病情報センターのホームページより

表38 発症年齢によるアルコール依存症の臨床像の相違

	若年発症型	老年発症型
発症に影響する要因	家族歴，遺伝負因	環境因子，老化
飲酒を促進する要因	不安，抑うつ，不安定な性格傾向	死別，退職などの喪失体験
性差	女性は少ない	女性が多い
飲酒量	多い	少ない
社会・経済状況	不安定	安定
身体合併症	振戦せん妄，糖尿病，肝硬変	少ない
治療達成率	低い	高い
断酒率	低い	高い
その他	犯罪歴などがある	周囲から気づかれにくい 予後はよい

松下幸生，樋口　進：高齢アルコール依存症の診断と治療．アルコール・薬物関連障害の診断・治療ガイドライン，133-142，じほう，東京，2003．より一部改変．

2．アルコール関連疾患[2,11,16]

1）アルコール性認知症

　男性より女性に多く，また高齢になるに従って多くなるといわれる．アルコール依存症の入院患者の約3％にみられる．おもな症状は，精神運動の緩慢さ，迂遠，保続，注意力低下，失見当識で，認知症の程度は軽度で，非進行性ないし緩徐進行な場合が多い．認知症の発症には，アルコール量が毎日120mg以上で，飲酒期間が10～15年以上が必要といわれている．飲酒中断により症状は進行を停止するが，改善する例も報告されている．治療は，アルコールを禁止することといわれる．

　形態画像では，側脳室，第三脳室の拡大があるが，年齢と飲酒期間に正の相関がある．機能画像では，脳全体および前頭葉・側頭葉・頭頂葉に低下がみられるが，いずれも可逆的と言われる．表38は若年と老年期の違いをまとめたものである．

2）ウェルニッケ・コルサコフ症候群

　ビタミンB_1の欠乏によって起こる急性または慢性の脳症をいう．ウェルニッケ（Wernicke）症候群とは，意識障害，眼筋麻痺，失調性歩行で発症した急性脳症の別名で，コルサコフ（Korsakoff）症候群とは，健忘，作話，失見当識を主症状とする慢性脳症の別名である．この二つは同一疾患としてまとめられ，ウェルニッケ・コルサコフ症候群（または脳症）と呼ばれる．原因として，アルコール多飲や依存症に多いが，これ以外にも胃切除，透析，妊娠悪阻，高カロリー輸液などで生じることがある．

　スウェーデンでは，40～69歳までのアルコール依存症の12.5％にこの症候群がみられたという．治療は，ビタミンB_1の摂取である．

D．身体症状より発症する疾患[11]

1．ハンチントン舞踏病（ICD-10分類：F02.2 Dementia in Huntington's disease）

　1872年，ハンチントン（Huntington G）が最初に報告した．35～40歳代に多く，有

病率は，人口10万対0.1〜0.4人で，欧米の約1/10である。20歳以下で発症する者（全体の10％）は固縮型が多くまた経過が早い。一方，50歳以上の場合は，進行は遅い。認知症化率は70〜80％である。罹病期間は15〜20年といわれる。常染色体優性遺伝（第4染色体短腕先端部4p16.1）疾患で，IT 15遺伝子が責任遺伝子の3塩基（CAG）リピート病である。

診断基準はない。舞踏運動（顔面，肩周囲，上下肢，体幹など全身に及ぶ），人格変化（易怒，不機嫌，無口，無為，逸脱行為，軽犯罪）で発症することが多く，漸次精神症状（うつ状態，被害・関係妄想，幻聴）や認知症が出現する。確定診断は，以前は病理診断であったが，最近はCT/MRIなどの画像診断とともに遺伝子診断による。

2. 脊髄小脳変性症[11]

小脳性または脊髄後索性の運動失調を主症状とする疾患の総称をいう。40〜60歳代に好発する。全体の有病率は，10万対2〜12人で，男性に多い（1.6：1）。

1）臨床症状

小脳型または小脳脊髄型が全体の83％を占める。小脳性運動失調が主体で，緩徐に発症し進行性である。症状はおおむね左右対称で，四肢，眼球運動，言語（断綴性発語，構音障害）などに及ぶ。フリードリッヒ病は，全体の6％を占め，脊髄後索症状が主体で，深部感覚（位置覚，振動覚，関節の受動覚）の障害がみられる。確定診断は，遺伝子診断とCT/MRIなど脳の画像診断により行う。

2）分類

表39に疾患分類と臨床症状，後発年齢，頻度などを示した。

3. 単純ヘルペス脳炎[11]

20歳以上に多く，性差はない。年間200〜400人の罹患者がいるが，あまり発生率に変動はない（10万対0.4人）。罹患した患者の70〜80％が認知症化するが，改善する例も多い。

発熱，頭痛，けいれんで発症し，意識障害や異常行動を伴う。回復期には，健忘症候群や人格変化などの後遺症がみられることがある。

4. 高次脳機能障害（参考）[5,14,24,31,32]

高次脳機能障害とは，一つの疾患単位ではなく，また医学的な疾患というより福祉施策の必要な多くの障害の群である。当初，高次脳機能障害とは，「脳の器質的変化に伴って生じた機能障害の内，低次の脳機能（運動，感覚，自律神経）の障害を除いた，高次の脳機能の障害（注意障害，見当識障害，記憶障害，計算力障害，人格変化，感情障害，実行機能障害，巣症状など）と，それらの障害から二次的に生じた生活（能力）障害をいう」などの意味で用いていたが，診断基準を作成する段階で目的と作成に関与した専門家が異なった結果，違った内容の診断基準ができた。具体的には，旧運輸省・現国土交通省（脳外傷による高次脳機能障害の自賠責保険等級の神経・精神障害系列：いわゆる自賠責のための基準：自算会，平成12年12月），厚生労働省（高次脳機能障害モデル事業による高次脳機能障害の診断基準：障害保険福祉部，平成15年4月），厚生労働省（神経系統

表39 脊髄小脳変性症の分類と臨床症状

疾患	主要症状	錐体路徴候	錐体外路徴候	自律神経症状	遺伝形式 その他の臨床症状	好発年齢	頻度
脊髄小脳変性症1型 (SCA 1)	小脳性失調	腱反射亢進	ジストニア	−〜+	常染色体優性遺伝 6 p 22-23 眼振, 外眼筋麻痺	36 (15〜63)	13.6%
脊髄小脳変性症2型 (SCA 2)	小脳性失調	腱反射低下	振戦, アテトーゼ, パーキンソニズム	−〜+	常染色体優性遺伝 12 q 23-24.1 緩徐眼球運動	35 (8〜67)	
Machado-Joseph病 (SCA 3)	小脳性失調	痙性, 腱反射亢進	ジストニア, アテトーゼ, 時にパーキンソニズム	−〜+	常染色体優性遺伝 14 q 24.3-32.1 眼振, 外眼筋麻痺	38 (10〜62)	3.2%
Dejerine-Thomas型 OPCA	小脳性失調	+	パーキンソニズム	+	遺伝なし	40〜60	35.0%
Shy-Drager症候群	小脳性失調	+	+〜++	++	遺伝なし	40〜60	6.8%
歯状核赤核淡蒼球ルイ体萎縮症 (DRPLA)	小脳性失調	軽度	アテトーデ, ミオクローヌス	なし	常染色体優性遺伝 12 p 12- ter。20歳以前の発症は認知症の合併が多い	25 (2〜62)	2.7%
(晩発型) 皮質性小脳萎縮症 (LCCA)	小脳性失調	−〜+		−〜+	遺伝なし 進行遅い	54 (−)	13.0%
Friedreich失調症	後索性失調 深部感覚障害	腱反射消失 Babinski (+)	−	−〜+	常染色体劣性遺伝 9 q 13-21 足変形, 脊椎側彎	16 (2〜51)	1.9%

水澤英洋, 井村裕夫, 他:編集最新内科学大系第68巻 神経変性疾患, p 207, 中山書店, 東京, 1997. と木下真男:今日の診断指針, p 549, 医学書院, 東京, 1995.
田中章景, 他:Clinical Neuroscience 16: 43, 1998. より一部改変して引用。
なお自律神経症状は排尿障害, 発汗低下, 低血圧, 便秘などを含む。

の機能又は精神の障害に関する障害等級認定基準:いわゆる労災認定のための基準:労働基準局, 平成15年8月)がある。さらに私案であるが, 我々の研究班がまとめた認定基準(平成14年9月)を含めると4つになる。ここでは, 高次脳機能障害モデル事業による診断基準と, 我々の案を示す。

1) 厚生労働省診断基準と私案の認定基準

我々は厚生労働省案と違い, 診断基準とはせず, 認定基準とした。この意味は一つの疾患ではないこと, あくまでも福祉目的であり, 谷間になっている障害者を救う目的でできたものとの考えからきている。表40は我々の述べる認定基準である。我々の作成した認定基準による高次脳機能障害とは, 「1. と2.の1項目以上を満たし, さらに3.の8項目の内から二つ以上の障害があること」とした。また, この認定基準を満たす場合においても, 18歳以前に発症した疾患は, 当面の間は知的障害に分類することにした。基準1の脳自体の器質的変化とは, 「①頭部

表40　研究班の認定基準

基準1. 脳自体に器質的な変化が認められる
基準2. 生活能力障害がある（①か②の障害が認められる） 　　①日常生活・社会生活の障害　②対人関係の障害
基準3. 機能障害がある（①〜⑨の中の2つ以上の障害が認められる） 　　①巣症状（失語，失行，失認）　②記憶障害　③注意障害　④見当識障害 　　⑤計算力障害　⑥実行機能の障害（抽象思考・判断力の障害，遂行能力の障害，など） 　　⑦人格情動障害（性格変化，感情易変・失禁，など）　⑧意欲・意志の障害 　　⑨その他の障害（思考障害，病態否認）
参考項目　以下のような身体や精神症状を合併することがある（なくてもよい） 　　①神経症状（運動麻痺，運動失調，感覚障害） 　　②精神症状（意識障害，幻覚・妄想状態，うつ状態，不安・焦燥状態，心気状態）

MRI又はCTなどによる形態的変化，②頭部PETまたはSPECT，機能性MRIまたは脳波などの機能的変化，または，③臨床学的に脳病変に基づく神経症状や徴候，を認める必要がある」とした。しかし，軽微な場合に，形態的・機能的変化が認められないこともある。この場合は，既往歴にその存在を疑うに足る根拠が必要である。2の生活能力の障害については，「能力障害（活動に変更）が認められる必要がある」とした。社会的不利（参加に変更）については，環境によって変化するため，ここには含めなかった。3の機能障害については，「高次の脳機能の障害（意識障害，記憶障害，人格変化，幻覚，妄想，感情障害，巣症状など）を含む」とした。なお，参考項目として挙げた低次の脳機能（運動，感覚，自律神経）の障害や精神症状が合併することがあっても，それら単独の場合は除外した。

2）位置づけ

ICD-10診断基準では，全体は症状性を含む器質性精神障害F0に含まれる。その上で，F04のせん妄を除いた範囲の，①全体とするか，②F00からF03の認知症を除く，F04，F06，F07，F09とするかである。全体としているのが我々の認定基準であり，認知症を除いているのが厚生労働省の診断基準と考えて良い（図50）。具体的に言えば，厚生労働省の診断基準では，①先天性疾患，周産期における脳損傷，発達障害，進行性疾患を原因とするものを除外するため，変性型痴呆（ICD-10診断基準のF00〜F02）や遺伝や感染症などに基づく認知症（F03）が含まれないこと，および②身体障害に認定可能な症状を除外するため，失語を含まないこと，である。ただし，モデル事業の診断基準は，適時，見直しを行うことが適当であると，付け加えてはある。

3）認知症（ICD-10診断基準）との相違点

ICD-10診断基準では，認知症（痴呆）とは高次脳機能障害でなく，高次皮質機能障害となっているが，個々の障害の内容は類似し，要は多数の高次の脳機能障害を含むもの

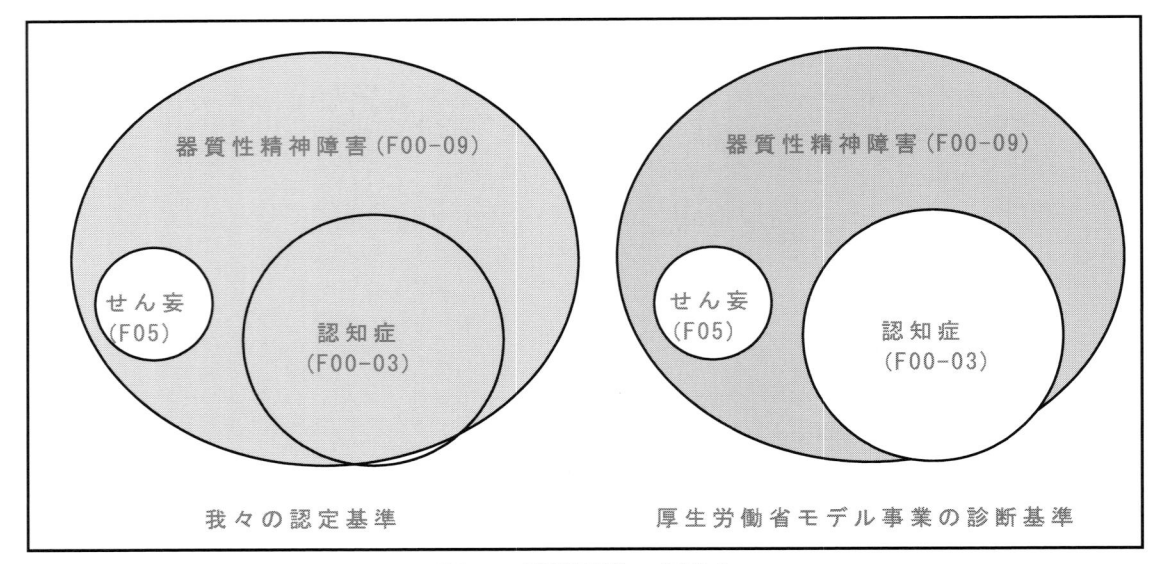

図50　診断基準の相違点
宮永和夫：高次脳機能障害の概念．臨床精神医学 35(2)：113-120, 2006.

と解釈できる。その結果，我々の高次脳機能障害の認定基準も厚生労働省の高次脳機能障害の診断基準も，文言上からはICD-10診断基準による認知症と区別ができにくいものとなる。しかし，障害の種類や程度に基づいて，多数で重度なものは認知症と診断できるが，同時に，少数で軽微なもの，すなわち，認知症の診断基準を満たさない障害についても高次脳機能障害の中に含むため，より大きな枠組みの概念と位置づけられる。

ただし，認知症と高次脳機能障害の相違点について，進行の有無によって区別している一部の解説書もあるが，これは間違いである。脳炎，低酸素・無酸素脳症（一酸化炭素中毒を含む），さらに頭部外傷の一部（頭部外傷性認知症）などの認知症では，一時的な脳の障害の後，進行しないばかりか，改善することもある。確かに，ICD-10の認知症の診断基準によると，「通常進行性」と書いてあるが，認知症はすべて進行するというのは誤解であろう。認知症は，脳障害の広さ（機能障害の種類）と深度（重症度）により決定されるべきもので，進行性は変性疾患に限定される。

4）原因疾患

原因疾患として，変性疾患，脳血管障害，頭部外傷，感染症・炎症，悪性新生物，代謝疾患，中毒性疾患，遺伝性疾患などがある。なお，再度確認しておくが，厚生労働省の示す基準には認知症，中毒疾患の一部や遺伝性疾患は含まない（ただし，疾患名での制限は設けていないので，福祉の谷間であったこれらの障害の成立過程を熟慮しつつ，医師の裁量の範囲で考えるべきであろう）。ただし，今回の高次脳機能障害という概念を作り障害者の認定を行うことにより，①40～64歳の範囲で介護保険に含まれなかった疾患と，②

表41 頭部外傷者の地域処遇のまとめ

		我々の報告（H 12）		
		頭部外傷全体 (N=456)	交通外傷 (N=406)	その他 (N=50)
年齢（歳：平均±SD）		30.3±10.1	29.6±9.4	37.7±13.3
持続期間（年：平均±SD）		7.5±6.6	7.3±6.2	9.3±9.1
性別	男性	367(80.5)	326(80.3)	41(82.0)
	女性	89(19.5)	80(19.7)	9(18.0)
合併症	全体	91(20.0)	81(20.0)	10(20.0)
	痴呆	12(2.6)	11(2.7)	1(2.0)
	てんかん	74(162)	68(16.7)	6(12.0)
在宅		392(86.0)	351(86.5)	41(82.0)
入院		24(5.3)	21(5.2)	3(6.0)
施設入所		40(8.8)	34(8.4)	6(12.0)

宮永和夫：高次脳機能障害の概念．臨床精神医学 35(2)：113-120, 2006.

18～39歳の範囲で発症した多くの疾患ないし障害が，福祉の谷間から救われた意義は大きい．

5）実態

高次脳機能障害者数の実態は明確でない．全国では，認知症を含むと最高259万4百人から，認知症を除くと最低でも東京都の示した5万人の範囲で存在すると推定されている．最近は30万人前後と言われている．

6）現在の高次脳機能障害（脳外傷）者の現状

高村らは熊本県の急性脳外傷者1503名の転帰を報告し，回復良好者67.3％，死亡者12.8％，遷延性植物状態になった者1％とともに，高次脳機能障害に含まれる中等度ないし重度障害者は17.0％とし，この結果から全国で毎年1万人の高次脳機能障害者が発生すると結論づけている．しかし，長期的な経過を追った報告は日本ではみられないため，障害者の置かれている実態は不明である．ここでは，脳外傷家族会の協力により実施した我々の調査（平成12年度）を参考までに載せておく．

対象者の属性は**表41**の通りだが，発症後の期間は，1年未満から44年で平均7.5±6.6年であった．施設入所や入院は10％未満で，在宅が90％近くあり，発症7～8年後の地域での状況は在宅が多いと言えよう．

引用文献

1) Cummings JL, Benson DF（長谷川和夫監訳）：痴呆．情報開発研究所，東京，1986.
2) 榎田雅夫，山内俊雄：アルコール症者の脳の機能的・器質的障害．最新精神医学 2(2)：133-9, 1997.
3) Gustafson L : Frontal lobe degeneration of non-Alzheimer type ; II. Clinical picture and differential diagnosis. Arch Gerontol Geriatr, 6 : 209-223, 1987.

4) 橋爪敏彦, 他：アルツハイマー病の前駆状態, 老年精神医学雑誌 16(3)：315-321, 2005.
5) 堀田晴美：高次脳機能をつかさどる大脳皮質と海馬の血流を増やす神経,（東京都老人総合研究所自律神経部門）.
6) 福原竜治, 鉾石和彦, 池田 学, 他：前方型痴呆の病態と診断. 臨床精神医学 30：269-278, 2001.
7) Hughes CP, et al.：A new clinical scale for the staging of dementia. Br J Psychiatry 140：566-72, 1982.
8) 池田研二：前頭側頭葉変性症（FTLD）と前頭側頭型痴呆（FTD）の概念と分類. 老年精神医学雑誌 16(9)：999-1004, 2005.
9) 池田研二：前方型痴呆（Anterior type dementia）；その概念と病理. 老年精神医学雑誌, 15：1302-1311, 2004.
10) 岩田 誠：前頭基底部性健忘症. 松下正明総編集臨床精神医学講座 S2 記憶の臨床. P. 221-228, 中山書店, 1999.
11) 若年痴呆研究班編：若年期の脳機能障害介護マニュアル. ワールドプランニング, 2000.
12) 若年認知症家族会編：若年認知症 本人・家族が紡ぐ7つの物語. 中央法規出版, 東京, 2006.
13) 若年痴呆・高次脳機能障害研究班編書：高次脳機能障害ハンドブック, 日総研出版, 東京, 2002.
14) 若年痴呆・高次脳機能障害研究班編：高次脳機能障害アセスメントブック, 日総研出版, 東京, 2004.
15) 柄澤昭秀：綜合臨牀 44：821, 1995.
16) 岸本英爾：アルコール依存症の画像. 臨床精神医学 29(7)：715-9, 2000.
17) 小林美雪, 天野直二：ピック型. 老年精神医学雑誌 16(9)：1011-1018, 2005.
18) 小林智則：タウ遺伝子変異と FTDP-17. Cognition and Dementia 4(4)：295-305, 2005.
19) Kosaka K：Diffuse Lewy body disease in Japan. J Neurol 237：197-204, 1990.
20) 前田敏博：睡眠の神経機構, Clin Neurosci 17：22-25, 1999.
21) 丸山哲弘：血管性痴呆における前頭葉機能障害. 老年精神医学雑誌 15(6)：707-718, 2004.
22) McPherson SE, et al.：Neuropsychological aspects of vascular dementia. Brain Cogn, 31：269-82, 1996.
23) 三山吉夫：運動ニューロン疾患型. 老年精神医学雑誌 16(9)：1019-1025, 2005.
24) 宮永和夫：高次脳機能障害の診断基準と評価, 自立支援とリハビリテーション, 1(4)：57-64, 2003.
25) 宮永和夫：抗痴呆薬の効果と今後の展開. 痴呆介護 5(2)：56-64, 2004.
26) Neary D, Snowden JS, Northen B, et al.：Dementia of frontal lobe type. J Neurol Neurosurg Psychatry, 51：353-361, 1988.
27) Neary D, Snowden JS, Gustafson L, et al.：Frontotemporal lobar degeneration；A consensus on clinical diagnostic criteria. Neurology 51：1546-1554, 1998.
28) 西村 健：日本臨牀 46：1540, 1988.
29) 小田原俊成：レビー小体型認知症患者のクリニカルパス. 老年精神医学雑誌 17(11)：1169-1176, 2006.
30) Pick A：Uber die Beziehungen der senilen Hirnatrophie zur Aphasie. Prag Med Wochenschr, 17：165-167, 1892.
31) 神経系統の機能又は精神の機能に関する障害等級認定基準について. 第5回労働政策審議会労働条件分科会労災保険部会の配付資料, 厚生労働省ホームページ.
32) 高村政志, 丸林 徹, 三原洋祐, 他：熊本県頭部外傷データバンク—これまでの経過とこれからの課題—. 神経外傷 Neurotraumatology 21：118-124, 1998.
33) 田邉敬貴：前頭側頭型痴呆の臨床概念. 老年精神医学雑誌 11：1263-1266, 2000.
34) The Lund and Manchester Groups：Clinical and neuropathological criteria for frontotemporal dementia. J Neurol Neurosurg Psychiatry, 57：416-418, 1994.
35) 豊田泰孝, 池田 学, 鉾石和彦, 他：前頭葉変性症型. 老年精神医学雑誌 16(9)：1005-1010, 2005.
36) 融 道男, 他監訳：ICD-10 精神および行動の障害新訂版. 医学書院, 東京, 2005.
37) 内野 誠：CADASIL. 分子脳血管病 3：149-154, 2004.
38) 吉野文浩, 鹿島晴雄：進行性失語. 老年精神医学雑誌 16(9)：1026-1032, 2005.

III. 症 状[1)]

A. 中核症状

1. 記憶障害

記憶は記銘（符号化），保持（貯蔵），想起（検索）の3段階があるが，時間と内容により，以下のように分類される。

1）短期記憶（一次記憶，即時記憶）

短期記憶とは，貯蔵時間が数十秒以内の記憶をいい，それ以上の貯蔵時間機能を示す長期記憶とともに記憶の二重貯蔵モデルとして提唱された（Atkinsonら，1968）。責任部位は上側頭回から頭頂葉領域といわれる。その後，短期記憶という静的な記憶の概念から，情報を一時的に蓄え，処理するシステムとして作動記憶（Working memory）という動的な記憶の概念が作られた（Baddeleyら，1974）。

作動記憶は，図51のように心的作業を行うスペースとしての中央実行系（制御系）と一時保存とリハーサルを行う音韻ループと視覚・空間的スケッチパッドに分けられる。前者はBA 9/46に位置し，一時的に蓄えた情報の操作，加工，判断や理解（実際的には計算，理論，推論などの心的作業）に関与し，後者の内，音韻ループはBA 44，BA 6，BA 40に位置し，言語・音声的な情報を蓄える（内言による反復活動などを通じて）。後者の内，視覚・空間的スケッチパッドはBA 45/47，BA 8に位置し，物体や空間の情報を蓄える（視覚的イメージの反復活動などを通じて）。なお，短期記憶の維持のためには，維持リハーサルが，記銘（長期記憶の定着）のためには，精緻化リハーサルが必要になる。最近は，エピソードバッファなる容量限定の一時貯蔵システムが追加され，中央実

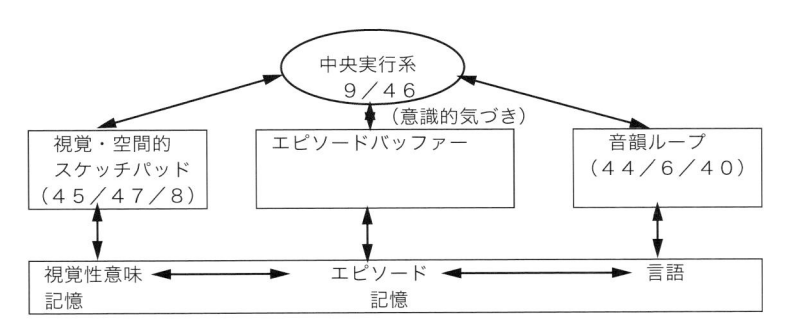

図51 作動記憶（Working memory）仮説
Baddeley A: The episodic buffer; A new component of working memory? Trends Cogn Sci, 4: 417-23, 2000.

第4部 診断

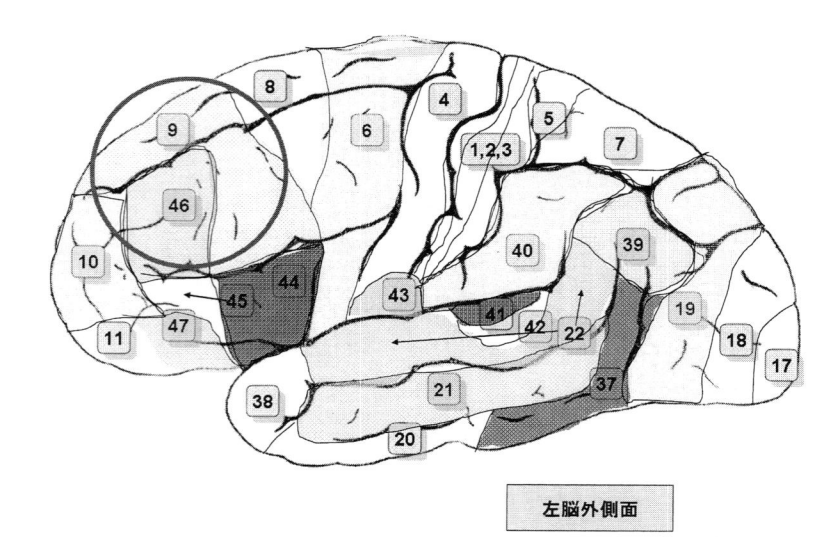

図52 作動記憶に関連する前頭葉の部位
作動記憶の部位を○で示した。なお，数字はブロードマンの各領野（BA）を示している。

表42 ワーキングメモリーの障害と疾患

1. 音韻ループの障害　ダウン症候群，言語発達障害，難読症
2. 視空間スケッチパッドの障害　ウイリアムズ症候群
3. 中央実行系の障害　広汎性発達障害（自閉症），ADHD，ツーレット症候群

行系とは「意識的気づき」を通じてアクセス，コントロールされるという。さらに，中央実行系の役割が「注意管理システム」から，「注意の焦点化」，「焦点の切り替え」，「同時作業への注意の分割」に細分化されつつある。

具体的位置関係は図52参照。また，作動能力は読解力，理解力，創造的思考や流動的知性と関連するとも言われるが，認知症以外で障害がみられる疾患には表42のようなものがある。

なお，ワーキングメモリーの容量の大きさ（限界容量）は，個人によって違い，リーディングスパン・テストやリスニングスパン・テストを用いて測定可能といわれる（表43）。

2）**長期記憶（二次記憶，近時記憶・遠隔記憶）**

長期記憶は，時間から，数分～数時間（数日）の近時記憶と，それ以上の時間から数年までの遠隔記憶に分類される。また，内容から，陳述（顕在）記憶と非陳述（潜在）記憶に分類される（図53）。陳述記憶は時間の経過とともに急激に低下するのに対して，非陳述記憶は長期間保持されるといわれている。

表43 日本語版リーディングスパン・テスト（3文条件）

第一文　農民たちは稲も**麦**も豊かに実ってくれるものと期待した。
第二文　その男は会議で弁舌をふるって**警告**を発した。
第三文　彼は**かぜ**をひいて宿屋で寝ていたが，知らせを聞いてはね起きた。

苧阪満利子，他：読みとワーキングメモリ容量；日本語版リーディングスパン・テストによる測定．心理学研究 65：339-45, 1994. より引用．

リーディングスパン・テストとは単文を音読しながら，文中の指定された単語を記憶保持するテストである。音読の処理と単語の保持を同時に行い，保持可能な最大単語数が被験者のワーキングメモリー容量となる。

```
                    記憶
         ┌───────────┴───────────┐
    a. 陳述記憶（顕在的）         b. 非陳述記憶（潜在的）
    ┌────┴────┐         ┌────┬────┬────┬────┐
 ①エピソード ②意味記憶  ①手続き記憶 ②プライミング ③単純条件付け ④非連合学習
   記憶                  技能・習慣
```

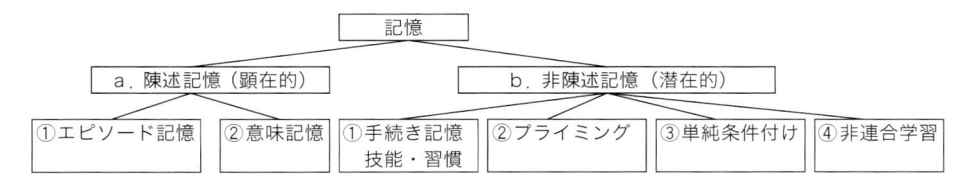

図53　長期記憶の分類

表44　アクセス障害と貯蔵障害の分類の指標

意味記憶の障害に対する評価項目	アクセス障害	貯蔵障害
1. 反復課題（consistency）に対する成績の一貫性	成績が不安定になる	成績が一貫している
2. 処理水準の深さ（depth of processing）	処理水準は変化せず	下位より上位概念が残りやすい
3. プライミング効果（priming effect）	プライミング効果が大きい	プライミング効果が少ない
4. 語の頻度（word frequency）の影響	使用頻度の影響は少ない	使用頻度の低い語の再生がより障害
5. 課題の提示速度（rate of presentation）の影響	提示速度を低下すると成績が改善	提示速度によって変化せず

村井俊哉，他：意味記憶，松下正明総編集，臨床精神医学講座 S 2 巻記憶の臨床, p 101-112, 中山書店, 東京, 1999. より改変して引用。原著は Shallice T: From Neuropsycholgy to Mental Structure. pp 269-306, Cambridge University Press, Cambridge, 1988.

a. 陳述記憶（宣言的，顕在的）

(1) エピソード記憶：個人の経験やその時間的関係に関する記憶，「remember：いつ・どこでを思い出す」という主観的な感覚を伴う記憶で，側頭葉内側部（とくに海馬）が関係する。自伝的記憶も含む。

(2) 意味記憶：時間的標識をもたない知識一般に該当する記憶，「know：知っている」という主観的な感覚を伴う記憶で，両側の側頭葉新皮質（外側）が関係する。障害される疾患として，ピック病やヘルペス脳炎後遺症などがある。記憶は記銘（符号化），保持（貯蔵），想起（検索）の3つの段階があるが，意味記憶の障害を検査する場合，貯蔵された情報自体が消失したのか＝保持（貯蔵）の障害か，そこへのアクセス（想起・検索）に障害があるのかを区別する必要がある（**表44**）。

b. 非陳述記憶（非宣言的，潜在的）

(1) 手続き記憶（技能・習慣）：楽器の演奏や自転車乗りなど，体で覚えた記憶をいう。線条体・運動野・小脳が関係する。

(2) プライミング：先行した刺激によって，後続する認知や判断が無意識的に影響を受ける現象で，新皮質に責任中枢がある（知覚的プライミングは右後頭葉，概念的プライミングは左半球連合野）。直接プライミングは，刺激単語を提示し，その後に虫食い単語を提示したときの「単語の完成課題」などで検査される。間接プライミングは，プライム刺激とターゲット刺激とが異なる場合で，プライム刺激がターゲット刺激の認知の速さに影響するものであり，単語の認知閾の測定などで示される。先行刺激（ターゲットと意味的関連）→活性化→まわりに活性化がひろがる⇒反応が速くなる（刺激間隔が 250 ms 以内だと促進，500 ms 以上だと抑制）。

(3) 単純条件付け：パブロフの条件反射のような受動的な反応や，条件刺激に対する習得の反応や回避の反応をいい，扁桃体・海馬・小脳が関係する。

(4) 非連合学習（潜在学習）：概念学習ともいう。複数の刺激の学習から法則性や処理様式を獲得することをいう。反射弓が関係する。

3) 日常記憶

過去に遡って思い出すタイプの記憶（回顧記憶）に対して，これから行うべき行動を忘れず実行するための記憶を，展望記憶（prospective memory）という。「いつ」「なに」を行うかについて，適切な時期に思い出すことである。老化に伴い低下する。責任部位は，前頭前野ないし前頭葉眼窩部といわれている。

4) 参考：長期記憶の特徴

a. 長期記憶の想起は，記銘したときの状況と想起の状況が似ていると良くなる。これを文脈効果という。また，気分が一致したときは，気分適合性（状態依存性）という。

b. 記憶した内容が現実に起こったものか，否かを区別することをリアリティ・モニタリングという。鍵をかけたかどうか不安になるような場合をいう。

c. 自分の記憶がどこから得たのかという情報源のモニタリングをソースモニタリングという。どの本から情報を得たか思い出せない場合などをいう。

5) 参考：記憶分類と健忘の関係

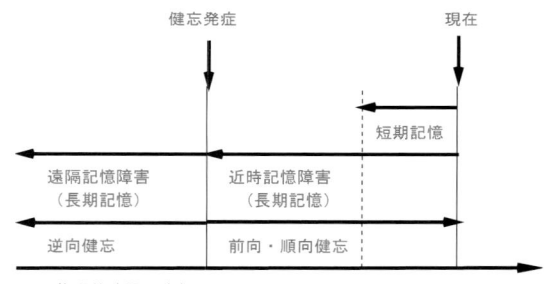

図 54 記憶分類と健忘の関係（参考）

6) 検査（表 45）

a. 短期記憶および陳述記憶

WAIS-R，WMS-R，MMSE，HDS-R，N式などを用いる。

b. 非陳述記憶

(1) 手続き記憶（技能・習慣）

追跡―回転盤課題（回転円盤上で手に持った鉛筆と円盤の間の接触を保つ），プリズム適応課題（プリズムで指標をずらしておき，

III. 症 状

表 45 記憶検査

◎知的機能の低下が軽度の場合
　1) WAIS-R (Wechsler Adult Intelligence Scale Revised)
　2) WMS-R (Wechsler Memory Scale Revised)
　3) ベントン視覚記銘検査
◎知的機能の低下が軽度から中等度の場合
　1) MMS (Mini Mental State Examination)
　2) HDS-R (改訂長谷川式知能テスト)
　3) N式精神機能検査 (Nishimura Dementia Scale)
◎知的機能の低下が高度の場合：MMS，HDS-R，N式と共に，以下のような観察式の評価スケールが有効。
　1) CDR (Clinical Dementia Rating)
　2) ADAS (Alzheimer's Disease Assessment Scale)
　3) FAST (Functional Assessment of Staging)
　4) 老人知能の臨床的判定基準（柄澤式）
　5) 認知症性老人の日常生活自立度判定基準（厚生省）

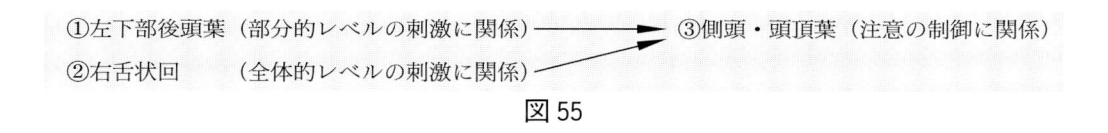

①左下部後頭葉（部分的レベルの刺激に関係）──→　③側頭・頭頂葉（注意の制御に関係）
②右舌状回　　（全体的レベルの刺激に関係）─↗

図 55

被験者にその指標を触らせるもの）などがある。

(2) プライミング

一度提示した言葉や日常物品の描画について，一部（文字であれば最初の2～3文字や穴あき文字，描画であれば50～80％削減した図）を再提示して，全体を想起させる。

2. 注意障害

注意は，覚醒水準から随意的，意識的な目的を持った行動レベルまで含まれる。覚醒の障害は脳幹網様体の障害により生じ，注意の深度，持続性，範囲に障害が認められ，行動レベルの障害は汎性視床投射系の障害により生じ，注意の選択性，集中性，安定性に障害が認められる。また，前頭葉の局所損傷による注意障害は，行動の選択性の障害で，前頭葉背外側面が障害された場合は常同的ないし保続的行動，前頭葉眼窩面が障害された場合は衝動的行動として表れる。通常，注意障害は以下の4つに分類される。

1) 注意の容量の減少（持続・維持性の低下）

約束を忘れたり，電話の内容を忘れるなどの，注意の困難さや集中力が持続しないこと。

2) 選択的注意の部位についての障害（集中・選択性）

注意の維持・持続の障害と関連が深い。注意を移動させられず（転導性低下，固執），または一つの対象への集中ができないこと（転導性亢進：distractibility）が含まれる。選択的注意の責任部位は，図55の通りである。

第4部 診　断

表46　注意の方向定位ネットワークに関係する脳の部位

①頭頂葉後方領域（B 7, 39, 40）：注意の解放の障害（病巣側から対側への移動の障害）が生じる。
②前頭前野外側（眼窩：B 6）：運動プログラムの調整（探索表象）をする。
③上丘：注意の移動に関係する。
③帯状回：空間の感覚・運動表象に対する意義付けに関係する。発動性の制御をする。
④視床枕：補足過程の障害，増強作用がある。

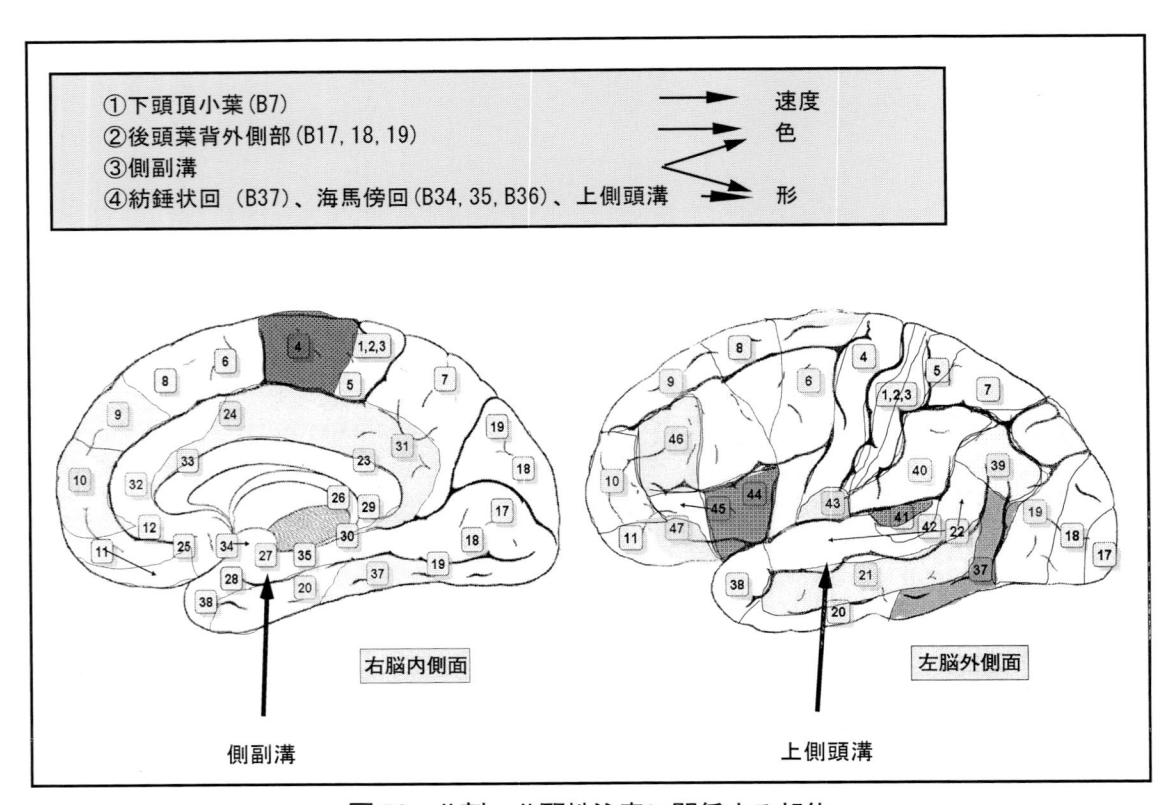

①下頭頂小葉（B7）　　　　　　　　　　　→　速度
②後頭葉背外側部（B17, 18, 19）　　　　　⇒　色
③側副溝　　　　　　　　　　　　　　　　⇝　形
④紡錘状回（B37），海馬傍回（B34, 35, B36），上側頭溝

右脳内側面　　　　　　　　　　左脳外側面
側副溝　　　　　　　　　　　　上側頭溝

図56　分割・分配性注意に関係する部位

3）分割・分配性注意の障害

2つ以上の課題に対して，同時に注意を分配することができない。注意資源の配分の制御障害を生じる部位は，図56のようである。

4）弁別的注意の障害

時間的優先順位や組織化の障害，自動的行為系列（洗面や更衣の仕方など）が喪失すること。遂行機能障害に分類されたりすることもある。

3．実行機能障害

1）遂行機能

種々の認知や記憶機能の統合・制御機能，とくにトライアンドエラー（try & error）を意味する。具体的には，①行動や活動の意図（何を作るか），②意図した行動手順の計画（どの部品をどう使うか），③実際の行動

表47 遂行機能の区分

①目的の設定（意志：volution）	行動の動機付けと意図，何をしたいか構想する
②計画・立案（planning）	評価と選択し，行動を導く枠組みを決定する
③計画実行，目的ある行動（purposive action）	順序よくまとまった形で，開始，維持，変換し，中止する
④効果的遂行（monitoring/effective performance）	目的の意識化と，どの程度目標に近づいているかを評価する

（組み立てる），④行動の最適化（失敗の修正），の過程を含む（表47）。日常生活では，料理や工作などをすることや，自主旅行などがこれに当たる。

2）判断力

真偽，善悪，可否などを考え決める能力をいう。低下すると，対人関係，家族，職業などに関係した問題を合理的な計画を立てて処理することができない（判断力は第7部社会制度内の民事法上の能力参照）。

3）抽象思考

単語の類似点，単語の意味や概念，諺の意味などがわかることをいう。

4．見当識障害

1）分類

見当識は，意識，注意，知覚，道具的機能などの精神機能の上に保たれているため，軽度の意識低下などでも障害が起きる。見当識は，以下のように時間，場所，人物に分類される。
①時間の見当識：年月日，時間，曜日，季節を含む。
②場所（空間）の見当識：自己の置かれた空間や地誌の定位をいう。日時の方が障害されやすい。また，右半球後方（頭頂葉領域）の障害に多い。
③人物の見当識：自分と他者に分けられる。状況把握とも関連が深い。特殊なものとして，アルツハイマー病にみられる自らを他人と見間違う鏡現象や，家族などを他人がすり替わったとするカプグラ症候群がある。

2）検査
実際には，以下の質問のようにHDS-RやMMSの一部を使用する。
①時間に対する見当識：今日は何年何月何日，何曜日ですか
②空間・場所に対する見当識：ここはどこですか
③人物に対する見当識：この人は誰ですか

5．意識障害

脳の活動や覚醒の水準が低下した状態をいう。意識は，量的変化（清明か混濁しているか）と，質的変化（範囲は狭いか，また随伴する精神症状はなにか）の2つに分けられる。前者は，意識がどの程度濁っているかをみるもので，①軽度（傾眠：うとうとしているが，刺激を与え続けると反応し続ける），②中等度（嗜眠：強い刺激で多少反応するが，すぐ元の状態に戻る），③重度（昏睡：

どんな刺激を与えても反応しない）に分けられる。後者は，①せん妄（意識混濁，幻覚，不安や興奮が合併した状態），②アメンチア（軽い意識混濁，見当識障害，困惑が合併した状態），③もうろう状態（意識の範囲が狭いか，軽い意識混濁があり，脱抑制，幻覚，徘徊などを合併した状態。夢遊病者に近い）などに分けられる。

1) 意識の分類
①意識の覚醒度（混濁）：清明，傾眠，昏蒙，昏睡に分類する。
②意識の質：せん妄，もうろう，アメンチアに区分される。
③意識の持続性：あり（普通），短い，なしに区分される。

2) 検査
グラスゴー昏睡スケール（GCS），3—3—9度（JCS：Japan Coma Scale）などを使用する。軽度の意識障害は，認知症，通過症候群や注意障害と間違えられることが多い。
①II—10：合目的な運動はするし，言葉も言えるが間違いが多い
②I—3：自分の名前，生年月日が言えない
③I—2：見当識障害がある
④I—1：清明とはいえない

3) 軽度意識障害の評価（表48）
意識障害が軽度の場合には認知症と診断されることがある。1日以内の急激な見当識の変動や記銘力の変動は認知症より意識障害を疑うべきである。

表48　軽度意識障害の評価

		中等度（2）	軽度（1）	ほぼ正常（0）
1.	呼名・挨拶	多少の反応	かなり反応する	ほぼ正常
2.	見当識（場所を問う）	自宅・病院の区別がつく	病院名がわかる	ほぼ正常
3.	見当識（季節を問う）	季節がわからない	季節がわかる	季節がわかる
4.	見当識（身近な人を指して，問う）	周囲の者がわかる	医療関係者がわかる	ほぼ正常
5.	意欲（家や仕事が気になりますか，と問う）	うなづく	何らかの意欲がみられる	ほぼ正常
6.	知識（いとこの意味を問う）	説明するが，意味は違う	了解可能な説明	正解
7.	計算力（100−7，93−7を問う）	答えを言うが間違う	100−7ができる	93−7ができる
8.	声の調子	とぎれとぎれ	不活発	正常
9.	診察中の態度	困難	やや困難	ほぼ正常
10.	自発動作	無目的な動作あり	目的を持った行動	身辺整理ができる
11.	自発言語	痛いなど，無意味語など	簡単な言葉は可能	ほぼ正常
12.	注意（目の動きを観察）	呼びかけに目を向ける	追視できる	ほぼ正常

佐野圭司，他：神経研究の進歩 23：1207, 1979．より一部改変して引用。

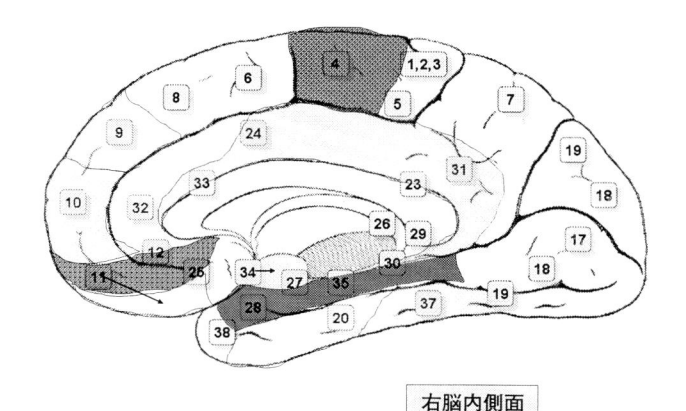

図57 自己の認知の部位について

6. 自意識ないし自己の認知

　自己の表象化は前頭前野腹内側部（B 11, 12），自己の行動のモニタリングは，前部帯状回（B 32, 33），貯蔵された表象との照合や統合は後部帯状回（B 23, 31），以上の情報を統合的に評価する部位は前頭前野背外側部（B 46）といわれる（図57参照）。

　また，下頭頂葉には，ミラー細胞が存在し，情動的な意味や意図・志向性を判断する機能を持つという。

7. 計算力障害

　MMSE，HDS-RないしWAIS-Rの一部を使用する。100より7を続けて5回引く。

　計算力の障害は，注意障害や記憶障害などに影響されるばかりでなく，低学歴や知的障害の場合も認められるので注意が必要である。

B. 周辺症状（認知症の行動心理学的症候 BPSD：Behavioral and Psychological symptoms of Dementia）

1. 精神障害

　精神症状は，幻覚，妄想，心気症状，不安・焦燥状態，うつ状態などを含む。

2. 他害行為

　他害（周囲を困らせる）行為は，暴力，興奮，破壊行為・器物破損，叫声・奇声・大声などの行動障害を含む。

3. 自傷行為

　自傷行為は，自傷行為や自殺などの行動障害を含む。

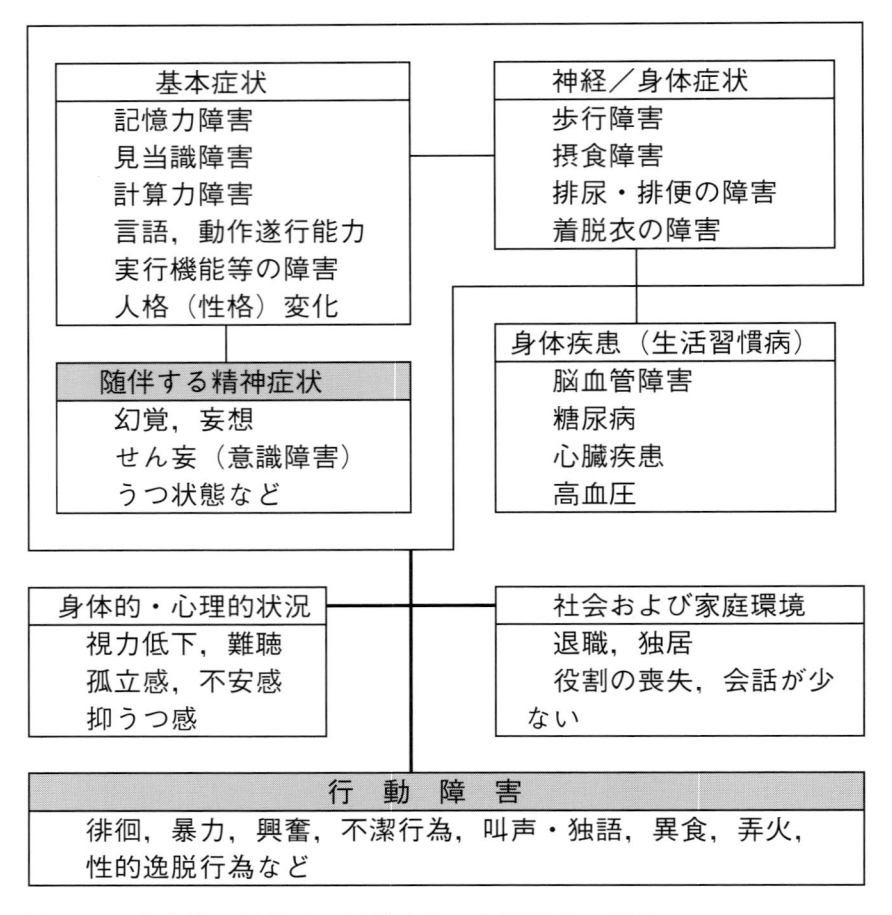

```
┌─────────────────────┐  ┌─────────────────────┐
│     基本症状        │  │   神経／身体症状    │
│   記憶力障害        │  │     歩行障害        │
│   見当識障害        │  │     摂食障害        │
│   計算力障害        │  │   排尿・排便の障害  │
│   言語，動作遂行能力│  │   着脱衣の障害      │
│   実行機能等の障害  │  └─────────────────────┘
│   人格（性格）変化  │  ┌─────────────────────┐
├─────────────────────┤  │ 身体疾患（生活習慣病）│
│  随伴する精神症状   │  │   脳血管障害        │
│   幻覚，妄想        │  │   糖尿病            │
│   せん妄（意識障害）│  │   心臓疾患          │
│   うつ状態など      │  │   高血圧            │
└─────────────────────┘  └─────────────────────┘
┌─────────────────────┐  ┌─────────────────────┐
│  身体的・心理的状況 │  │  社会および家庭環境 │
│   視力低下，難聴    │  │   退職，独居        │
│   孤立感，不安感    │  │   役割の喪失，会話が少│
│   抑うつ感          │  │   ない              │
└─────────────────────┘  └─────────────────────┘
┌──────────────────────────────────────────────┐
│              行 動 障 害                     │
│  徘徊，暴力，興奮，不潔行為，叫声・独語，異食，弄火，│
│  性的逸脱行為など                            │
└──────────────────────────────────────────────┘
```

図58　基本症状，随伴する精神症状，行動障害の関係
若年痴呆研究班編：若年期の脳機能障害介護マニュアル．ワールドプランニング，2000．より引用．

4．行動障害評価尺度（表49）

1）BEHAVE-AD（Behavioral Pathology in Alzheimer's Disease）

Reisbergら（1987）が薬効の判定のために作成したものである．内容は，①妄想観念（7項目），②幻覚（5項目），③行動障害（3項目），④攻撃性（3項目），⑤日内リズム障害（1項目），⑥感情障害（2項目），⑦不安および恐怖（4項目）の7カテゴリーよりなる．各項目0～3の4段階で評価し，75点満点である．

2）NPI（Neuropsychiatric Inventory）（表50）

Cummingsら（1994）が作成し，博野らが日本語版を報告した．

表49 BEHAV-AD評価尺度

		評 価
A.	妄想観念	
1.	誰かが物を盗んでいるという妄想	0 1 2 3
2.	ここは自分の家ではないという妄想	0 1 2 3
3.	配偶者はにせものだという妄想	0 1 2 3
4.	（家族から）見捨てられるという妄想	0 1 2 3
5.	不義（自分を裏切っているという）妄想	0 1 2 3
6.	猜疑心，妄想をもつ	0 1 2 3
7.	妄想（上記以外）	0 1 2 3
B.	幻覚	
8.	幻視	0 1 2 3
9.	幻聴	0 1 2 3
10.	幻嗅	0 1 2 3
11.	幻触	0 1 2 3
12.	その他の幻覚	0 1 2 3
C.	行動障害	
13.	徘徊	0 1 2 3
14.	無目的な行動	0 1 2 3
15.	不適切な行動	0 1 2 3
D.	攻撃性	
16.	暴言（口汚い言葉を使う，罵る）	0 1 2 3
17.	威嚇や暴力	0 1 2 3
18.	不穏（怒った表情や態度，抵抗）	0 1 2 3
E.	日内リズム障害	
19.	睡眠・覚醒の障害	0 1 2 3
F.	感情障害	
20.	悲哀（悲しそうな様子）	0 1 2 3
21.	抑うつ	0 1 2 3
G.	不安および恐怖	
22.	間近な約束や予定に関する不安	0 1 2 3
23.	その他の不安	0 1 2 3
24.	一人にされる不安	0 1 2 3
25.	その他の恐怖	0 1 2 3

朝田 隆，他：老年精神医学雑誌 10（7）：825-833，1999．より引用。

表50　NPI評価尺度

項　目	NA	頻度	重症度	積
妄想				
1. 被害　2. 物とられ　3. 嫉妬　4. 人がいる　5. カプグラ（替え玉）　6. 自分の家でない　7. 見捨てられ　8. テレビ体験　9. その他	NA	0　1　2　3　4	0　1　2　3　4	
幻覚				
1. 幻聴・幻声　2. 対話性幻聴　3. 幻視　4. 幻臭　5. 体感幻覚　6. 幻味　7. 他の感覚体験	NA	0　1　2　3　4	0　1　2　3　4	
興奮				
1. 入浴や更衣の拒否　2. 固執　3. 介護・介助への拒否　4. 拒絶　5. 暴言・叫声　6. 物を破壊，投げる　7. 他人を傷つける　8. その他の攻撃や興奮	NA	0　1　2　3　4	0　1　2　3　4	
うつ・不快				
1. 泣く　2. 悲哀・抑うつ　3. 微少　4. 罪業　5. 落胆・将来への希望ない　6. 自己否定　7. 自殺念慮・願望　8. その他の悲哀や抑うつ	NA	0　1　2　3　4	0　1　2　3　4	
不安				
1. 計画された対象　2. 過度の緊張　3. 息苦しさ・ため息　4. 動悸や胃痛　5. 嫌人　6. 分離不安　7. 他の不安	NA	0　1　2　3　4	0　1　2　3　4	
多幸				
1. 異常に上機嫌　2. 状況に関係なく笑う　3. モリア・児戯的　4. よく冗談をいう　5. 悪ふざけ　6. 誇大的　7. 他の上機嫌	NA	0　1　2　3　4	0　1　2　3　4	
無為・無関心				
1. 自発性・活発さがない　2. 寡言　3. 感情が平板　4. 家事をしない　5. 他人の活動に関心や興味がない　6. 友や家人への興味減退　7. 趣味をしない　8. その他の無関心	NA	0　1　2　3　4	0　1　2　3　4	
脱抑制				
1. 衝動的　2. 知らない人に話しかける　3. 無遠慮　4. 粗野・卑猥な言動　5. 個人的な秘密も披露　6. 無礼な行為・触ったり・抱きしめたりする　7. 他の衝動行為	NA	0　1　2　3　4	0　1　2　3　4	
易刺激性・不安定性				
1. 容易に不機嫌　2. 気分のむら　3. 爆発的　4. 短気　5. 気むずかしい・易刺激的　6. 議論好き・相手に合わせず　7. 他の易刺激性	NA	0　1　2　3　4	0　1　2　3　4	
異常行動				
1. 徘徊　2. 無意味な整理　3. 着脱を繰り返す　4. 常同行為　5. 手遊びなどの繰り返し　6. 静座不能，過度の四肢の動き　7. 他の繰り返し	NA	0　1　2　3　4	0　1　2　3　4	

原著は Cummings J, Mega M, Gray K, et al.: The Neuropsychiatric Inventory; Comprehensive assessment of psychopathology in dementia. Neurology 44 : 2308-11, 1994.

表51　失語症の種類

	自発語	復唱	理解	読解	音読	自発書字	書取	責任部位
1. ブローカ失語	非流暢性	×	△	△	×	×	×	左側前頭葉，左前頭・頭頂葉
2. 超皮質性運動失語	非流暢性	×	△	△	△	△	△	ブローカ領野周辺
3. 健忘失語（失名辞失語）	流暢性	○	○	△	○	△	△	不定
4. ウェルニッケ失語	流暢性	×	×	×	×	×	×	左側側頭・頭頂葉，左側頭葉
5. 超皮質性感覚失語	流暢性	○	×	×	×	×	×	ウェルニッケ領野周辺
6. 伝導失語	流暢性	×	△	△	×	×	×	左上縁回（頭頂葉）・弓状束
7. 失読・失書	流暢性	○	○	×	×	×	×	左頭頂葉
8. 純粋失読	正常	○	○	×	×	○	○	左視覚領域と脳梁膨大 左後頭葉内側
9. 純粋失書	正常	○	○	○	○	×	×	左半球頭頂間溝付近

C. 巣症状

1. 失語（表51）

　感覚，運動，その他の認知機能が比較的正常に保たれているのに，言語機能が顕著に障害されている状態をいう。

2. 失行

　運動麻痺，運動失調，不随意運動などの運動障害がなく，また行うべき行為について十分な知識を持っているにもかかわらず，その行為を正確に実行できない状態をいう。

1）肢節運動失行（limb-kinetic apraxia）

　ボタンの留め外しなどの巧緻運動が困難になる。症状は，自発運動，口頭命令，模倣のいずれでも困難である。左右の中心回を中心とする運動感覚野が責任病巣となる。

a. **要素的運動**
　拳を握る，拍手，頬をふくらます，口をとがらす，舌を出す
b. **再帰運動**
　体を搔く，耳，目，鼻を指示する
c. **その他の運動**
　口笛を吹く，咳をする

2）観念運動（性）失行（ideomotor apraxia）

　右手で左耳を触るなど，四肢への指示をしても，運動の取り違えや脱線してしまう。口頭命令に対してとくに混乱する。模倣でも混乱する。左頭頂葉下部領域，左運動前野（運動連合野），脳梁が責任病巣となる。

3）観念（性）失行（ideational apraxia）

　対象物を間違えたり，行為の一部を省略したり，順番を間違えることで，マッチでタバコに火をつけるなど，指示しても，道具を使用した一連の動作ができない。左角回を中心

とした感覚連合野が責任病巣となる。

> a. **簡単な操作**
>   鍵，はさみ，櫛を使用する
> b. **複雑な操作**
>   マッチの点火，紐を結ぶ，ボタンの止め外し，箸の使い方，書字
> c. **その他のしぐさ**
>   ピアノを演奏する，お金を数える，ノックする

4) 構成失行（constructional apraxia）

構成行為のプランニングの障害，描画では単純化ないし角の数の減少（左半球障害），空間情報処理の障害，描画では構成比率のゆがみ（右半球障害），および釣り合いの不良（いずれの半球でも可）がみられる。左右いずれかの頭頂・後頭葉領域が責任病巣である。

5) 着衣失行（dressing apraxia）

衣服の着脱時に，前後左右を取り違えたり，裏返しや上下の衣服を違えて，上着をズボンの代わりにはいたりする行為をいう。右大脳半球後方領域に責任病巣がある。

6) その他の運動の障害

a. **他人の手徴候（alien hand sign）**
①片手が目的のない動き，不随意な手の動きをする。
②道具が目の前にあると使用してしまう（道具の強迫的使用現象とも言う）。

b. **運動無視（motor neglect）**
上下肢の低使用を主症状とする。反対側の中心領深部が責任病巣である。

3. 失認

感覚機能はほぼ正常であるのに，対象を認識ないし同定できない状態をいう。

1) 物体の認知障害

a. **視覚失認（visual agnosia）**

視覚性物体失認（見ただけではわからないが触ったり音を聞くとわかる），同時失認（細部の絵に何が書かれているかはわかるが，全体としての意味がわからない），相貌失認（顔を見てもわからないが，声や服装，めがねなどで判断できる），色彩失認（色の命名，識別，選択が困難だが，同じ色は選べる）などがある。後頭葉の障害で生じる。

b. **聴覚失認（auditory agnosia）**

聴力に障害はないが，ピアノやバイオリンを聞かせても，何の音か認知識別できない。優位半球の上側頭葉後部が責任病巣である。

c. **触覚失認（tactile agnosia）**

簡単な品物（鍵やお金）を触っても，何か認知，判別できない。頭頂葉縁上回が責任病巣である。

2) 空間の認知障害

a. **半側空間無視（unilateral spatial neglect）**

対側の空間の認知ができないため，無視しているようにみえる状態。劣位半球（右側）の頭頂・後頭葉の障害が多いが，優位半球で起こることもある。脳血管障害が多い。

b. **地誌的障害（topographical disorientation）**

知っている場所への道順が障害されて，迷子になる状態。右半球の側頭・後頭葉の障害とされる。

c. バリント症候群（Balint syndrome）

精神性注視麻痺（一つの対象を注視すると他に視線を移せなくなる），視覚性注意障害（注視しているもの以外，視野に入っても無視する）および視覚失調（注視しているものを摑もうとしても，運動強調障害のため摑めない）がある。両側頭・後頭葉が責任病巣となる。

3) 身体の認知障害

a. 手指失認（finger agnosia）

指示された指を出せなかったり，名前をいえないもので，優位半球頭頂葉に責任病巣がある。

b. 左右失認（right-left disorientation）

自分の左右，験者の左右を示せないことで，優位半球頭頂葉に責任病巣がある。

c. 半側身体失認（hemiasomatognosia）

自分の身体の左半側を無視したように振る舞うことで，右半球頭頂葉に責任病巣がある。

d. ゲルストマン症候群（Gerstmann syndrome）

手指失認，左右失認，失書，失算の症状を伴うもので，優位半球角回を中心とした領域に責任病巣がある。

参考文献

1) 若年痴呆研究班編：若年期の脳機能障害介護マニュアル．ワールドプランニング，2000．

Ⅳ. 心理テスト

A. 簡易認知症評価のための検査[1〜3]

1. 改訂長谷川式テスト（HDS-R）とMMSE（Mini-Mental State Examination）

HDS-RとMMSEはともに記憶検査に頻用される。そのため，片方に偏らず，両者を同時に実施できるチェック表がいろいろな研究者により報告されている。以下は，著者が作成し用いているチェック表である（表52）。なお，「HDS-Rは20点以下，MMSEは23点以下（感度0.83，特異度0.93）は認知症を疑う」のが一般的だが，若年認知症の場合には，「HDS-Rは22点以下，MMSEは25点以下」と高齢者とは区別し，2〜3点上乗せで判断するのがよい。

表52-1　HDS-R/MMSE検査チェック表

質問内容	チェック内容	HDS-R	MMSE
Ⅰ．お歳は満でいくつですか？と聞く。　※2年までの誤差は正解		0　1	—
Ⅱ．今年は何年の何月何日ですか？何曜日ですか？季節は何ですか？と聞く。 　　※年月日，曜日，季節が正解でそれぞれ1点ずつ	年 月 日 曜日 季節	0　1 0　1 0　1 0　1 —	0　1 0　1 0　1 0　1 0　1
Ⅲ．私たちが今いるところはどこですか？と聞く（→＊）。 次に， 　1．ここは何県ですか 　2．ここは何市ですか　　※正式名称でなくても良い 　3．ここは何病院ですか 　4．ここは何階ですか 　5．青森県は東北地方ですが，ここは何地方ですか，と聞く	県 市 病院 階 地方	(→＊)正答は2点。家，病院，施設？と聞き，正しければ1点。	0　1 0　1 0　1 0　1 0　1
Ⅳ．これから言う3つの言葉を言ってみて下さい，という。 　（以下のいずれか1つを選択する。なお，採用した系列に○印をつけておく） 　　1：a) 桜　b) 猫　c) 電車　　　2：a) 梅　b) 犬　c) 自動車 ※回答の後，あとでまた聞きますのでよく覚えておいて下さい，と付け加える。		0　1 0　1 0　1	0　1 0　1 0　1
Ⅴ．100から順に7を引いてください，という。 ※「100−7」は良いが，それ以降，「93−7を引いて下さい」とは言わず「その数字からまた7を引いて下さい」という。 ※間違った数字を言ったところで，中止する。	93 86 79 72 65	0　1 0　1 — — —	0　1 0　1 0　1 0　1 0　1
Ⅵ．私がこれから言う数字を，逆に，後ろの方から言って下さい，という。 （6-8-2，3-5-2-9．※3桁逆唱に失敗したら，そこで打ち切り，4桁はしない）	2-8-6 9-2-5-3	0　1 0　1	— —

表 52-2　HDS-R/MMSE 検査チェック表（つづき）

Ⅶ. 先ほど覚えてもらった（設問Ⅳ）物品の名前を3つもう一度言って下さい，という。 ※ HDS-Rでは，自発的に回答があれば各2点。もし回答がない場合，以下のヒントを与え，正解であれば1点。　　a)植物　　b)動物　　c)乗り物 ※ MMSEでは，ヒントはなく正答の時のみ各1点。	a：0 1 2 b：0 1 2 c：0 1 2	0 1 0 1 0 1
Ⅷ. これから5つの品物を見せます。名前を言って下さい，という。 　（時計を見せながら）　これは何ですか　→ 　（鉛筆を見せながら）　これは何ですか　→ 　（鍵を見せながら）　これは何ですか 　（歯ブラシを見せながら）　これは何ですか 　（硬貨を見せながら）　これは何ですか	― ― ― ― ―	→ 0 1 → 0 1 ― ― ―
Ⅸ. 今からそれを隠しますので何があったか言って下さい，という。 10秒後に答えてもらう。（例：時計，鍵，歯ブラシ，鉛筆，硬貨） ※相互に関連のない品物なら何でもよい。	0 1 2 3 4 5	―
Ⅹ. 知っている野菜の名前をできるだけ多く言って下さい，という。 （答えた野菜の名前を右欄に記入する。途中で詰まり，約10秒間待っても出ない場合，そこで打ち切る）　0〜5＝0点，6＝1点，7＝2点，8＝3点，9＝4点，10以上＝5点　※果物，動物や鳥の名前でもよい。	0 1 2 3 4 5	
ⅩⅠ. 次の文章を繰り返してください，という。 「みんなで，力を合わせて綱を引きます」　　　　※1文字でも間違ったら駄目。	―	0 1
ⅩⅡ. （3段階の命令） 「右手にこの紙を持ってください」 「それを半分に折りたたんで下さい」 「机の上に置いて下さい」	― ― ―	0 1 0 1 0 1
ⅩⅢ. 次の文章を読んで，その指示に従って下さい，という。 「目を閉じなさい」	―	0 1
ⅩⅣ. 何か文章を書いて下さい，という。	―	0 1
ⅩⅤ. 次の図形を書いて下さい，という。	―	0 1
	得点合計　/30	/30

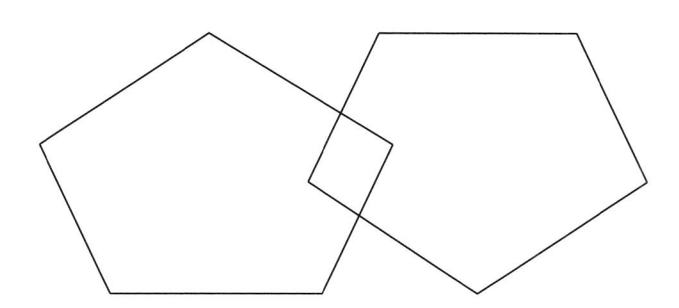

HDS-Rは加藤伸司，他：改訂長谷川式簡易知能評価スケール（HDS-R）の作成．老年精神医学雑誌2：1339-47，1991．
MMSEは Folstein MF, et al.: "Mini-Mental state"; A practical method for grating the cognitive state of patient for clinician. J Psychiatry Res 12: 189-98, 1975. に基づく。

2. 知的状態質問票（Mental State Questionnaire：MSQ）

MMSEが汎用される以前に，頻用されていたチェック表で，Kahn RLらが開発した（**表53**）。「1項目でも間違えれば，認知症を疑う」とされるが，やや特異度が低い。そのため，やや感度は低くなるものの，特異度を高くするには，「2項目以上の間違いは認知症を疑う」にするとよい。

3. N式精神機能検査[2]

1988年に西村らによって作成されたスクリーニングテストである（**表54**）。質問はAからMまであり，100点満点である。

表53 Mental State Questionnaire（MSQ）

		問　題	回　答	正○，誤×
見当識問題	1	ここは，どこですか。（施設名あるいは施設の種類）		
	2	ここの住所を言って下さい。 [あるいは自宅の現住所，市（区）町村名まででよい]		
	3	今日は何日ですか。（前後2日以内は正答）		
	4	いま，何月ですか。		
	5	今年は何年ですか。		
一般問題	6	いま，何歳ですか。（2歳以上，1歳以下まで正答）		
	7	何月生まれですか。		
	8	何年生まれですか。		
	9	いまの総理大臣はだれですか。		
	10	その前の総理大臣はだれでしたか。		
			誤　答　数	

表 54-1　N式精神機能検査

	教示（留意事項）	回答・課題	※　粗点
A	年齢は？（満もしくはかぞえ） ※誤答を0，正答は1とする。以下同様	歳	① 0, 1
B	今日は何月何日ですか？	月　　　日	② 0, 1
C	この指（薬指）は，なに指ですか？ （患者の指をさわって，指の名を言わせる）	正　　　誤	③ 0, 1
D	（動作で示して）このように片手をグー，もう一方の手をパーにしてください。次に，このようにグーの手をパー，パーの手をグーというようにしてください。左右の手が同じにならないように繰り返してください。※5回以上の繰り返しを正とする。	正　　　誤	④ 0, 1
E	この時計は何時何分になっていますか？ （下の時計を示す。他の部分は隠す）	時　　　分	⑤ 0, 1
F	果物の名前をできるだけたくさん，できるだけ早く言ってください。私が「始め」と言ったら，すぐ始めてください。 「始め」（患者の言うとおりの順序で記入） ※30秒以内の正答数4以上を正答とする。重複は数えない。		⑥ 0, 1
G	これから私が読む話を最後まで聞いてください。私が読み終わったらいまの話の覚えていることを思い出して言ってください。どんな順序でもよろしいです。最後までよく聞いてください。（右欄の課題を明瞭に読み聞かせる） ※採点はしない。	きのう　東京の　銀座で　火事があり　17軒　焼けました。女の子を　助けようとして消防士が　火傷をしました。	0, 1
H	100から17を引くと？	正　　　誤	⑦ 0, 1

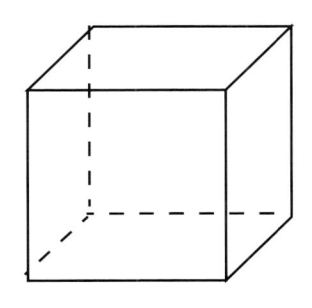

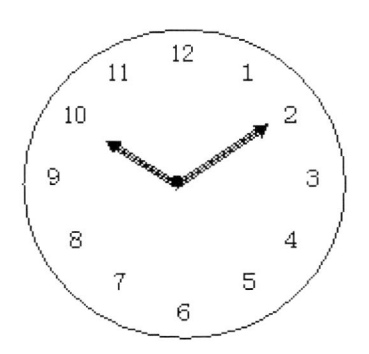

る　い　で　ん　読　を　本　　　が　子　の　男

表54-2 N式精神機能検査（つづき）

	教示（留意事項）	回答・課題	※ 粗点
I	これと同じ絵を書いてください。 （立方体の図を指示し，空白部に記入させる） ※ 何も書けない＝0，何か書ける＝1， 　 完全に書ける＝2		⑧ 0, 1, 2
J	少し前に覚えていただいた話を，いま，思い出してもう一度言ってください。火事の話でしたね。 ※正答句数　0＝0，1＝1，2〜6＝2，7〜10＝3	きのう　東京の　銀座で　火事があり　17軒　焼けました。女の子を　助けようとして　消防士が　火傷をしました。	⑨ 0, 1, 2, 3
K	いまから私がいくつかの数字を言いますからよく聞いてください。私が言い終わったらすぐに逆の方向から言ってください。たとえば1-2の逆は2-1ですね。（1秒に1数字の速度で読み聞かせる。最後の数字は調子を少し下げて読む） [2桁の（1）24から始める。失敗すれば同じ桁の（2）58をする。失敗すれば中止する。正しく逆唱できれば，次の（1）629に進む。失敗すれば（1）415をする] ※　2桁　失敗＝0，　2桁　成功　3桁　失敗＝1， 　　3桁　成功＝2	（1）　24 　　　629 （2）　58 　　　415	⑩ 0, 1, 2
L	これから私の言う文章を書いてください。 「山の上に木があります」 （空白部に記入させる。患者が聞き直す場合は，繰り返し読み聞かせる）	正　　　誤	⑪ 0, 1
M	声を出して読んでください。 （「男の子が本を読んでいる」を正位置にして示す。他の部分は隠す）	正　　　誤	⑫ 0, 1

●集計表

粗点 問題	0	1	2	3
① 年　　齢	0	8		
② 月　　日	3	8		
③ 指　の　名	2	7		
④ 運動メロディ	4	6		
⑤ 時　　計	1	8		
⑥ 果物の名前	−2	10		
⑦ 引　き　算	4	6		
⑧ 図　形　模　写	−3	4	12	
⑨ 物　語　再　生	0	5	8	12
⑩ 逆　　唱	−2	3	10	
⑪ 書　き　取　り	3	7		
⑫ 読　　字	−1	6		

合計得点［　　　］
（粗点に対応する得点を合計する）
29以下　　（重度認知症）
30〜59　　（中等度認知症）
60〜79　　（軽度認知症）
80〜94　　（境界）
95以上　　（正常）

B. 特殊検査[2]

1. 記憶力検査

HDS-R/MMSE（HDS-RとMMSEを合成した検査）以外に，WMS-Rが用いられる。なお，基本的な検査で結果を判別しがたい場合，補足的な心理検査を追加する。とくに，HDS-R得点ないしMMSE得点が23点〜27点の場合，WAIS-RないしWAIS-IIIを追加実施すべきである。また，特殊な場合として，言語が障害されている場合にはコース立方体検査を用いる。

表55

基本的な検査	詳細な検査	言語理解困難な場合
HDS-R/MMSE WMS-R	WAIS-R WAIS-III	コース立方体検査

2. 注意障害検査

数字列スパン（数字の逆唱），TMTで判断する。他に，文字拾いや内田クレペリンも用いられる。

1）注意機能障害と心理検査のまとめ

注意機能，遂行機能，短期記憶は相互に関連があるため，まとめて表示した。注意機能と心理検査に1：1の関係はないため，注意障害の評価はいくつかの検査を組み合わせて解釈する必要がある。他方，注意障害が単独に認められることは少なく，他の高次脳機能障害を合併していることが多いため，心理検査の結果の解釈は複雑になる。

2）注意障害のための心理検査
  a. TMT-A（Trail Making Test-A：図59）
  b. TMT-B（Trail Making Test-B：図60）
  c. Stroop test（Color Word Conflict Test：図61）

ステレオタイプの抑制障害の有無を検査するもの。後出しジャンケンも同様のことを検査できる。

  d. その他

D-CAT，RCPM（Raven's coloured Progressive Matrices），PASAT（paced auditory serial addition test），AMM（Audio-Motor Method），Reyの複雑図形などがある（内容は省略）。

表56 注意障害の検査

1）持続・維持性	数字の順唱・逆唱，文字拾い，内田クレペリンテスト，D-CAT，PASAT（paced auditory serial addition test），数字・文字・図形の抹消，カウントダウン（100→1）
2）集中・選択性	Trail Making Test-A（TMT-A），Stroop test，Reyの複雑図形（RCF），WAIS-R（符号課題）
3）分配・分割性	Trail Making Test-B（TMT-B），WCST，Audio-Motor Method（AMM）
4）弁別/遂行機能	WAIS-R（絵画配列），WAIS-R（組み合わせテスト）

第4部 診断

表57 注意障害と他の心理検査の関係

	注意				遂行機能		短期記憶
	持続	集中・選択	配分・分割	固執変換	順序づけ時系列	遂行機能	ワーキングメモリー
TMT-B	＋	＋	＋＋	＋	＋	＋	－
TMT-A	＋	＋＋	－	＋	＋	＋	－
文字末梢	＋＋	－	－	－	－	－	－
記号・数字変換	＋	＋	－	＋	－	±	±
Stroopテスト	－	＋＋	－/＋＋(※)	±	－	－	－
数の順唱	－	＋	－	±	±	－	＋
数の逆唱	－	＋	＋	±	－	－	＋
語の流暢性/迷路						＋	±
クレペリン・テスト	＋＋	±		±			
Go-NoGo	－	＋＋	－	＋	－	－	±

＋＋は強い関連性がある，＋は関連性がある，±は関連が考えられる，－は関連性がない。（※）報告者により異なる。

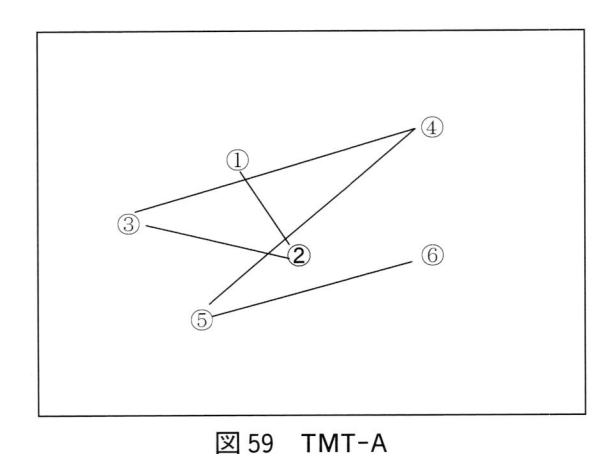

図59 TMT-A
①→②→③→④と番号順に線を引き，終了までの時間を測定する検査。

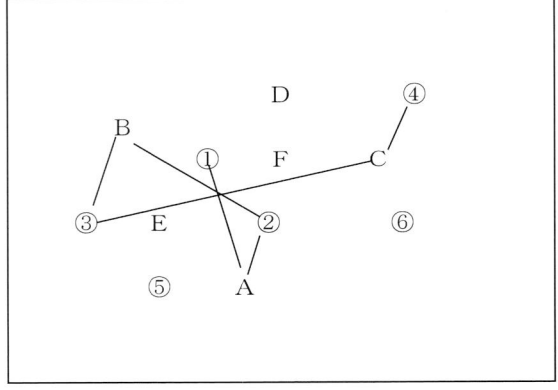

図60 TMT-B
①→A→②→B→③→C→④と番号と文字を交互に線を引き，終了までの時間を測定する検査。

IV. 心理テスト

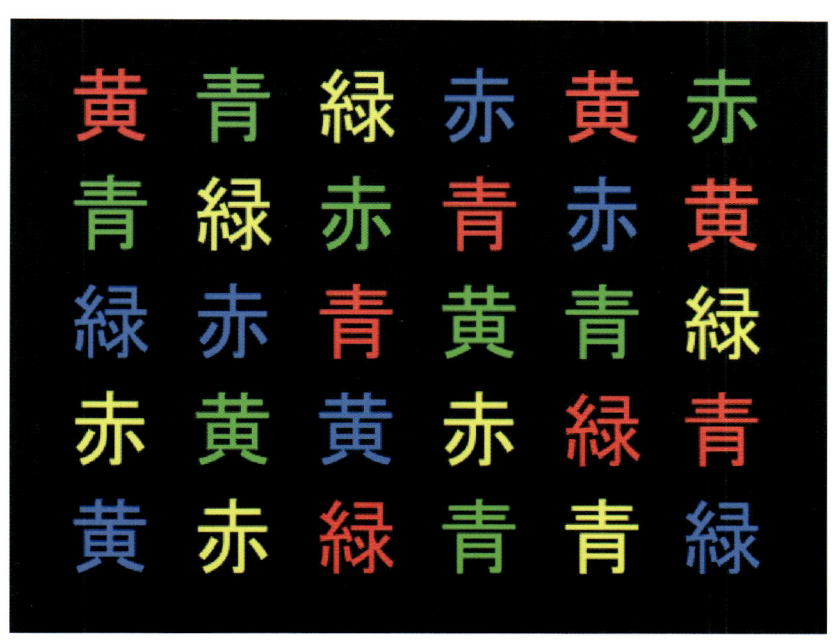

図61 ストループテスト
示された文字の名前でなく，色の名前を言えるかで正誤をみる検査である．

表58 実行機能障害検査

検　査	内　容
①野菜名，動物や植物名の想起 ②迷路課題 ③ハノイの塔（Tower of Toronto）	
①WCST（ウィスコンシンカード分類検査） ②Stroop test ③Recency test（新近性検査＊）	セット転換障害（保続） ステレオタイプの制御障害（保続） 情報組織化の障害

＊は鹿島晴雄，他：前頭葉と記憶障害．松下正明総編集．臨床精神医学講座S2 記憶の臨床．
p.250，中山書店，1999．に詳細な説明有り．

3．実行機能障害検査

遂行機能障害は流暢性課題検査（動物・植物名想起など），迷路課題で判断する．また，詳細な検査として，保続の検査はWCST（ウィスコンシンカード分類検査），組織化の検査はRecency testなどを用いる．

また，抽象思考障害や判断力障害はWAIS-R/WISC-Rの一部（絵画配列課題など）を使用する．さらに，自記式の質問票（DEX：表59）や前頭葉簡易機能検査法（FAB：表60）があり，前頭葉機能の障害を全般的に評価できる．

1) 実行（遂行）機能質問票　DEX
（dysexecutive questionnaire）

前頭葉機能を干渉，意図，抑制，計画，行動の5つに区分した票で，各項目とも0（まったくない）〜4（いつも）までの5段階で評価をする。参考として，一般人（健康高齢者）の値（平均値±SD）を追加した（表59）。

2) 前頭葉簡易機能検査法（FAB）

FABは言語による行為の制御の障害の有無を見る検査である。18点満点で，正常者の平均値は17.3点（Duboisら），ないし15.6点（高木ら）という。

表59　遂行機能質問票

	内容	区分	平均±SD	意味づけ
1.	単純に言わないと，意味が理解できない	干渉	1.15±0.67	理解力低下
2.	頭に浮かぶままに行動する	意図	1.50±1.15	短絡，無反省
3.	実際にはなかった出来事や内容を，本当にあったかのように信じて話す	抑制	0.15±0.37	作話
4.	将来の計画を立てることができない	計画	0.85±0.67	企画力の障害
5.	物事に夢中になりすぎて，度を超す	抑制	0.95±0.94	制御不能
6.	過去の出来事がごちゃ混ぜになり，起きた順番がわからない	干渉	1.00±0.86	新近性記憶障害
7.	自分の問題点がなにかわからず，将来についても現実的でない	計画	0.65±0.81	病識欠如
8.	物事に対して無気力，熱意がない	意図	0.80±0.61	意欲低下
9.	人前で，他人が困ることを言ったり，やったりする	行動	0.85±0.87	他者への配慮がない
10.	何かをしたいと思っても，すぐに興味が薄れる	意図	0.60±0.82	根気がない
11.	感情をうまくあらわすことができない	―	1.30±0.98	表現力の低下
12.	ごく些細なことに腹を立てる	行動	1.45±1.05	易怒
13.	状況に応じてどう振る舞うべきかを気にかけない	行動	0.85±0.99	状況認識低下
14.	何かをやったり，話し始めると，何度も繰り返す	抑制	0.70±0.92	常同行為
15.	落ち着きがなく，少しの間でもじっとしていられない	―	1.45±1.19	多動
16.	すべきでないと分かっていても，やってしまう		0.65±0.67	抑制不能
17.	言うこととやることが違っている		0.80±0.77	言行不一致
18.	何かに集中することができず，すぐに気が散る	干渉	1.25±1.02	注意散漫
19.	物事を決断できず，何をしたいのか決められない		1.15±0.87	優柔不断
20.	他人がどう思っているのか気づかず，また関心がない	―	0.85±0.81	興味・関心の低下

Amieva H, et al.：Brain Cogn, 53（2）：129-132, 2003. 鹿島晴雄，他（訳）：BADS遂行機能障害症候群の行動評価日本版．新興医学出版社，2003. の一部を改変して引用．

表 60　前頭葉簡易機能検査（FAB）

1. 類似性（概念化）

    * 以下の3項目について，「どこが似ていますか」と質問する。
        1) バナナとミカン　{くだものが正解}
        2) テーブルと椅子　{家具が正解}
        3) チューリップ，バラ，ヒマワリ　{花や植物が正解}

    〈採点〉①全て正解は，3点，②2つ正解は，2点，③1つ正解は，1点，④正解なしは，0点

2. 語の流暢性

    * 「"さ"で始まる言葉をできるだけ沢山言って下さい」と質問する。「固有名詞はだめ」と告げる。
    * "し"や"す"でもよい。

    〈採点〉①10個以上は，3点，②6〜9個は，2点，③3〜5個は，1点，④2個以下は，0点

3. 運動系列（運動プログラミング）

    * 「私がやることをよく見て下さい」といいつつ，験者は左手で，「グー，チョキ，パー」を3回繰り返して見せた後，被験者には右手で3回真似をさせる（験者も一緒にやる）。
    * その後，「一人でやってみて下さい」という。

    〈採点〉①単独で6回以上は，3点，②単独で3回以上は，2点，③験者と共に3回以上は，1点，④験者と共に2回までは，0点

4. 葛藤指示（干渉刺激に対する過敏さ）

    * 「私が1回拍手したら2回拍手して下さい」といい，験者1回—被験者2回—験者1回—被験者2回—験者1回—被験者2回と交互に拍手させる。理解するまで，これを繰り返す。
    * 次に，「私が2回拍手したら1回拍手して下さい」といい，験者2回—被験者1回—験者2回—被験者1回—験者2回—被験者1回と交互に拍手させる。理解するまで，これを繰り返す。
    * 験者は最後に，1—1—2—1—2—2—2—1—1—2と拍手する。

    〈採点〉①失敗ない場合は，3点，②1〜2回失敗は，2点，③3回失敗は，1点，
    ④それ以上失敗は，0点

5. Go—No—Go課題（抑制コントロール）

    * 「私が1回拍手したら2回拍手して下さい」，理解するまで3回1—1—1を反復する。
    * 理解できたら，次に，「私が2回拍手したら拍手しないで下さい」，これも理解するまで，3回2—2—2を反復する。
    * 験者は最後に，1—1—2—1—2—2—2—1—1—2を行う。

    〈採点〉①失敗ない場合は，3点，②1〜2回失敗は，2点，③3回失敗は，1点，
    ④それ以上失敗は，0点

6. 把握行動（環境に対する非影響性）

    * 被験者を椅子に座らせ，手のひらを上にして膝の上に置くように指示する。
    * 験者は，被験者の前にすわったのち，被験者を見ずに，被験者の手のひらを触る。もし，被験者が手を捕ろうとしたら，「私の手をとらないで下さい」と伝える。

    〈採点〉①験者の手をとらない場合，3点，②被験者がためらったり，どうしたらいいか聞く場合，2点，③ためらいなく験者の手をとる場合，1点，④忠告しても験者の手をとる場合，0点

高木理恵子，他：脳神経 54 (10)：900, 2002．より一部改変して引用。

第4部　診断

〔1口メモ〕※系列位置効果とは

単語などを記銘する際に，呈示された系列位置（順番）が再生率に影響を及ぼす効果をいう。系列位置（順番）を横軸，再生率を縦軸にプロットした系列位置曲線をみると，通常最初と最後の項目の再生率が高くなり，中間部分が低くなることが多い。このように，最初の部分の再生率が高くなることを初頭効果，最後の部分の再生率が高くなることを新近（性）効果という。初頭効果は，長期記憶と考えられ，新近（性）効果は，短期記憶と考えられる。

3) その他の検査
a. WCST（ウイスコンシンカード分類検査：図62）

色，形，数の概念など，いわゆるセットの転換がスムーズに行えるかをみる検査である。

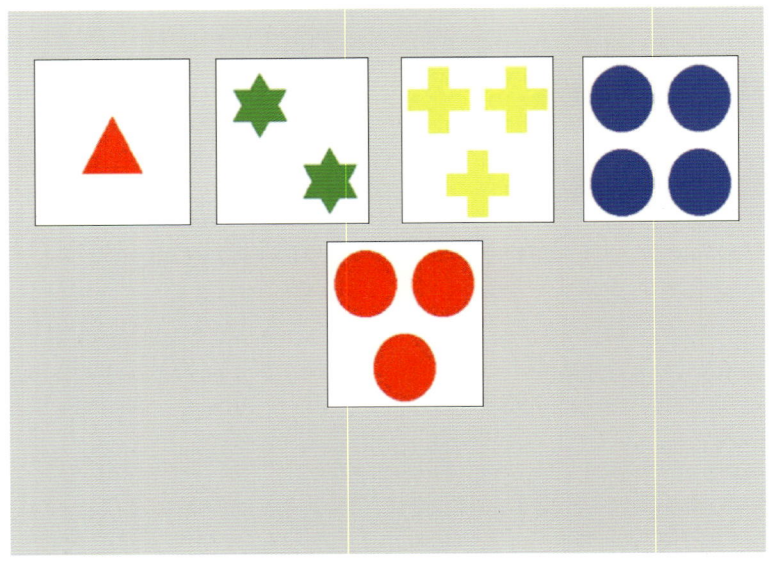

図62

〈検査法〉
　下段の3個の赤丸を提示した時，検査者は上段の図形のどれと同じと思っているかを被験者に推測させる検査。被験者が上段の図形の一つを指し示した時，検査者は「ハイ」，「イイエ」で答え，そのことを手掛かりとして，下段に次の別な図形を提示した際に，上段の中から正解と思うものを指し示す。検査者は，数，図形の形，色の三種類の中から選び，被験者が正解したら，別の概念を選択し，検査を続ける。被験者が検査者の変化に対して，固着せずについて行けるかをみる。

b. 言葉の流暢性テスト（動物名や植物名の想起）

流暢性テスト（Fluency Test）は，語（word），概念（idea：物の用途テストなど），抽象図（design）などの同一の範疇のものを一定の時間に，何個言えるかでみる。

たとえば，野菜やくだものの名前を1分間内に10個以上言うことなどで調べる。流暢性が低下する原因は，VDでは情報処理速度の低下，ADでは意味記憶の障害による。

c. 迷路課題

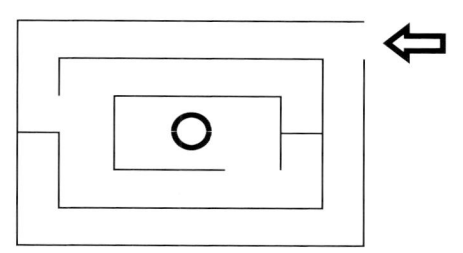

矢印の場所から，真ん中まで道を辿ってたどり着く。

d. ハノイの塔（Tower of Toronto＝ディスクの色の濃淡/Tower of Hanoi＝ディスクの大小）

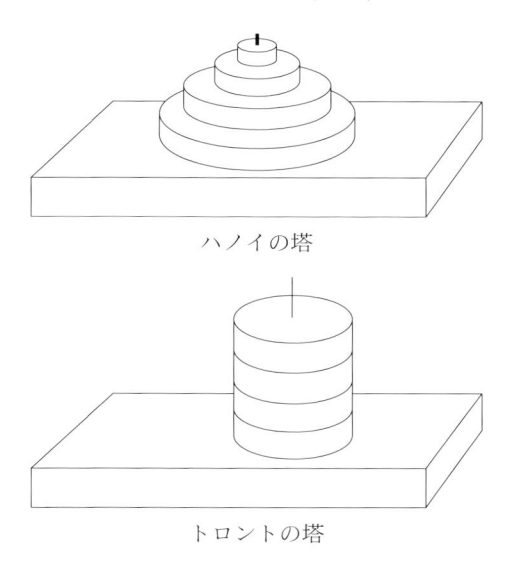

ハノイの塔

トロントの塔

e. 絵画配列課題

下図のようなカードを用い，話がすすむ順番に並べる。

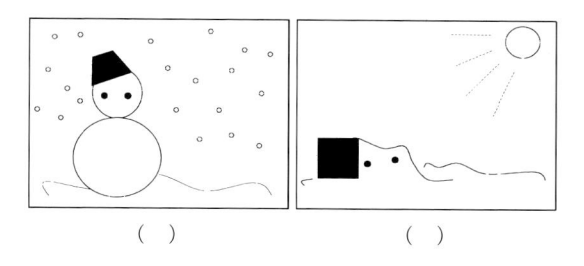

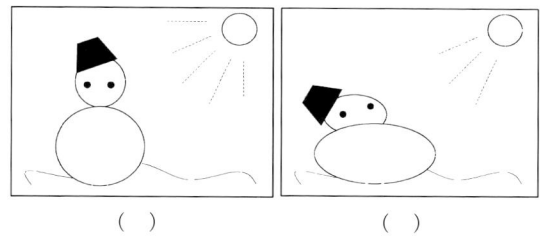

( )　　　( )

( )　　　( )

f. その他
① Maze Learning
② Tinker Toy Test

g. Recency test，位置異同検査

情報の受容，処理，操作など個々の場合は障害はないが，情報が複数となり，組織化が必要。

h. BADS（The behavioural Assessment of the Dysexecutive syndrome：Wilson, 1996）

① Rule Shift Card Test（規則転換カード）：

21枚のトランプを使用。裏返しのトランプをめくり，

・第一課題　赤→「はい」，黒→「いいえ」
・第二課題　前のカードと色が同じ→「はい」，前のカードと色が異なる→「いいえ」

② Action Program Test（行為組立検査）：缶の底のコルクに手を触れないで取り出す課題。

③ Key Search Test（鍵探し検査）：正方形の用紙の上で，鍵を捜させ，道筋を評価する。
④ Temporal Judgement Test（時間判断検査）：犬の寿命，風船を膨らませるのにかかる時間など，常識的な推論が出来るかをみる。
⑤ Zoo Map Test（動物園地図検査）：動物園の地図の中で，入り口より指定された動物の場所を通り広場まで行く課題。
⑥ Six element Test：計算，絵の名前，口述の3課題が各2つあり，限られた時間内に，規則（6つの課題をすべて一部であっても手をつける，同じカテゴリーは続けてやらない）の中で実行できるか。
⑦ Dysexecutive questionnaire：感情，人格の変化，動機付けの変化，行動の変化，認知の変化の20問への回答（**表58**参照）。

4）前頭葉障害と関連する回路

実行機能に関連する前頭葉と皮質下領域を結ぶ回路は3通りある（図63，表61）。これ

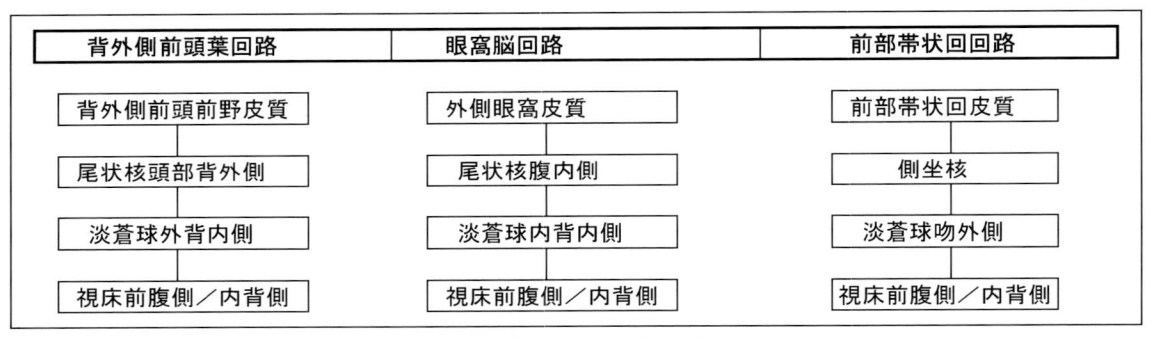

背外側前頭葉回路	眼窩脳回路	前部帯状回回路
背外側前頭前野皮質	外側眼窩皮質	前部帯状回皮質
尾状核頭部背外側	尾状核腹内側	側坐核
淡蒼球外背内側	淡蒼球内背内側	淡蒼球吻外側
視床前腹側／内背側	視床前腹側／内背側	視床前腹側／内背側

図63 前頭葉に関する回路
Cummings JL：Frontal-subcortical circuits and human behavior. Arch Neurol, 50(8)：873-80, 1993．を一部改変して引用。

表61 障害の内容とそれに関係する回路

遂行機能，運動プログラミングの障害	易刺激性と脱抑制	無関心，発動性低下
1. 保続 2. 頑固さ 3. 具体性 4. 言語活動の障害，ブローカ失語 5. 口部失行 6. 持続不能	1. 不注意 2. 被伝導性 3. 多幸性 4. 衝動性 5. 人格解離 6. ひょうきん 7. 無責任 8. 不適切さ	1. 無言（両側） 2. 無感情・緩慢 3. 無為，怠惰 4. 自発性喪失 5. 言語の流暢性低下 6. デザイン失流暢 7. 超皮質性運動失語（左側） 8. 情動減弱
FTD，VD，パーキンソン病にみられる	FTD，ハンチントン舞踏病にみられる	FTD，ハンチントン舞踏病にみられる

Cummings JL：Frontal-subcortical circuits and human behavior. Arch Neurol, 50(8)：873-80, 1993．を一部改変して引用。

らの回路はいずれもFTDなど前頭葉機能障害を呈する疾患において，早期より障害を認める。

C. 性格検査

性格検査は，Y-Gテストを用いる。詳細に検査する場合，MMPIを用いる。

1. Y-Gテスト（谷田部・ギルフォード検査：図64）

成人用，高校生用，中学生用，児童用の4種に分けられた質問紙による検査法で，人格特性を多次元的にとらえようとするものである。S社会的内向（＝社会的接触を避ける傾向），T思考的内向（＝深く物事を考える傾向），D抑うつ性（＝悲観的気分や罪悪感の強い性格），C回帰性傾向（＝情緒不安定な性格），Rのんきさ（＝暢気，衝動的な性格），G一般的活動性（＝仕事の速さなど活動的なこと），A支配性（＝社会的リーダーシップを取ること），I劣等感（＝自己の過小評価，自信欠乏など），N神経質（＝心配性，いらいらする性質），O客観性欠如（＝空想性と過敏性），Ag愛想の悪いこと（＝気短か，人の意見を聞かないこと），Co協調性欠如（＝不満，人を信用しないこと）の12尺度で診断する。通常5類型が見られる。

2. MMPI（ミネソタ多面人格検査 Minnesota Multiphasic Personality Inventory：図65）

550項目の質問項目についてYesとNoのいずれかで自己評価をさせる質問紙による検査法である。14の尺度があり，4つは妥当性尺度（疑問尺度，虚構尺度，信頼尺度，修正尺度）でテスト自体の信頼性の程度を評価し，残りの10個は臨床尺度（心気性，抑うつ性，ヒステリー性，精神病質性，パラノイア性，精神衰弱性，分裂性，軽躁性，男性的・女性的興味，社会的内向性）で，各尺度毎に得点を偏差値で示し，70点以上の場合は問題ありと判断される。

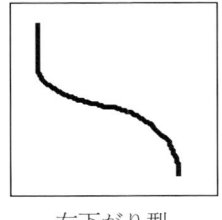

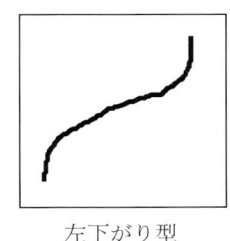

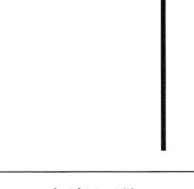

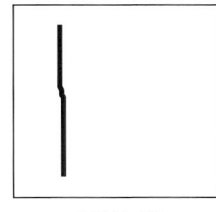

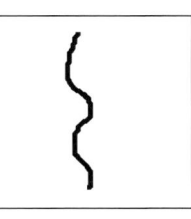

右下がり型	左下がり型	右寄り型	左寄り型	平均型
・情緒安定	・情緒不安定	・情緒不安定	・情緒安定	・平均的
	・不適応内向型	・非行犯罪多い	・消極的	・一般的

図64 Y-Gプロフィール

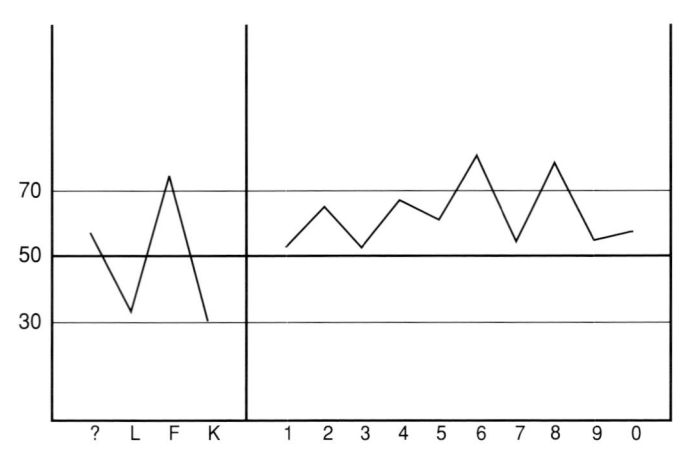

[MMPIの測定尺度]

Ⅰ．妥当性尺度（4尺度）
　1．疑問尺度（？尺度）　判断困難や拒否的な態度
　2．虚構尺度（L尺度）　社会的に望ましい方向に答える傾向
　3．頻度尺度（F尺度）　検査時の態度の偏りと適応水準
　4．修正尺度（K尺度）　防衛的な態度

Ⅱ．臨床尺度（10尺度）
　1．心気症　　精神面を無視する傾向，疾病への懸念
　2．抑うつ　　現状への不満や不適応感，抑うつ傾向
　3．ヒステリー　　ストレス対処の仕方，自分の感情の洞察
　4．精神病質偏奇　　人および規制の体制・権威に逆らう傾向
　5．男子性と女子性　　ステレオタイプな性的役割を取得している程度と性役割感
　6．パラノイア　　対人関係上の敏感さ，猜疑心
　7．精神衰弱　　不安感など種々の神経症的傾向
　8．統合失調症　　統制と疎外感
　9．軽躁病　　活動性
　10．社会的内向性　　社会参加や対人接触を避ける傾向

図65　ミネソタ多面人格目録（MMPI）Minesota Multiphasic Personal Inventory
　ミネソタ大学のハサウェイとマッキンレーによって作られた質問紙法の性格検査。550問の質問項目からなり，「臨床尺度」と「妥当尺度」から構成される。回答は「あてはまる」「あてはまらない」の二件法である。

引用文献
1) 木戸又三，他：各種評価法による，特別養護老人ホーム在住者の知的衰退の実態調査．精神経誌　77：107, 1975.
2) 若年痴呆研究班編：若年期の脳機能障害介護マニュアル．ワールドプランニング，2000.
3) 西村　健，他：知的機能検査の使い方とその評価；西村式．老年期痴呆　3：86-92, 1989.

V. 画像検査など

A. CT/MRI（表62，図66）

萎縮などの形態学的変化は，ADでは海馬，海馬傍回，内嗅領に，FTDでは扁桃体，前頭葉，側頭葉にみられる。海馬，扁桃核，嗅内野などの側頭葉内側部の容積測定ではAD初期でも30％程度減少がみられるとの報告があるが，特異度は低い。VDではビンスワンガー型，多発梗塞，限局病変型（視床梗塞など）に分類され，梗塞像がみられる。

B. SPECT/PET（表62，図66）

脳血流ないし代謝の低下などの機能的変化は，ADでは，側頭葉内側部，帯状回後部，側頭葉に，FTDでは前頭葉，側頭葉，基底核領域にみられる。3D-SSP（3-dimensional stereotactic surface projection）やeZIS（easy Z-score imaging system）などの画像統計解析を用いると，初期にも認められるというが，必ずしも所見がみられる訳ではない。

表62　画像所見のまとめ

	CT/MRI	SPECT/PET
FTD	1) 扁桃体 2) 前頭葉の限局性萎縮 　①凸面 　②眼窩面 3) 側頭葉の極，前半部	1) 前頭葉 2) 側頭葉前方部（極・下面） 3) 基底核
AD	1) 海馬・海馬傍回 2) 内嗅領	1) 側頭葉内側部 2) 頭頂葉
DLB	ADに類似	後頭葉の血流低下以外はADに類似
VD	ラクネ，梗塞像	梗塞巣に一致した血流低下
CBD	1) 左右差 2) 中心前後回の萎縮	萎縮部位の血流低下

第4部 診断

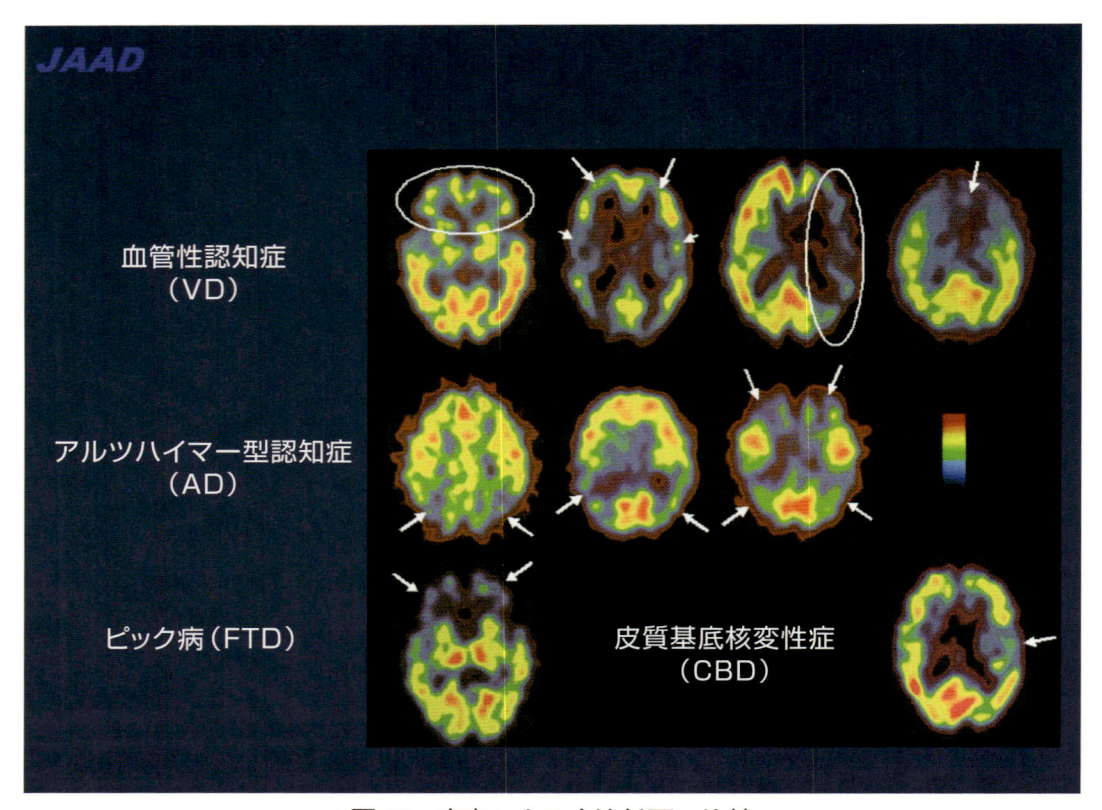

図66 疾患による血流低下の比較
〈原図〉日本医科大学武蔵小杉病院　内科　北村　伸氏による

VI. 診断告知・病名告知[1,2]

現在，脳検診や物忘れ外来などを通じて早期に認知症が診断され，本人がその状態を理解でき，治療への自己決定が可能になったことから，認知症の告知をすべきであるとの流れが生じている。

A. 告　知

病名告知とは病名を伝え，治療法を伝え，予後を伝えることである。しかし，認知症に対する告知は，言いっぱなしで放置したり，単なる解説ではない。重要なことは，病気に立ち向かう際の協力者，「同志」の意識を伝えることである。これは病名を告げるとき，医者も患者や家族とともに歩むことを意味する。他人事として伝えるのではなく，「これからは一人ではなく，一緒に戦いましょう」というシグナルを送る行為である。そして，治療の終了するまで，医師の心に留めるべきものとは，患者と共にいるという意識とネバーギブアップの心である。

B. 患者と家族の反応

1. 告知前の反応

誰が最初に異常に気づくか。当然のことながら，本人がまず自分の物忘れを自覚する。そして，メモをとるなどの外的代償法的手段を使い物忘れを補う。しかし認知症が進んで，繕いきれなくなった時，初めて家族や周囲の者が気づく（表63）。

2. 告知後の反応

本人や家族は，医療機関を受診する前にもいろいろな気づきはあるが，本当に悩むのは告知後といえる。反応の経過は，エリザベス，キュブラー・ロスのいう「死に至る病（癌）の告知を受けた患者」と類似する。なお，本人の反応は，認知症の程度（理解度や判断力）に，また家族の反応は，患者との一体感がどの程度か，すなわち，精神的・物質（経済）的依存度によって違う。さらに，若

表63　告知前の反応

	家族の反応	患者本人の反応
1) 疑惑	患者の示す日常生活上の行動を異常と気づく。	病感（自分を病気と感じること）や自覚がある場合に生じる。
2) 困惑	行動異常について，原因や対応方法がわからない。	記憶の欠損に対して，生活上のことが取り繕えず，対応困難なことが生じる。

表64 告知時の反応

家族の反応	患者本人の反応
精神的な準備がない場合，混乱・困惑を引き起こす。	本人の性格特徴，疾患についての知識，告知時の認知症の程度（理解度や判断力）によって，この反応の内容は異なる。

表65 告知後の反応

	家族の反応	患者本人の反応
1) 否認	診断内容や状態を受け入れられず否定する，また認めない。	
2) いかり	身近に起こったという不幸な状況に対して，恨みや怒りの感情を表す。この感情は家族は病気になった患者自身に向かい，患者本人は家族に向かうこともある。	
3) 取引	他の疾患や状況と交代することを望んだり，祈る。	
4) 抑うつ	疾患のことを理解したり，他の疾患に変更できないことを認めて後，不安感，悲哀感，孤独感，閉じこもり，嫌人感，意欲低下，食欲低下，睡眠障害などの抑うつ反応や状態を示す。	
5) 受容	疾患の理解が出て，日常の対処方法を獲得する。また，関係する冊子や他者との交流などを通じて，さらに知識を深めることが始まる。また，他者の支援を受け入れるゆとりが出る。	※患者本人は，抑うつ状態に留まることが多い。ごく少数の人々が比較的早期にこの状態に到達するが，末期になって，再びどうなるかは不明である。

宮永和夫：家族療法と家族支援．老年精神医学，2006．より引用。

年認知症の場合には，子供達の反応に大きな問題が残る。子供が思春期などの場合，不登校や非行などの適応障害を呈する。また，親の病気を遺伝と悩んだり，逆に，親の病気を自分の責任にして悩むようなこともある。**表64，65**に患者本人と家族の反応過程をまとめた。私は，治療の途中で，家族や本人がどの位置にいるかを確認するためにこの表を使っている。ただ，一度受容に至ったようにみえる家族でも，病状の変化によっては再度抑うつに戻ることもあり，一方向にのみ進むものでないことを知っておきたい。また，家族の最終的な反応形態は，「抑うつ」ののち，「受容」でなく認知症では「諦め」という人もいる。

引用文献
1) エリザベス・キュブラーロス著，川口正吉訳：死ぬ瞬間―死にゆく人々との対話．読売新聞社，東京，1969．
2) 宮永和夫：患者家族の心理的サポートを行う―特に外来および若年認知症の家族会などにおいて―．Cognition and Dementia 5(2)：118-122, 2006．

VII. 病　識

　「病識」の獲得は，本人が持つ「自覚の感度」に基づくが，同時に，認知症そのものに対する知識をどの程度持っているかも大きく関与する。そのため，一般の人々に対する認知症に関する知識の普及・啓発こそ，認知症の早期発見にもっとも近道で，かつ重要な予防事業である。ここでは，逆に，病識が消失する疾患について述べる。

A. 病態失認の分類と原因領域[1,2]

　病態失認ないし否認（unawareness）の責任部位は，右前頭葉（右前頭葉外側面：Reed 1993，右前頭葉外側面と眼窩面：Starkstein 1995）である。また，高次脳機能（とくに記憶，実行機能，人格など）の障害が重度になるほど，「高望み」の言動（病識欠如）を伴いやすく，周囲といろいろなトラブルを起こすことが多くなるといわれる。

1. 疾病の意識（気づき，自覚，関知：awareness）の障害

　狭義の病態失認は麻痺の否認と半測空間無視が特徴であり，脳血管障害にみられることが多い。他には，表66のように身体パラフレニーやアントン症候群が知られている。

表 66　病態失認の分類

1. 狭義の病態失認（anosognosia）	
片麻痺（左が多い）の否認をいう。半側空間無視，発動性低下を伴う。脳血管障害の急性期患者の約5％にみられる。広範囲な右半球病巣で生じる。	
2. 広義の病態失認（anosognosia）	
1) 身体パラフレニア（somatoparaphrenia）：麻痺肢に対する無自覚（とくに患側上肢），妄想や作話，同名半盲や深部知覚障害を伴う。中大脳動脈領域の広範な梗塞や，頭頂側頭葉梗塞と視床梗塞の合併にみられている。 2) 半側身体失認（hemiasomatognosia）：半身の無視や忘却，喪失感，変形感，異物感がみられる。 3) その他 　①麻痺に対する無関心・無関知（anosodiaphoria） 　②身体無視（personal neglect）：患肢の非所属感	
3. アントン症候群（Anton syndrome）	
視覚や聴覚についての否認をいう（盲聾を自覚しない）。見当識障害，記憶障害，作話，健忘失語，感情障害を伴うことが多い。おもに両側頭頂葉・後頭葉の病変で起こる。	

2. 対応

このトラブルを解決するには，障害者本人に対して，本人自身についての種々の情報提供や，カウンセリングを通じての障害受容の促進を図ることとともに，家族を含めた関係者全体にも，早期から本人への病識を獲得させる働きかけを指導することが必要である（実際には困難なことが多い）。

3. 検査

病識欠如の程度を評価するには，記憶障害の程度か，病識スケールを用いる。

1) 病態失認と記憶

病態失認と記憶障害の関連をみると，MMSEが25点以上ないし12点以下では病態失認の程度と関連性はなかったが，12点から24点の間では相関がみられ，MMSE

表67 病態失認とMMSEの関係

25<	一定の得点
12〜24	認知症の重症度と相関
12>	一定の得点

数井ら．アルツハイマー病の病態．老年精神医学雑誌 12(8)：890-6，2001．原著はZanetti O, et al.: Insight in dementia. J Gerontol B Psychol Sci Soc Sci 44：100-6, 1999.

得点が低いほど病態失認の程度も重度である。ただし，発症年齢，教育年齢，罹病期間は関連性がないといわれる。

2) 病識スケール（私案）

介護者が気づき，患者が存在を否定する項目のオッズ比を加算して病識の程度とした（表68）。軽度を0〜7，中等度を8〜15，重度を16〜30とした。なお，介護者が気づかず，患者が存在を肯定する場合は，その項目

表68 病識スケール評価表（私案）

項目	本人	介護者	オッズ比
1. 毎日に1回以上，置き忘れがある			2
2. 今日が「何月何日」なのか，わからない			4
3. 朝食の内容を思い出せないことがある			2
4. 計算の間違いが多い。または，勘定をよく間違える			3
5. よく知っている道で迷ったことがある			2
6. この1ヵ月間，一度も電話をかけていない			2
7. 野菜の名前を10個以上言えない			4
8. 会合や社会奉仕活動にまったく参加していない			2
9. この1年間，旅行をまったくしていない			2
10. 現在の総理大臣の名前をしらない			7
		オッズ比の合計	/30

群馬県もの忘れ検診事業プロジェクト委員会作成のもの忘れ検診票の項目の中から，執筆者が一部変更して作成した。

VII. 病識

表69　高次脳機能障害病識スケール（私案：高次脳機能障害用）

	意味づけ	内　　容
1.	理解力低下	単純に言わないと，意味が理解できない
2.	短絡，無反省	頭に浮かぶままに行動する
3.	作話	実際にはなかった出来事や内容を，本当にあったかのように信じて話す
4.	企画力の障害	将来の計画を立てることができない
5.	制御不能	物事に夢中になりすぎて，度を超す
6.	新近性記憶障害	過去の出来事がごちゃ混ぜになり，起きた順番がわからない
7.	病識欠如	自分の問題点がなにかわからず，将来についても現実的でない
8.	意欲低下	物事に対して無気力，熱意がない
9.	他者への配慮がない	人前で，他人が困ることを言ったり，やったりする
10.	根気がない	何かをしたいと思っても，すぐに興味が薄れる
11.	表現力の低下	感情をうまくあらわすことができない
12.	易怒	ごく些細なことに腹を立てる
13.	状況認識低下	状況に応じてどう振る舞うべきかを気にかけない
14.	常同行為	何かをやったり，話し始めると，何度も繰り返す
15.	多動	落ち着きがなく，少しの間でもじっとしていられない
16.	抑制不能	すべきでないとわかっていても，やってしまう
17.	言行不一致	言うこととやることが違っている
18.	注意散漫	何かに集中することができず，すぐに気が散る
19.	優柔不断	物事を決断できず，何をしたいのか決められない
20.	興味・関心の低下	他人がどう思っているのか気づかず，また関心がない

表70　病識スケールの意味づけ

意味づけ	重症度	得点（患者）	得点（験者）	患者と験者の差
1. 理解力低下	0　1　2　3			
2. 短絡，無反省	0　1　2　3			
3. 作話	0　1　2　3			
4. 企画力の障害	0　1　2　3			
5. 制御不能	0　1　2　3			
6. 新近性記憶障害	0　1　2　3			
7. 病識欠如	0　1　2　3			
8. 意欲低下	0　1　2　3			
9. 他者への配慮がない	0　1　2　3			
10. 根気がない	0　1　2　3			
11. 表現力の低下	0　1　2　3			
12. 易怒	0　1　2　3			
13. 状況認識低下	0　1　2　3			
14. 常同行為	0　1　2　3			
15. 多動	0　1　2　3			
16. 抑制不能	0　1　2　3			
17. 言行不一致	0　1　2　3			
18. 注意散漫	0　1　2　3			
19. 優柔不断	0　1　2　3			
20. 興味・関心の低下	0　1　2　3			
合計				

本人と介護者が別々に20項目の症状を評価し，その差（絶対値）を合計して，重度（30〜60），中等度（15〜29），軽度（5〜14），なし（4以下）の4段階に区分する。

の得点を減ずることとした。

3) 高次脳機能障害の病識スケール（表69，70）

本人と介護者が別々に20項目の症状を評価し，その差を合計して，重度（30〜60），中等度（15〜29），軽度（5〜14），なし（4以下）の4段階に区分する。また，本人と介護者の間にどの項目に関して差があるか，項目毎の評価も行う。ただし，これは高次脳機能障害の患者と介護者用として著者が作成したものである。

B. 自己診断テスト[1]

1. 認知症のスクリーニングテスト（表71）

5項目以上にチェックがある場合，認知症を疑う。その後，HDS-R/MMSEを実施して確定診断するが，10％だけが認知症で，残りの90％はとくに問題はなく，正常範囲

表71 脳の健康度チェックリスト

1. 毎日に1回以上，置き忘れがある
2. 毎日に1回以上，度忘れがある
3. 今日が「何月何日」なのか，わからない
4. 朝食の内容を思い出せないことがある
5. 漢字が書けないことがよくある
6. 計算の間違いが多い。または，勘定をよく間違える
7. 物の名前が出てこない
8. 知り合いの人の名前が思い出せない
9. 以前と比べて新聞やテレビを見なくなった
10. よく知っている道で迷ったことがある
11. 毎日に1回以上，しまい忘れがある
12. 元気で動けない，または，仕事をやる気がしない
13. この1ヵ月間，一度も電話をかけていない
14. 野菜の名前を10個以上言えない
15. いつも，孤独感や寂しい気分がする
16. 会合や社会奉仕活動にまったく参加していない
17. この1年間，旅行をまったくしていない
18. 話している言葉がよく聞こえない
19. 火の不始末がある
20. 現在の総理大臣の名前をしらない

群馬県もの忘れ検診プロジェクト委員会：もの忘れ検診と予防事業，2006．

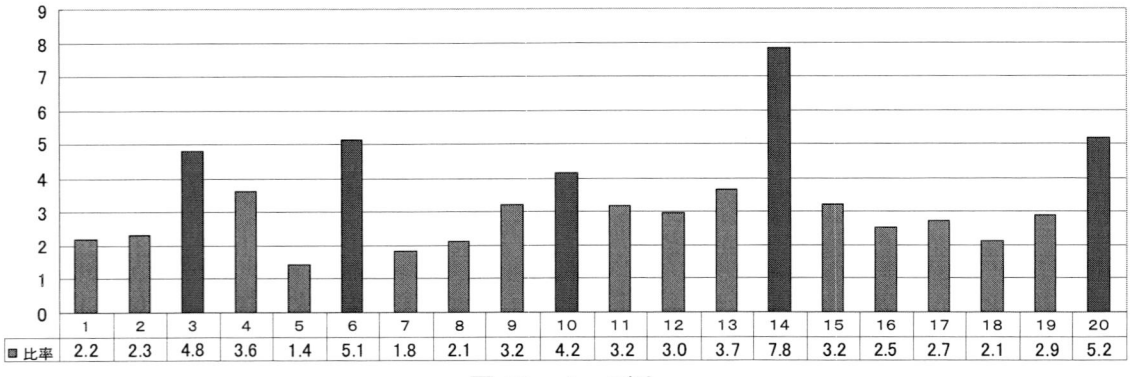

	1	2	3	4	5	6	7	8	9	10	11	12	13	14	15	16	17	18	19	20
比率	2.2	2.3	4.8	3.6	1.4	5.1	1.8	2.1	3.2	4.2	3.2	3.0	3.7	7.8	3.2	2.5	2.7	2.1	2.9	5.2

図67 オッズ比
認知症疑い群と正常群のオッズ比を示す。数値は表70の内容と同じ。

表72　アルツハイマー病スクリーニングテスト

1. **エピソード記憶中心に重度の記憶の障害がみられる**
   - エピソード記憶とは，日常生活上の出来事，いつ，どこで，何をしたかを忘れること。
   - 日常生活では，置き忘れがひどく，常に捜し物をしている。
   - 伝言の内容を忘れたり，伝言があったこと自体を忘れる。
   - 買物に行っても買う予定の物を忘れて，別の物を買ってくるなどの行動がみられる。

2. **時間の見当識が障害される**
   - 今日は何月何日か，今は何時かがわからないこと。
   - 昼寝をした後，朝と勘違いしたり，日や月を間違うこともある。

3. **場所の見当識が障害される**
   - 知っている道で迷うこと。
   - 現在，自分が居る場所がわからない，または迷子になる。

4. **言語の障害がある**
   - 日常使用している品物や道具の名前を忘れ，代名詞の使用が多くなる。
   - 言葉の数は多いものの，まとまりに欠けて，内容が理解しにくい。
   - 進行すると，「ありがとうとう」のように文末を繰り返す語間代がみられることがある。

5. **失認・失行がある**
   - アナログ時計では時刻がわからない。また，時計の絵が書けない。
   - 少し進行した場合，手指の名前がわからなかったり，左右が混乱する。
   - 衣服を逆にしたりボタンがはまらずに，着られなくなる。

6. **記憶障害は年単位でゆっくり進行する**
   - 通常，夜間に一時的に悪化することや，数日の間で，明らかな悪化や改善の変化をすることはない。

7. **取り繕いや場あわせの反応をする**
   - 日常生活に支障が出てきても，「とくに困らない，普通」などと，取り繕って協力を求めない。
   - 日時の質問では，「忙しくて新聞を見なかった」，「カレンダーを見てくれば良かった」，好きな食物の質問では，「何でも好き」などと，答えられなくても上手に相手に合わせた対応をとる。

8. **作話がある**
   - 記憶を補うために，嘘の話をする。
   - 故意ではなく，また内容が会話の途中で変化したり，矛盾しても気づかない場合が多い。

若年認知症家族会編：若年認知症　本人・家族が紡ぐ7つの物語．中央法規出版，東京，2006．

表73　ピック病のスクリーニングテスト

1. 状況に合わない行動
　場所や状況に不適切と思われる悪ふざけや配慮を欠いた行動をする。また，周囲の人に対して無遠慮な行為や身勝手な行為をする。

2. 意欲減退
　引きこもり（閉じこもり），何もしない（不活発）などの状態が持続し，改善しない。思い当たる原因はとくになく，また本人に葛藤はみられない。

3. 無関心
　自己の衛生や整容に無関心となり，不潔になる。また，周囲の出来事にも興味を示さず，無関心である。

4. 逸脱行為（脱抑制）
　万引きなどの軽犯罪を犯す。しかし，自分が行った違法行為の意味を理解できず，反省したり説明することができない。また，同じ内容の違法行為を繰り返す場合が多い。

5. 時刻表的行動
　日常生活のいろいろな行為（散歩，食事や入浴など）を，時刻表のように毎日決まった時間に行う。この際，止めたり，待たせたりすると怒る。

6. 食物へのこだわり
　毎日同じ食物（とくに甘いもの）しか食べない。さらに，制限なく食べる場合もある。

7. 常同言語（滞続言語），反響言語
　同じ言葉を際限なく繰り返す。また，他人が言った言葉をオウム返しする。他人が制止しても一時的にしか止まらない。

8. 嗜好の変化
　食物の嗜好が大きく変わる（薄味だったのが，突然甘味・酸味・塩分・油を好むなど）。アルコールやタバコなどは，以前の量を超えて毎日大量摂取するようになる。

9. 発語障害（寡言，無言），意味障害
　無口になったり，語彙の数が少なくなる。または，「ハサミ」や「めがね」などの品物を見せて尋ねても，言葉の意味や使い方がわからなくなる。

10. 初めは記憶や見当識は保持
　初期には，最近の身の回りの出来事などに対する記憶は保たれる。また，日時も間違えない。外出しても道に迷わない。

若年認知症家族会編：若年認知症　本人・家族が紡ぐ7つの物語．中央法規出版，東京，2006．

と診断されている。

2．脳の健康度チェック表の比率について

脳の健康度チェック表の項目について，比率（疑い群/対象者全体）を検討すると，野菜の名前（14），現在の総理大臣名（20），今日の日時（3），計算の間違い（6），道に迷う（10），朝食の内容（4），電話を掛けない（13）などが高い比率を示した（図67）。すなわち，これらの項目が，より認知症に関連する内容であることを意味する。

3．アルツハイマー病のスクリーニングテスト（表72）[3]

8項目中3項目以上にチェックがあれば，アルツハイマー病を疑う。ただし，確定診断は専門医がするものなので，一応の目安と考える。

4．ピック病のスクリーニングテスト（表73）[3]

年齢が40～79歳の範囲で，10項目中3個以上にチェックがあればピック病を疑う。なお，これらの症状は初期から中期までの症状である。末期には記憶障害がみられるので，10項目の症状は当てはまらなくなる。なお，10代～30代の範囲では，精神遅滞，発達障害（自閉症），過食症，統合失調症，うつ病などの疾患に類似した症状がみられるため，対象を40歳以降とした。なお，40歳以前でピック病を発症することもあるが，少ないと思われる。なお，アルツハイマー病のチェックリストと同様に，確定診断は専門医がするものであるため，一応の目安と考える。

引用文献
1) 群馬県もの忘れ検診プロジェクト委員会：もの忘れ検診と予防事業，2006.
2) 若年痴呆研究班編：若年期の脳機能障害介護マニュアル．ワールドプランニング，2000.
3) 若年認知症家族会編：若年認知症　本人・家族が紡ぐ7つの物語．中央法規出版，東京，2006.

第4部 診　断

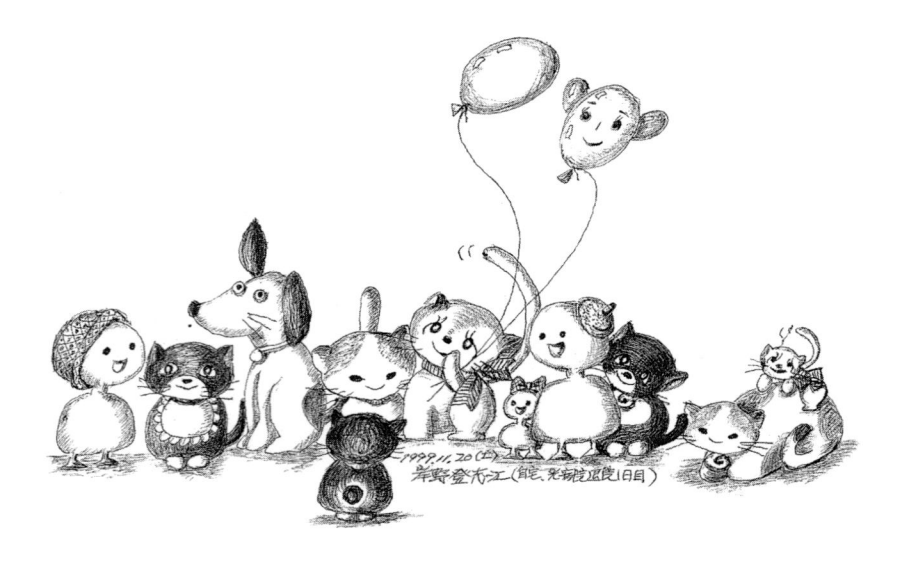

第5部 治　療

I．薬物療法

II．非薬物療法

I. 薬物療法

A. 概 論[2,5]

　認知症への薬物療法は，中核症状を標的とする薬剤と周辺症状を標的とする薬剤に分類される。認知症の「中核症状（記憶，見当識，判断力・遂行機能など）を改善するか，進行を遅延する」薬物は，抗認知症薬（向知性薬）と定義される。今までの認知症治療の流れを振り返ると，脳血流改善薬ないし脳代謝改善薬の一群を抗認知症薬の第一世代と考えることができるが，厚生労働省による再評価の結果，これらの大部分が中核症状に効果を認めないとして発売中止になってしまった。そのため，一時期抗認知症薬の概念は消失したが，タクリンの登場で再度日の目をみることになった。現在は，この流れを受けてコリン作動薬やモノアミン作動薬などの神経伝達物質を調整する薬物が主流になっているが，これは第二世代と位置づけられよう。さ

表74　中核症状に作用する薬物（現時点で使用可能な薬物）

分類	具体的な薬物
第一世代	
1. 脳血管拡張薬（−）	黄連解毒湯，釣藤散，銀杏葉，EPA，など
2. 脳代謝賦活薬（B）	アマンタジン，ジヒドロエルゴトキシン，など
第二世代	
1. アセチルコリンエステラーゼ阻害薬（A）	ドネペジール，リバスチグミン，ガランタミン，タクリン
2. アセチルコリンに関連する薬物	
①アセチルコリン前駆物質（−）	レシチン（卵黄，大豆）
②アセチルコリン受容体賦活薬（−）	ニコチン
③補助物質（B）	ビタミン B_1，ビタミン B_2，ビタミン B_6，ビタミン B_{12}，DHA，葉酸，当帰芍薬散（−） L-carnitine
3. 神経ペプチド系作用薬（−）	ACTH，TRH，バゾプレシン
4. MAO-B 阻害薬（B）	セレギリン
第三世代	
1. 抗炎症薬（B）	インドメサシン，イブプロフェン，スリンダク
2. コレステロール降下薬（−）	ロバスタチン，プラバスタチン
3. 女性ホルモン（B）	エストロジェン，イソフラボン（大豆）
4. 抗酸化物質（B）	ビタミン A，ビタミン C，ビタミン E

日本神経学会治療ガイドライン2002による認知症の治療。お勧め度 A を A，お勧め度 B を B，お勧め度 C を C，説明のないものは（−）とした。

らに，アルツハイマー病の病態に直結するアミロイドβ蛋白（Aβ）の蓄積防止や神経成長因子などを標的とする作用を持つ薬剤は第三世代に分けられると思う。以下，それぞれの症状に対して用いられる薬剤の種類とその機序の概略を説明する（**表74**）。治療の基本は，中心となる症状を捉えて標的とするものだが，認知症治療では，対症療法が大部分で，いまだ根治療法はないことを確認しておくべきである。

B. 認知症の薬物療法のアルゴリズム[2,5]

認知症の治療について，以下のようなアルゴリズムが提案されている（図68）。

C. 第一世代の種類と作用機序[5,7]

脳代謝賦活薬と脳血管拡張薬などに分類される。詳細は**表75**のようである。

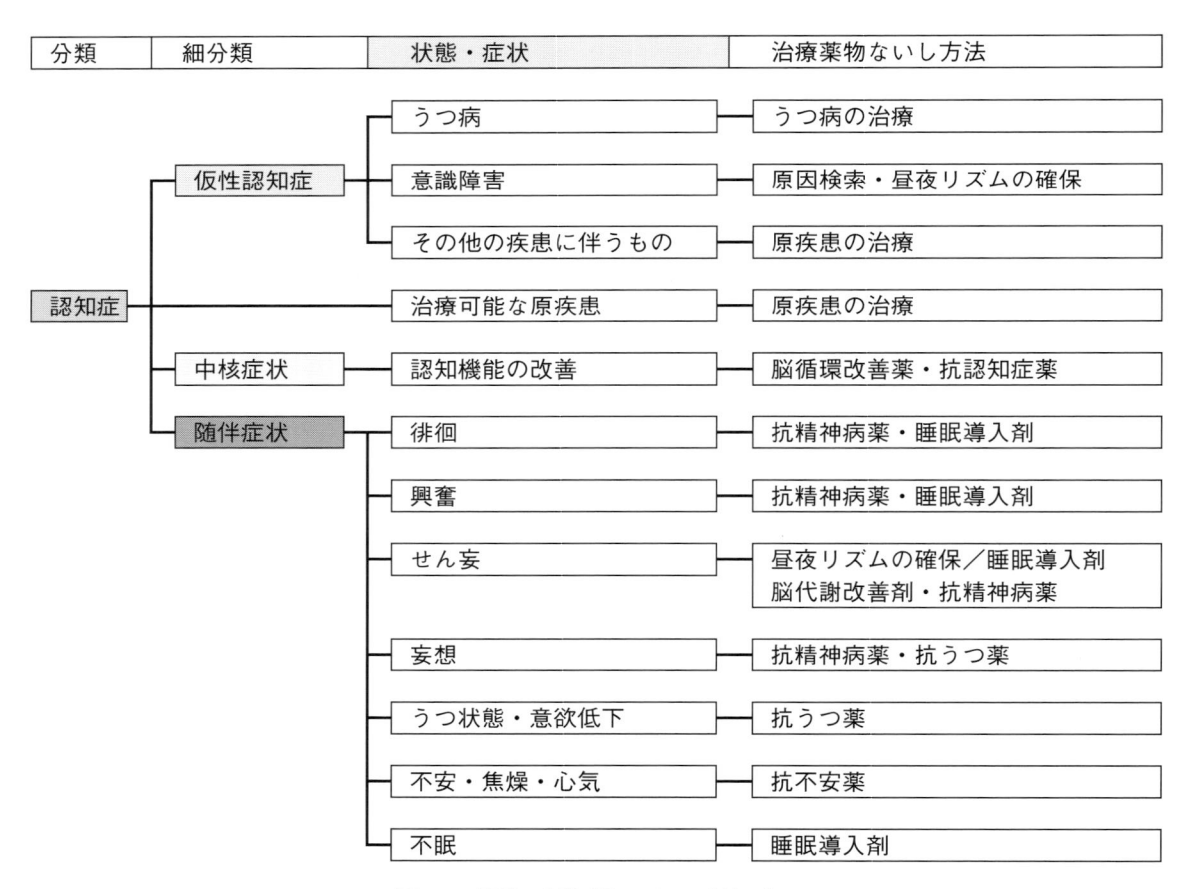

分類	細分類	状態・症状	治療薬物ないし方法
認知症	仮性認知症	うつ病	うつ病の治療
		意識障害	原因検索・昼夜リズムの確保
		その他の疾患に伴うもの	原疾患の治療
		治療可能な原疾患	原疾患の治療
	中核症状	認知機能の改善	脳循環改善薬・抗認知症薬
	随伴症状	徘徊	抗精神病薬・睡眠導入剤
		興奮	抗精神病薬・睡眠導入剤
		せん妄	昼夜リズムの確保／睡眠導入剤 脳代謝改善剤・抗精神病薬
		妄想	抗精神病薬・抗うつ薬
		うつ状態・意欲低下	抗うつ薬
		不安・焦燥・心気	抗不安薬
		不眠	睡眠導入剤

図68 認知症治療のアルゴリズム
若年痴呆研究班編：若年期の脳機能障害介護マニュアル．ワールドプランニング，2000．より引用

表75　脳循環改善薬

薬物名	薬物区分	脳代謝賦活薬	脳血管拡張薬
1. シチコリン (citicoline)	ニコリンなど	○	
2. ATP (adenosine triphosphate disodium)	アデホスなど	○	
3. ガンマオリザノール (γ-oryzanol)	ハイゼットなど	○	
4. TRH (protirelin)	ヒルトニン	○	
5. 塩酸メクロフイノキサート (meclofenoxate HCl)	ルシドリール	○	
6. 塩酸アマンタジン (amantadine HCl)	シンメトレル	○	
1. 酒石酸イフェンプロジル (ifenprodil tartrate)	セロクラールなど	○	○
2. ニセルゴリン (nicergoline)	サアミオンなど	○	○
3. イシル酸ジヒドロエルゴトキシン (dihydroergotoxin mesilate)	ヒデルギンなど	○	○
4. イブジラスト (Ibudilast)	ケタス	○	○
1. ニフェジピン (nifedipine)	アダラート (*)	○	
2. 塩酸ニカルジピン (nicardipine HCl)	ペルジピン (*)	○	
3. ニルバジピン (nilvadipine)	ニバジール (*)	○	
4. トラピジル (trapidil)	ロコルナール	○	
1. チクロピジン	パナルジン	抗凝固薬	
2. ジピリダモール	ペルサンチン		
3. アスピリン	バイアスピリン		
4. EPA (eicosapentaenoic acid)	エパデール		
5. サルポグレラート	アンプラーグ		
6. リマプロスト (PGE1誘導体)	オパルモンなど		
7. ベラプロスト (PGI2誘導体)	ドルナー		
1. バルサルタン (選択的AT1阻害薬)	ディオパン		
2. ロサルタン (AT II阻害薬)	ニューロタン		
3. カンデサルタン (持続性AT II拮抗薬)	ブロプレス		
4. デルミサルタン (胆汁排泄型持続性AT1阻害薬)	ミカルディス		
5. オルメサルタンメドキソミル (高親和性AT1阻害薬)	オルメティク		
1. ペリンドプリル (持続性組織ACE阻害薬)	コバシル		

(*)：グレープフルーツ (CYP3A)，シメチジン，ジゴシンで増強する薬剤。

D. 第二世代の種類と作用機序[1,3,5,7]

1. アセチルコリンエステラーゼ（AChE）阻害薬

1）ドネペジル（アリセプト®）

現在の日本では，使用可能でかつ有効な抗認知症薬はドネペジルと第三世代の一部に限られる（表74参照）。ドネペジルは，エーザイによって作られた薬物であるが，アメリカ，ヨーロッパの販売が先となり，日本では1999年より使用が承認された。薬理作用は，中枢神経系のアセチルコリンエステラーゼ（AChE：神経シナプス間隙に存在するアセチルコリン分解酵素）の働きの阻害作用で，末梢性コリン系への作用は軽微であるため副作用が少ないといわれる。なお，作用時間（半減期は89時間±36時間）が長いため1日1回投与で十分である。ドネペジルの有効率は1/2～2/3といわれるが，投与前には効果の有無は予測できず，実際の投与後の変化から判断しなければならないのが欠点である。また，有効な場合でも，改善した知的機能レベルは再度低下し，1～3年程度で投与時の知的機能レベルにまで戻ってしまうといわれている（個人差が非常に大きい）。

おもな副作用は，消化器症状（食欲低下，悪心，嘔吐，下痢，腹痛），精神症状（不眠，興奮，攻撃性，せん妄），自律神経症状（頭痛，めまい，動悸，血圧変動）などで，通常，最初の1週間以内にみられる。ただし，副作用がひどい場合は減量して1日3mgに留めたり，隔日で1.5mg～2.5mgを投与することも可能である。

2）ガランタミン（Galantamine：Reminyl，レミニール®）

AChE阻害と併せて，ニコチン性アセチルコリン（nACh）受容体結合能を上昇させる薬理作用をもち，ドネペジルより有効性が高いと言われている。現在アメリカ，ヨーロッパで承認されているが，日本ではヤンセンファーマが治験を行い，早ければ4～5年後に承認される予定である。

3）リバスチグミン（Rivastigmine：Exelon，エクセロン®）

AChE阻害のみの薬理作用だが，末梢性ChE（ブチリルコリンエステラーゼ，BuChE）阻害作用も比較的強い（この作用があるために，中枢性コリン作用の急激な減弱を防いでいるとの説もある）。アメリカ，ヨーロッパではすでに承認されているが，日本でもノバルティスが貼付薬として治験を行っている。

2. 神経ペプチド系作用薬

神経ペプチドでは，ACTH，TRH，バゾプレシン（ADH）などが記憶の増強作用があると報告されている。

3. MAO-B阻害薬

セレギリン（Selegiline：l-deprenyl：エフピー®）は当初抗うつ薬としてハンガリーで開発され，現在では選択的不可逆的MAO-B阻害薬として，パーキンソン病治療薬として使用されている。認知機能と行動障害を改善するとの報告があり認知症に使用可能である（臨床試験は中止された）。代わって，RasagilineやSL25.1188が第II相試験中である。なお，選択的セロトニン再取り込み阻

害薬との併用は，セロトニン症候群を起こす危険性があるため併用禁忌とされている。

4．NMDA受容体作動薬

1）メマンチン（Memantine）

Memantineは，経口タイプのamantadine誘導体である。神経細胞保護作用と抗パーキンソン作用を示すため，海外では抗パーキンソン薬として使用されている。重度のADの治療薬として，効果があるといわれる。

2）サイクロセリン（D-cycloserin）

本邦では抗結核薬として使用される。NMDA受容体の間接的部分作動薬（グリシン受容体）で，学習と記憶に有効との報告がある[1]。副作用には，発熱，発疹，消化器症状（食欲不振，悪心，嘔吐など）や記憶力喪失・減退，めまい，頭痛，不眠などがある。

3）その他

Neramexaneは第II相試験中である。

5．その他

1）L-カルニチン（L-carnitine）

アセチル化したアセチルL-カルニチンはアセチルコリンの合成とエネルギー産生反応の両方に対するアセチル基の供給源として働き，アセチルコリンの分泌を活性化させる。また，抗酸化作用もみられる。通常体内の肝臓で少量（1日約10 mg）作られる。羊肉や牛肉には多く含まれ，日本人は1日80〜90 mg，アメリカで250 mg，オセアニアでは300 mgを摂取しているといわれる。

2）ペリンドプリル（コバシル®）

ACEとNEP（neutral endpeptidase）は脳内サブスタンスPの分解酵素である。ACE阻害薬によりACEが不活化すると，代わりにNEPの活性が上昇する。このNEPはアミロイド蛋白の分解酵素でもあるため，結果としてアミロイド蛋白も分解が進み，ADの発症が抑制されることとなる。なお，咳などの副作用に注意が必要である。

E．第三世代の種類と作用機序[5,7,8]

1．抗炎症薬

抗炎症薬によるアルツハイマー病の進行防止作用は，COX2阻害作用で，ミクログリアの活性を抑制し，フリーラジカルやサイトカインの放出を抑えるものである（図69）。

また，抗炎症薬にはAβx-42産生を直接抑制する作用があり，γセクレターゼへの作用と考えられている。この作用をもつ抗炎症薬は，イブプロフェン（イブプロフェン），インドメサシン（インダシン），フルルビプロフェン（ロピオン），スリンダク（クリノリル）などである。他方，Aβ産生の抑制はない抗炎症薬も存在する。具体的には，ジクロフェナク（ソファリン，ボルタレン），ナプロキセン（ナイキサン），セレコキシブ（未発売），メロキシカム（モービック）などであるが，両者の作用機序の違いは不明である。

2．コレステロール降下薬

神経細胞膜には，グリコスフィンゴリピド

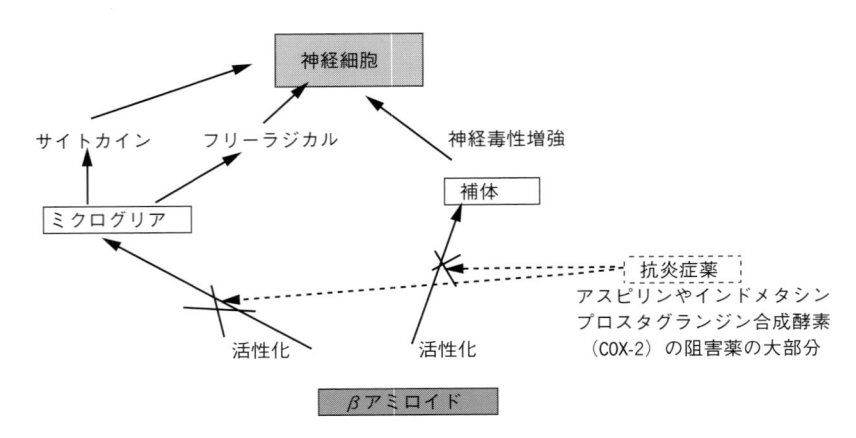

図 69　抗炎症薬の作用（酸化ストレス等の抑制）
宮永和夫：抗痴呆薬の効果と今後の展開．痴呆介護．5(2)：56-64, 2004. より引用

やコレステロールの部分に対応した，界面活性剤に対する不溶性の膜部分があり，リピッド・クラフト（いかだの意味）とよばれる。この部分には，アミロイド前駆体蛋白，$A\beta$，γ セクレターゼ，β セクレターゼが存在し，$A\beta$ の β 分裂が起こるといわれる（ちなみに，α セクレターゼはこの部分には存在しない）。そのため，総コレステロールを低下させると，コレステロールを含むリピッド・クラフトの大きさが減少する結果，γ セクレターゼや β セクレターゼ活性が低下し，逆に α セクレターゼ活性が増強して，水溶性の αAPP を増加させることになる。ロバスタチンとプラバスタチン（メバロチン）にはAD発症抑制効果があるとされているが，アトルバスタチン（リピトール）とシンバスタチン（リポバス）については第Ⅲ相試験中である。

3．性ホルモン

エストロジェンは α セクレターゼ活性の亢進と抗酸化作用がある。閉経直後からのエストロジェンの早期投与はADの発症を減少させるが，高齢になってからの投与は効果が少ないといわれる。これは，年齢と共にエストロジェンに対する反応性が減弱することが原因といわれる。ただし，エストロジェンによる治療トライアルは，乳ガン発症率を高くするという理由で，米国においては中止されている。

近年，抗ゴナドトロピン製剤（leuprolide）もADに有効との報告がある。

4．その他

現時点（2006年）で，GABAアゴニスト（AC-3933, NGD97-1），細胞保護因子（Cerebrolysin, Xaliproden, Zanapezil），Zn-Cu キレート剤（Clioquinol），フリーラジカルスカベンジャー（T-588），ニコチン受容体アゴニスト（GTS-21），MAO-B拮抗薬（Rasagiline, SL25.1188）などが，AD治療薬として第Ⅱ～Ⅲ相試験中である。

F. 今後の薬物（第四世代）[5,7]

1. ワクチン療法

　ワクチン研究の発端は，変異型ヒトアミロイド前駆体蛋白（APP）発現マウスにAβ42の注射で抗Aβ42抗体作成を試みていたところ，アミロイドの新規沈着防止と，沈着したアミロイドの除去が認められたことに始まる。マウスへの有効性が確認された後，ヒトに対して合成Aβ42（Betabloc）による臨床治験が開始されたが，2002年，第II相試験段階で脳炎と髄膜炎患者が15名ほど発生したため，中止になった。しかし，脳炎患者の剖検例でアミロイド沈着の防止が確認されたことなどもあり，現在は接種方法や抗原が変更されて，再度新たな臨床治験が開始されている。具体的には，Aβ42のN（1-11）部位のペプチドによるワクチン療法（注射，経口，経鼻）と，作成された抗体の投与（受動免疫）である。

2. βないしγセクレターゼ阻害剤

　γセクレターゼ阻害剤（SL65.102）が第II相試験に入っている。しかし，Notchなど他の蛋白にも影響を与え問題が生じる可能性があるため，今後はβセクレターゼ阻害剤の研究が中心となると思われる。

3. アミロイド重合阻害剤

　Neurochem社のAlzhemedが米国で第III相試験に入っている。

〈参考〉
　タウの繊維化の阻害化合物として，ポリフェノール，ポルフィリン，フェノチアジン系が知られているが，これらはβアミロイドの凝集も共に阻害するという（Taniguchi S, Suzuki N, Masuda M, et al.: Inhibition of heparin-induced tau filament formation by phenothiazines, polyphenols, and porphyrins. J Biol chem 280：7614-23, 2005）。

G. 周辺症状（認知症の行動心理学的症候：BPSD）に対する薬剤[2]

　BPSD（Behavioral and Psychological symptoms of Dementia）には，興奮，暴力，徘徊や自傷行為などの行動障害，うつなどの感情障害，幻覚や妄想などの精神症状が含まれる（表76参照）。

1. 行動障害に対する薬物

　薬剤使用のおもな目的が行動抑制となるため，転倒などの副作用を伴うことが多い。ただし，衝動的なものや精神症状を伴うものなどについては，比較的少量の抗精神病薬で有効なことがある。なお，抗精神病薬の中で非定型とは，現時点ではリスペリドン，クエチアピン，オランザピン，ペロスピロン，アリピプラゾールの5種類をいう。

1）易怒や興奮状態
　抗不安薬，抗精神病薬（ベンズアミド系，ブチロフェノン系や非定型）やカルバマゼピンを使用する。一時的な抑制には，睡眠薬による鎮静も有効である。

表76　BPSDと使用可能な薬物

薬物 標的症状	抗精神病薬 定型	抗精神病薬 非定型	抗うつ薬 三・四環系等	抗うつ薬 SSRI SNRI	抗不安薬	睡眠薬	脳循環改善薬	その他
1. 興奮・易怒	◎	◎	×	○	○	○	△	カルバマゼピン
2. 叫声，大声	◎	◎	×	―	○	○	△	カルバマゼピン
3. 徘徊	◎	○	×	×	○	○	○	
4. うつ状態								
a. 抑うつ気分	×	△	◎	◎	○	○	○	メチルフェニデート
b. 意欲低下	△	○	◎	◎	○	×	○	甲状腺剤
c. 不安・焦燥	○	○	△	○	◎	○	△	カルバマゼピン，バルプロ酸
d. 身体症状	△	△	◎	○	○	×	△	漢方薬
5. 心気症状	○	○	○	○	○	△	×	
6. 幻覚	◎	○	×	―	○	○	△	
7. せん妄	○	○	○	○	△	○	○	水分補給
8. 妄想	○	◎	○	○	△	△	△	
9. 睡眠障害	○	○	○	○	○	◎	△	抗ヒスタミン薬，漢方薬，光療法

◎：著効，○：有効，△：一部有効，×：無効ないし悪化，―：使用経験なし

2）無為や意欲低下
脳循環改善薬，抗うつ薬または覚醒剤を使用する。

3）暴力行為
抗精神病薬（ブチロフェノン系，フェノチアジン系や非定型）やカルバマゼピンを使用する。

4）叫声，奇声や大声
抗精神病薬（ベンズアミド系，ブチロフェノン系やフェノチアジン系）を使用する。

5）自傷行為
抗精神病薬（ベンズアミド系，ブチロフェノン系，フェノチアジン系，非定型）やカルバマゼピンを使用する。軽度の場合，抗不安薬のみで有効のこともある。

6）性的逸脱行為
抗精神病薬（クロルプロマジンやプロメタジン）を用いて，性的欲求を抑制する。

7）徘徊
認知障害によるもの，常同的なもの，衝動的なもの，無目的なもの，精神症状（幻覚妄想）を伴うものなどに分類される。原則として，薬物使用より場所を危険のない状態にして自由に徘徊させるなど環境整備の方がよい。無断離院や無断外出などで，行方不明に

なったり，体力の消耗が激しいなど患者に有害な徘徊については，抗不安薬，抗精神病薬（ブチロフェノン系や非定型）やカルバマゼピンを使用する。

2．感情障害に対する薬物

1）うつ状態

器質性・非器質性にかかわらず，使用薬剤は同じである。しかし，器質性疾患の場合，副作用（抗コリン作用）の弱い抗うつ薬（四環系，SSRI，SNRI）を使用する方がよい。また，意欲低下が中心症状の場合には，レボドーパ，メチルフェニデートや甲状腺剤を併用する。なお，身体症状が目立つ場合，柴胡加竜骨牡蠣湯（イライラ感や意欲低下），補中益気湯（全身倦怠感），抑肝散ないし抑肝散加陳皮半夏（イライラ感），六君子湯（食欲不振，胃腸症状）や加味帰脾湯（不眠）などの漢方薬が有用である。

2）不安・焦燥状態

抗不安薬を少量より使用する。少量の抗不安薬でもふらつきや眠気などの副作用が目立つ場合は，漢方薬の柴胡加竜骨牡蠣湯，抑肝散ないし抑肝散加陳皮半夏を使用する。また，強い焦燥感（イライラ感）がある場合は，抗精神病薬（フェノチアジン系やベンズアミド系）や抗てんかん薬（バルプロ酸，カルバマゼピン）を抗不安薬と併用する。まれに睡眠薬を日中に使用する場合もある。

3）心気状態

うつ病圏内か神経症圏内か鑑別困難なことが多いため，最初より抗不安薬と抗うつ薬の併用を試みることもある。難治性の場合，抗精神病薬を使用する。また，咽喉頭異常感には半夏厚朴湯，口内乾燥感や口渇感には，白虎加人参湯や麦門冬湯，しびれ感には牛車腎気丸や八味地黄丸など漢方薬が有効なことがある。

3．幻覚症状に対する薬物

1）幻覚

使用薬物の種類は統合失調症と同じである。しかし，薬物動態を考慮して，投与量は，統合失調症患者の1/4より開始し，効果をみながら通常量の範囲まで2週間ごとに漸増する。抗精神病薬は，ブチロフェノン系，ベンズアミド系や非定型を使用する。なお，抗パーキンソン薬は，せん妄を起こす可能性があるため，最初からは使用せずに，パーキンソン症状（手指振戦，四肢の筋強剛，流涎）が出現してから使用しても遅くない。

2）幻視

覚醒レベルの低下と考え，脳代謝賦活薬やメチルフェニデートを上記の抗精神病薬に併用する。単に，水分補給で改善することもある。

4．妄想状態に対する薬物

1）物とられ妄想，被害妄想，嫉妬妄想，替え玉妄想

ベンズアミド系，フェノチアジン系や非定型の抗精神病薬を使用する。効果が不十分の場合は，抗不安薬を併用する。

2）微小妄想（貧困妄想，罪業妄想）

抗うつ薬を使用するが，症状が強い場合は，抗精神病薬を併用すると効果がある。

表77 使用する薬物の投与量とおもな副作用

向精神薬と投与量（mg）	転倒などの危険な副作用
1．抗精神病薬	
1）フェノチアジン系： 　クロルプロマジン（12.5-75），レボメプロマジン（5-75），プロクロルペラジン（5-15），パーフェナジン（2-12），フロフェナジン（0.5-3）	錐体外路症状，脱力・倦怠感，眠気，視力調整障害，低血圧
2）ブチロフェノン系： 　ハロペリドール（0.75-9），フロロピパマイド（30-150），ブロムペリドール（1-9）	
3）ベンズアミド系： 　スルピリド（30-300），チアプリド（25-150）	
4）非定型 　リスペリドン（0.5-3），クロチアピン（12.5-150），ペロスピロン（2-12），オランザピン（3-10），アリピプラゾール（1.5-6）	
2．抗うつ薬	
1）四環系： 　テトラミド（5-30），セチプチリン（0.5-3），マプロチリン（10-30）	倦怠感，錐体外路症状，起立性低血圧，眠気，めまい，ふらつき，視力調整障害
2）三環系： 　クロミプラミン（10-75），アモキサピン（10-60），ドスレピン（50-150）	
3）SSRI 　パロキセチン（5-30），フルボキサミン（12.5-75）	傾眠，めまい
4）SNRI 　ミルナシプラン（7.5-75）	起立性低血圧，ふらつき感，立ちくらみ，視調節障害
3．抗躁薬	
1）リチウム（100-600）	振戦，めまい，脱力感，失調，意識障害
2）カルバマゼピン（50-300）	ふらつき，眠気，めまい，運動失調，脱力感，立ちくらみ
4．抗不安薬	
1）ベンゾジアゼピン系： 　ジアゼパム（2-15），クロキサゾラム（2-6），ロラゼパム（1-6），ロフラゼペイト（1-2）	眠気，ふらつき，めまい，脱力感，低血圧，視力障害，運動失調，筋痛
2）チエノジアゼピン系： 　クロチアゼパム（5-15），エチゾラム（0.5-3），など	
3）その他の抗不安薬： 　抑肝散（2.5g-7.5g），柴胡加竜骨牡蠣湯（2.5g-7.5g），半夏厚朴湯（2.5g-7.5g）	ミオパチー（脱力感，四肢けいれん）
5．睡眠薬	
1）短時間型： 　ブロチゾラム（0.25-0.5），ゾピクロン（7.5-20），トリアゾラム（0.125-0.5），ゾルピデム（5-20），など	眠気，ふらつき，めまい，脱力感，運動失調，動作緩慢，脱力感
2）長時間型： 　フルニトラゼパム（1-2），エスタゾラム（0.5-3），クアゼパム（7.5-15）など	
6．その他の向精神薬	
1）メチルフェニデート（10-20）	不眠，眠気，めまい，振戦，攻撃性，常同行動，倦怠感
2）レボドパ（50-300）	せん妄，不眠，眠気，めまい，ふらつき，起立性低血圧，視覚異常，筋肉痛
3）アマンタジン（50-150）	せん妄，めまい，起立性低血圧，脱力感，歩行障害，けいれん

〈注意〉各薬物の括弧内には認知症患者への薬物の使用適量を示した。
宮永和夫：転倒予防に配慮した高齢者への薬物療法．総合リハビリテーション．32(3)：220-224, 2004．より引用。

5. 睡眠障害に対する薬物

睡眠障害では，入眠障害，早朝覚醒を区別せず，血中半減期の短い睡眠薬を使用する。少量投与でも眠気や脱力などの副作用が認められる場合は，抗ヒスタミン薬や加味帰脾湯で代用する。重度の入眠ないし熟眠障害が認められる場合，血中半減期の長い睡眠薬や抗精神病薬（チアプリドや非定型の少量）を使用する。なお，就寝時にのみ睡眠薬を服用すると，投与量が多くなり，夜間覚醒時や起床時に，ふらつきなどの副作用がみられる場合，日中に少量の向精神薬（抗不安薬，抗精神病薬，加味帰脾湯）を投与し，就寝時は睡眠薬の投与を少量に留める方がよい。

H. ADL に関連した副作用[6]

1. 向精神薬の副作用

抗精神病薬では，錐体外路症状，脱力・倦怠感，眠気，視力調整障害，低血圧，抗うつ薬では，倦怠感，錐体外路症状，起立性低血圧，眠気，めまい，ふらつき，視力調整障害，抗不安薬では，眠気，ふらつき，めまい，脱力感，低血圧，視力障害，運動失調，筋痛，睡眠薬では，眠気，ふらつき，めまい，脱力感，運動失調，動作緩慢，脱力感などの副作用がみられる（表76）。

2. その他の薬物の副作用

向精神薬以外に，常用される薬物の副作用を示す（表78）。脱力感，めまい，眠気などに注意が必要である。

表78 その他の薬物とリハビリに関係する副作用

日常使用される薬物	転倒などの危険な副作用
1) 抗潰瘍薬：シメチジン，ラニチジン，ファモチジン	けいれん，眠気，めまい，錐体外路症状，筋肉痛
2) 抗コリン薬：トリフェキシフェニジール，ピペリジン	せん妄，めまい，視力調整障害
3) 解熱薬：インドメタシン	眠気，ふらつき，めまい，脱力感，疲労感
チアラミド	めまい，ふらつき，眠気
4) 鎮痛薬：ペンタゾシン	意識障害，脱力感，めまい，ふらつき，傾眠，酩酊感
5) 抗生物質：イミペネム	けいれん，めまい
6) 降圧薬：レゼルピン	錐体外路症状，抑うつ，眠気，めまい，起立性低血圧
7) ホルモン薬（女性ホルモン）	倦怠感，めまい
8) 甲状腺剤（チラジン）	振戦，めまい
9) 抗ヒスタミン薬：ヒドロキシジン，ジフェンヒドラミン	眠気，めまい，倦怠感

引用文献

1) Fakouhi TD, et al.: Evaluation of cycloserin in the treatment of Alzheimer's disease. J Geriatr Psychiatry Neurol 8 (4): 226-30, 1995.
2) 若年痴呆研究班編: 若年期の脳機能障害介護マニュアル. ワールドプランニング, 2000.
3) Mangoni A, et al.: Effects of a MAO-B inhibitor in the treatment of Alzheimer disease. Eur Neurol 31 (2): 100-7, 1991.
4) 宮永和夫: 事例で学ぶ痴呆老人の行動障害へのアプローチ. 医薬ジャーナル社, 2003.
5) 宮永和夫: 抗痴呆薬の効果と今後の展開. 痴呆介護. 5 (2): 56-64, 2004.
6) 宮永和夫: 転倒予防に配慮した高齢者への薬物療法. 総合リハビリテーション. 32 (3): 220-224, 2004.
7) 宮永和夫: 認知症高齢者の薬物療法. 通所けあ 3 (4): 32-40, 2005.
8) Ohrui T, et al.: Geriatr Gerontol Internat, 4: 123, 2004.

〈参考　非定型抗精神病薬と認知機能〉

	注意 Attention/ viligance	語流暢性	遂行機能 Reasoning/ problem solving	作動記憶 Working memory	視覚性記憶 Visual learning	言語性記憶 Verbal learning
クロザピン (クロザピン)	＋	＋	＋	－	－	＋
オランザピン (ジプレキサ)	－	＋	＋	－	＋	＋
クエチアピン (セロクエル)	＋	＋	＋	－	－	－
リスペリドン (リスパダール)	＋	－	＋	＋	＋	＋
ペロスピロン (ルーラン)	？	？	＋	？	？	？
アリピプラゾール (アビリフィー)	？	？	？	？	？	？

注意：＋は薬理作用あり，－はなし，？は不明。

II. 非薬物療法

A. 概論

薬物治療が有効な場合は，改善状態が2年ほど続く．しかし，同時に非薬物療法による介入を行うと，さらに改善が見込めたり，進行が遅延する可能性があるといわれる．非薬物療法には，①ライフスタイルの改善，②認知・身体リハビリテーション，③食物摂取などがあげられる（図70）．

B. ライフスタイルの改善

血管性認知症（VD）の発生は，脳血管障害（脳梗塞や脳出血）によって血流が停止

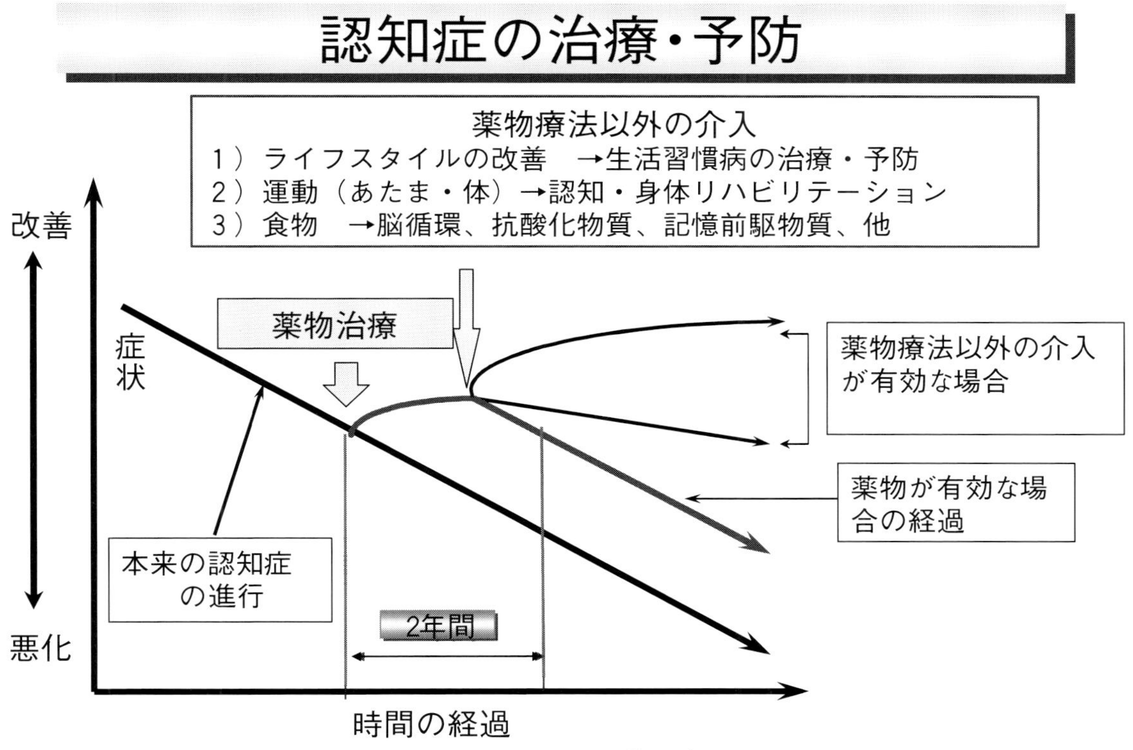

認知症の治療・予防

薬物療法以外の介入
1）ライフスタイルの改善 →生活習慣病の治療・予防
2）運動（あたま・体）→認知・身体リハビリテーション
3）食物 →脳循環，抗酸化物質，記憶前駆物質，他

図70 認知症の非薬物療法
群馬県もの忘れ検診プロジェクト委員会：もの忘れ検診と予防事業，2006．

し，神経細胞が酸素欠乏や栄養不足に陥って死滅することにある．VDは障害される血管の部位や分布により種々に分類されるが，脳血管の障害に統一される．そのため，VDの予防には，脳血管障害の原因となる各種の生活習慣病（高血圧，糖尿病，高脂血症，肥満）の治療や予防がもっとも重要な因子となる．すなわち，**生活習慣病を予防する食物類の摂取は結果としてVDを予防する**ことに繋がる．また，VDの進行抑制も脳血管障害の再発防止であるため，生活習慣病の予防と同一となる．

他方，ADなどの異常蛋白蓄積病は，蓄積した異常蛋白の面からでなく，それに曝される神経細胞の面からみると，別の機序がみえる．すなわち，神経細胞の変性や消失は，すでに述べたようにβアミロイドに誘発されたミクログリアの活性化によるフリーラジカルやインターロイキンなどのサイトカインの発生，および凝集した老人斑以前のアミロスフェロイド（真球状物質Aβ40,42）の細胞膜への付着が原因とされる．そのため，ADの根本的な治療はβアミロイド除去が第一である．しかし，**細胞膜を強化して毒性に対抗することで，神経細胞の機能保持を図る可能性がある．**これは，脳血管の血流を保ち，脳細胞に有用な酸素と栄養を摂取することを意味する．この結果，脳血管障害の原因となる生活習慣病の治療や防止は，間接的ではあるが，ADなどの蛋白蓄積病にも有効な療法となりえる．

さらに，生活習慣病を治療ないし予防するために効果的な食物摂取も重要である．これには，血管拡張作用のある食物（ココア・キノコ＝フラボノイド，赤ワイン＝ポリフェノール），血流の凝固を阻害する食物（納豆＝ナットウキナーゼ，青魚＝EPA・DHA）および血管の狭窄を防止する食物（緑黄色野菜＝食物繊維，オリーブ油・菜種油＝多価不飽和脂肪酸）などがある．

C. 脳を健やかに保つ10ヵ条（表79）

米国アルツハイマー協会は，2006年度に**表78**のような脳を守る呼びかけをしている．これは，ヒトの健康は脳の健康と等しいこと，また，脳の健康を保つには，①生活習慣病の予防，②抗酸化物質等の栄養，③身体の運動，④頭の体操，⑤社会参加，⑥怪我の防止，が大切とまとめている．

D. 認知リハビリテーション

以下に概要と具体的内容を分けて述べた．

1. 記憶障害の訓練[2～5]

記憶障害に対するリハビリテーションには，見当識訓練や反復訓練が用いられる．重度の場合は，外的代償法を指導する．

1）記憶障害の治療方略
Wilson & Moffat, 1984による記憶障害の治療法を**図71**に示した．

2）各論
　a．見当識（RO：reality orientation）訓練

日時，場所，周囲の事物，個人的な出来事などを教えたり，問いかけたりして，注意や

表79 脳を健やかに保つ10ヵ条

1. 頭を第一に：健康は脳から始まります。脳は身体の中でももっとも大切な臓器の一つです。脳を大切にしましょう。
2. 脳の健康は心臓から：心臓によいことは脳にもよいのです。心臓病，高血圧，糖尿病，および脳卒中の予防に役立つことを毎日続けましょう。これらの病気があるとアルツハイマー病になるリスクが高くなります。
3. 測定値を大切に：体重，血圧，コレステロール，および血糖の測定値を望ましい範囲に保ちましょう。
4. 脳によい栄養を：脂肪が少なく，抗酸化物質を豊富に含む食品を摂りましょう。
5. 身体をよく動かそう：身体の運動によって，血流がよく保たれ，脳細胞の新生が促進される可能性があります。「1日に30分歩く」といったように，できることからやってみましょう。身体と心の両方が活動的になります。
6. 心に適度な刺激を：脳をよく働かせることによって，脳の活力は増加し，脳細胞同士の連絡が強化されて脳の予備能が高まります。読み書きをする，ゲームを楽しむ，新しいことを学ぶ，クロスワードパズルを解くなどが推奨されます。
7. 人とのつながりを：身体的，心理的，ならびに社会的要素が組み合わさった余暇活動に参加することが，認知症の予防に**もっとも役立つ方法**かもしれません。人付き合いを大切にして会話を楽しみ，ボランティア活動，クラブ活動，学習会などに参加しましょう。
8. 頭の怪我に注意！：頭の怪我は要注意です。自動車のシートベルトをする，転ばないように家の中を整頓する，自転車に乗るときはヘルメットをかぶるなど，あなたの頭を守ることが大切です。
9. 習慣を見直そう：不健康な習慣は改善しましょう。喫煙，過量の飲酒，および不正に取引される薬物の使用は止めましょう。
10. 将来のために今日から：あなたの将来を守るために今日からできることがあるはずです。

布村明彦 訳：10 ways to maintain your brain. © 2006 Alzheimer's Association. All rights reserved. アンダーラインは著者が加えた。

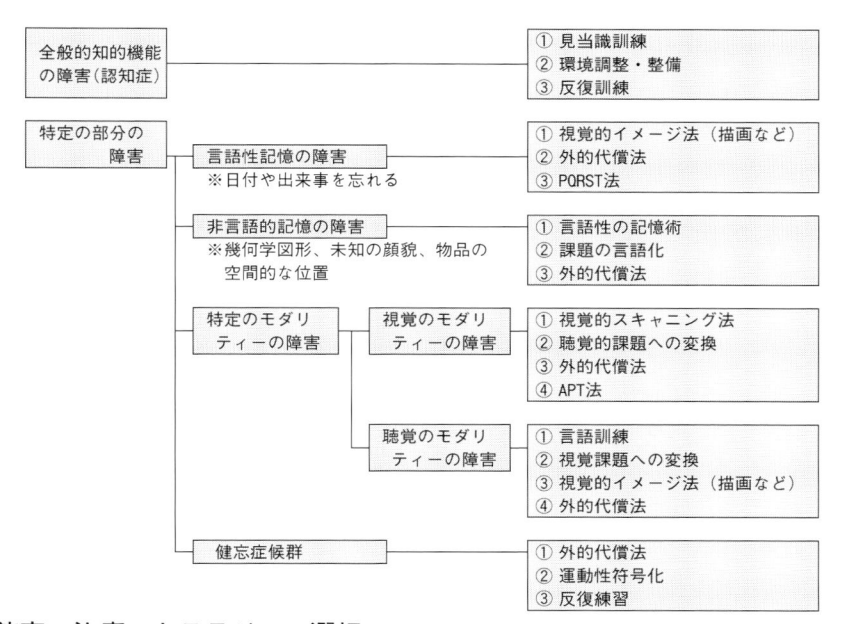

図71 記憶障害の治療ストラテジーの選択

布谷芳久：認知リハビリテーション．松下正明総編集，臨床精神医学講座 S 2巻記憶の臨床，p 435，中山書店，東京，1999．の内容をもとに作成した。
Wilson, B.A. & Moffat, N. (1984). Rehabilitation of memory for everyday life. In : J.E. Harris & P. E. Morris (Eds.). Everyday memory, actions and absentmindedness. London : Academic Press.

b. 内的記憶

関心をもたせるもの。

他の手段を使わず，自分の頭の中だけで覚えやすいように工夫すること。具体的には以下の方法がある。

(1)反復練習（リハーサル）
　ⅰ）入力に障害がある場合
　　・覚えなければならない情報を簡素化したり，組織化（カテゴリーに区別）する
　　・入力（記憶しなければならない）量を減らす
　　・理解しているか，直後に反復させる
　　・新しい情報は，すでに知っている事柄と結びつける（連想の形成）
　　・少ない時間で頻回に繰り返す
　ⅱ）貯蔵に障害がある場合（練習や内容を反復する）
　ⅲ）検索に障害がある場合
　　・多くの異なった場面で覚える（文脈や状況依存的な記憶）
　　・手掛かりを示す

(2)視覚的方略
　ⅰ）イメージ法（ペグ法 peg-type mnemonics）
　　・音韻の類似，音声の類似，場所の利用などを手掛かりとして，覚える内容を一組のものとして学習する。
　ⅱ）場面法（method of loci）
　　・居間や玄関などの場面と記憶項目を関連づける。想起の際に，一連の場面を辿ることで，項目を思い出しやすくする。
　ⅲ）出来事回想法（mental retracing of event）
　　・過去の出来事や活動を頻回に回想することで，最近の出来事を想起し，見当づけやすくする。

(3)言語的方略
　ⅰ）PQRST法：予習（Preview＝記憶すべき文章に目を通し，キーワードや重要な文章を取り出す），質問（Question＝前段階で取り出した重要な文章や点が答えになるような質問を自分で作成する），精読（Read＝質問を念頭に置きながら，もう一度文章を注意深く読む），記述・陳述（State＝質問に対する答えを言う），テスト（Test＝実際に自分で答えを書き出し，文章を理解したかを，設定した質問に十分答えたかをチェックする）の頭文字をとったもので，この順序に従ってテキストの内容を記憶する。
　ⅱ）物語創造（method of forming a story）

〔1口メモ〕学習方略とは

1.	ミクロ方略	
	①リハーサル	→単純に反復
	②緻密化	→他の出来事と関連づける
	③体制化	→内容の整理，要約
2.	マクロ方略	
	①深い処理	→学習する内容相互の関係づけ，学習する内容と既有知識との関係づけ
	②浅い処理	→単純な反復などによる学習内容の記憶

- ランダムに並んだ一続きの単語を順序通りに覚える。具体的には，〔歴史の年号など→いい国（1192）作ろう〕など。または単語を結びつけて物語りを創作する。

iii) 韻踏み（rhymes）
- 語呂合わせ（電話の番号の記憶，買い物リストの記憶）で覚える。

iv) 手掛かり消去法（vanishing cue method）
- 断片的な単語の完成や単語の同定を通じて学習する。

v) 語頭文字記憶術（first-letter mnemonics）
- ペグ法に類似。

(4) 間隔伸張訓練（expanded retrieval practice）

短い保持時間の後，テストをして想起が成功したら，その後の保持時間を徐々に延長していく訓練。2分，4分，8分，16分，30分，1時間，2時間，4時間と続く。一定の保持時間を3回連続して成功したら，次にいく。

c. 外的代償法

覚えるために道具を利用すること。具体的には以下の方法がある。

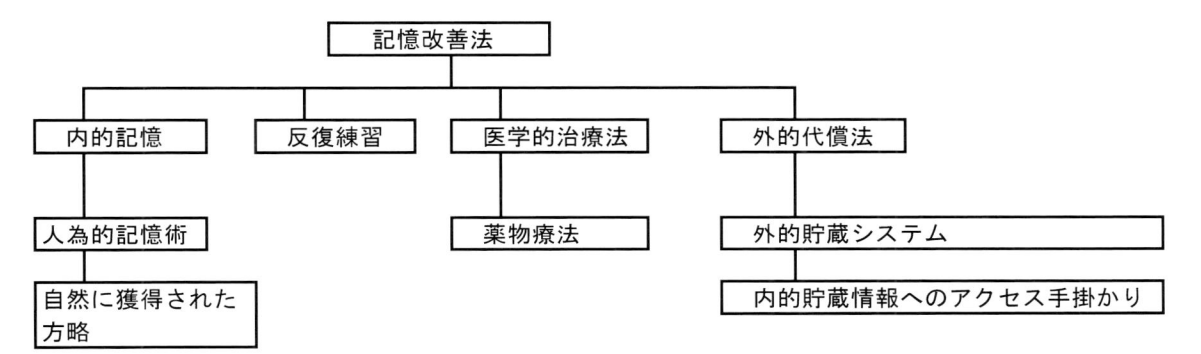

図72 記憶障害の治療の選択

〔1ロメモ〕行動論的プログラムは次のようになる。

a. 改善すべき行動を具体的に示す。「人の名前が覚えられない」，「道順を記憶できない」など。
b. 治療のゴールや目的を明確にする。「30分ごとにノートをチェックすることを教える」など。
c. 最初に障害の評価をしっかりと取る。また，関与する要素も詳細に分析すべきである。「ストレスは症状を悪化させるか」，「リラクゼーションの訓練の適応はあるか」など。
d. その人にもっとも適した治療法略を決める。
e. 治療計画を立てる。
①どの特定の方略を使うか ②誰が訓練するのか ③いつ，どこで訓練するか ④どのような訓練を行うか，頻度は ⑤その課題を達成できたらどうするか ⑥その成功自体が十分な報酬になるか ⑦さらに強化は必要か ⑧成功したことをどのように測定するか ⑨課題に失敗した場合はどうするか ⑩また，その事実を知らせるか，知らせないか，あるいは正解を教えるのか ⑪誰が記録するか，治療者か，患者か，家族か
f. 治療を開始する。

(1)情報の外的貯蔵システム

メモを取ったりチェックする（メモ帳＝記憶ノートを利用する）。
- 日記は日々の出来事を記入
- 備忘録：住所，電話番号
- 予定表
- 訓練経過表：経過を記入

(2)内的貯蔵情報へアクセス手掛かり

ある行為をしたり思い出すために，シグナルを利用する（キッチンタイマー，アラーム付き手帳で約束事を思い出す）。

2．注意障害の訓練[3〜5]

注意障害は，障害の種類にかかわらず，反復刺激・練習が有効である。

1) 注意の容量の低下（注意の困難さ：覚醒の障害）→ 励ましや強化時に，注意の変動や傾眠がみられる。活動性，関心，自発性，忍耐性の欠如が，意欲低下と取られる。
2) 注意の転導亢進（注意の維持・持続の障害，注意の範囲が狭い）
   a. 注意の維持・持続の改善　注意の転導を調整するために　→反復刺激
   b. 注意の範囲の拡大　→反復刺激
3) 選択的注意の障害（課題間で注意を分割することの障害）

   訓練は反復刺激，外的代償（チェックリストの使用），内的代償（自己教示―言語的自己教示法）を用いる。
4) 注意制御システム：弁別的注意（※遂行機能障害の方法と同じ）
   a. 時間的優先順位や組織化の障害
   　　　　　　　　　→誤りのない学習
   b. 自動的行為系列の喪失
   　→①行動の習慣的系列（活動単位）の確立
   　→②外的代償（チェックリストの使用）
   　→③内的代償（自己教示―言語的自己教示法）

3．遂行機能障害の訓練[3]

遂行機能障害の訓練では，意欲や興味などの心理・感情面も併せて考慮する必要がある。

1) 自己教示法

以下の一連の過程を言語化すること。
   a. 課題解決の手順の計画
   b. 実行手順の具体的な言語的叙述
   c. 実際の解決行動

〔1ロメモ〕AD（アルツハイマー病）の記憶，注意と遂行機能の障害について

1. 意味記憶が障害される。とくにカテゴリーの流暢性が早期ADの発見に感度がよい。また，絵の命名，言語と絵のマッチング，絵の分類，語の定義なども検査として用いられる。
2. 注意障害は選択的注意障害が最初の症状になることが多い。検査は，Stroop testを用いる。また，分割的注意障害は進行時にみられる。検査はTrail making testやDigit spanを用いる。持続（覚醒）性注意障害も進行時にみられる。検査は，D-CATや内田クレペリンで速度と正確さをみる。
3. 遂行機能障害は，新しい活動の計画がレーベンマトリックス，迷路，WCSTで，活動の選択と監視はハノイの塔，Trail-makingにて検査する。

2）問題解決訓練法

以下の各段階を細分化した後，明確に意識化して，実行する訓練方法。

　a．問題の分析
　b．問題の解決
　c．解決法の言語的叙述
　d．結果の評価と検討

E. 具体的なリハビリテーションの内容と意味づけ[1]

1．音読・写字
　　（記憶や集中力の増強）

新聞，歌集，百人一首，写経（般若心経などの経文）を，声を出して読む，内容などを書き写す。

2．文字や数字のチェック
　　（注意力の増強）

新聞の紙面上で，ア行（ア，イ，ウ，エ，オ）の文字に○を付けたりする。

3．名前（語の流暢性を増強）

野菜，くだもの，草花，色，動物，鳥などの名前を，いずれもできるだけ多くの単語を，早い速度で言う（通常は20個以上。ただし，10個以上を正常範囲とする）。

4．しりとり（語の流暢性を増強）

こぶた　→たぬき　→きつね　→ねこなどと続ける。

5．25マスの加減算
　　（計算力の増強）

+/−	6	1	4	8	3
5					
2					
9					
7					
4					

+/−	25	17	34	98	60
30					
46					
25					
19					
78					

6．絵合わせ
　　（記憶や判断力などの増強）

絵札，花札，トランプなどを枚数を制限して実施する。

7．ゲーム（総合力の増強）

カルタ，百人一首，麻雀など。

8．文字・数字の逆唱
　　（記憶の増強）

名詞，動詞や形容詞の言葉の逆唱，4桁や5桁の数字の逆唱を行う。

F. 精神療法[10,11,15]

認知症患者には，支持的方法，指示的方法，アクティビティ主導的方法などが勧められる。なお，精神分析的方法の効果は否定的である。

1．一般的な留意点

患者の人生をポジティブに評価するような

アプローチを心がける。疲労しない程度に面接時間は短く，面接場面では，会話の内容は具体的に，かつ治療目標を明確にする。繰り返して話すことも必要である。また，筆談なども用いて，面接内容を確認すべき場合もある。

2. 具体的方法

日本神経学会治療ガイドライン中の「痴呆（認知症）疾患治療ガイドライン」の章として，認知症患者に対する精神療法・心理社会的アプローチがまとめられている。なお，音楽療法，バリデーション，レクリエーション，アクティビティは軽度や中度の認知症高齢者に，また，動作法は重度，回想法は軽度に有効と思われる（表80）。なお，長田は，アルツハイマー型認知症に対する非薬物療法に関するエビデンス（根拠）を調査した結果，記憶や見当識の訓練と音楽療法については「行うことが勧められる＝お勧め度A」と評価をしているが，他の療法には根拠がない（お勧め度C）と，その有効性について懐疑的な意見を述べている。

1）音楽療法（music therapy）[3]

刺激を介した精神療法・心理社会療法に含まれる。音楽のもつ生理的，心理的，社会的働きを応用して，心身の障害の軽減回復，機能の維持改善，生活の質の向上，問題となる行動の変容を目的とする（表81）。音楽療法は，音楽を聞くことにより心身の安定・改善をはかる受容的音楽療法と，患者に実際に楽器を演奏してもらったり，音楽を聴いたりすることで，積極的にストレスの発散や，心身の安定をはかる能動的音楽療法がある（お勧め度B）。

2）回想法（reminiscence therapy）[6,17]

感情を介した精神療法・心理社会療法に含まれる（お勧め度B）。Butler RNが1960年代に，「高齢者の回想は年齢と共に自然に起こることで，老年期を健やかに過ごすために積極的な意味を持つ」と提唱して以来，快適な時間や人生の連続性を実感する機会を提供している。患者の生活史を系統的に聞き，各時代の意味づけを通じて患者の人格の再統合を目指す治療法で，集団で行われることが多い。

表80 精神療法・心理社会的アプローチの対象となる時期

認知症程度の		音楽療法	回想法	動作法	バリデーション	レクリエーション	アクティビティ	RO	記憶訓練
	軽度	○	○	—	—	○	○	○	○
	中度	○	△	○	○	○	△	○	△
	重度	△	×	○	△	△	△～×	△	×
お勧め度		B	B	—	C	A	—	B	A

○は有効，△はやや有効，×は無効，—は実施することが少ないことを表す。また，お勧め度は，日本神経学会治療ガイドラインに基づく。Aは使用が推奨されるもの，Bは使用して有効な場合もあるもの，Cは使用されているが，信頼できるエビデンスが確立していないものである。なお，—はまだ有用性の有無が検討されていないものである。

表81 音楽療法の生理的，心理的，社会的作用

1. **生理的な作用**
   1) 自律神経系に作用し，心身のリラックスを促す。
   2) 身体細胞に作用する。とりわけ，免疫機能の促進効果がある。
2. **心理的な作用**
   1) 人間の感情に同調し，抑圧された感情の軽減を行う。
3. **社会的な作用**
   1) 演奏や歌唱により，感情や内面を音楽に込めて，自己表現できる。
   2) 集団での音楽活動によって，協調性が生まれる。
   3) 人前での自己表現を通じて，失われた自信を回復できる。
   4) 音楽的才能が開花した場合，自己実現へのステップとなる。

村井靖児：精神療法．松下正明総編集臨床精神医学講座第15巻，p 302，中山書店，東京，1999より一部改変して引用。

a. 内容
①故郷をテーマとして，子供の頃住んでいた家の回想などを行う。
②夏休みをテーマとして，学校生活の回想などを行う。
③米研ぎ，洗濯，昔の遊び（お手玉，こま，竹とんぼ）など，患者が昔行っていた遊びの再現を通じて昔を思い出す。作業を用いるため回想的作業療法ともいう。
④昔の品物，アルバム写真，音楽，ビデオを用いて，過去の出来事や家族との生活を思い出す。

b. 効果
以下のような残存機能の活性化，情動の安定化，行動障害の軽減が図られる。
①現実見当識の改善。
②情動機能の回復，意欲の向上，発語回数の増加，表情などの非言語的表現の豊かさの増加，集中力の増大。
③行動障害の軽減，社会的交流の促進，支持的・共感的対人関係の形成，他者への関心の増大。

c. 適応となるレベル
回想法は，認知症患者の程度として，**表82のBとCのレベルに有効**。すなわち，記憶の障害はあるが，言語表現が残っている時期にあたる。

3) **動作法**[9,16]
川瀬によって発案された「からだ」を通じて「こころ」に働きかけていく援助技法。動作を通じて姿勢や緊張に気づき，発達の促進や心身の緊張緩和を図る心理療法として，最初は脳性麻痺や神経症患者に適用されていたが，認知症高齢者にも有効であるとして用いられるようになった。とくに，心身の機能が低下し，存在感や現実感が希薄になり，強い不安を持ち自信を喪失している高齢者に対して実施すると，「こころの活動の仕方」に変化が生じる。

川瀬は動作法の効果と実施法について以下のように説明している。

a. 内容と効果
①患者本人が主体的に課題に取り組む中で，「できる体験」をすることにより，

表82 認知症高齢者の認定レベルに適合したグループ

分類枠			グループ
	記憶	言語	
A.	長期記憶　正常 短期記憶　一部障害	正常	見当識訓練
B.	長期記憶　正常 短期記憶　非常に障害	正常	回想法 口述史
C.	長期記憶　障害 短期記憶　障害	限定された言語 短いセンテンス	回想法
D.	同上	ほとんど言語表現が困難	感覚五感刺激法
E.	同上，ただしグループが不適切	ほとんど言語表現が困難	個別プログラム

野村豊子：回想法とライフレビューその理論と技法．中央法規出版，東京，1998．より一部改変して引用。

能動的で前向きなこころが形成される。
②援助者と一緒に課題を遂行していくことにより，「協調性の促進」，「コミュニケーションの促進」，「他者への信頼感の形成」を図ることができる。

b. 実施法

目標に即して，課題を設定する。課題姿勢には，仰臥位，側臥位，座位，腰掛け位，膝立ち，立位，歩行などがある。これらの姿勢を基本として，さまざまな動作課題がある。援助者が動かすのでなく，常に対象者が主体的に動かすこと，「からだの感じ」に対象者の注意が向くように促す。何を行うかを相手に示しながら導入する。また，相手の体に触れるという点で配慮が必要。一対一での実施，高齢者同志がペアを組んでグループでの実施，などがある。

4）バリデーション療法（確認療法：validation therapy）

感情を介した精神療法・心理社会療法に含まれる。米国のソーシャル・ワーカーのナオミ・ファイルが始めたもので，認知症の患者と疎通を図り，自己評価を回復させる療法をいう。集団で行われることが多く，ゲーム，歌，ロールプレイなどを通じて，共感（バリデーション）しながらコミュニケーションを図りつつ，患者一人一人に，本人が理解され，受け入れられているという感情を抱かせるもの。自尊心の保持，外界からの逃避の減少，未解決問題への補助，独力での生活維持，に効果があるといわれる。しかし，お勧め度はCで，実際の効果については不明。

5）遊戯療法・レクリエーション[3,7]

刺激を介した精神療法・心理社会療法に含まれる（お勧め度A）。遊戯，スポーツなどを通じて，QOLや身体機能の改善を目指す療法で，ストレスの発散や行動障害の減少が図られる。この際，気晴らしを通じて，意欲の向上や対人関係の活性化，生活の質の向上作用が達成される。通常のデイケアやデイサービスで実施されているが，対象者のADLやIADLなどを考慮して，適切なレクリエ

ーションの内容を選択する必要がある（**表83**）。

また，勧める内容も，受動的参加から能動的参加へと対象者の様子をみながら進めていく。

6）アクティビティ（activity therapy：作業活動療法）[8,18]

アクティビティとは，心身や生活全般の活性化をはかること，または主体性を持ち生き生きした状態を引き出す活動をいう。しかし，2002年に作成された認知症疾患治療ガイドラインには記述がない。

認知症患者の場合でも，軽度で自立している時期には，自分自身が能動的に趣味や地域活動を実施している。しかし，自立が困難になり介護が必要な中等度以上になると，介護保険に関連する施設の通所や入所でリハビリテーションや日常生活動作訓練が行われる。具体的には，音楽活動，絵画，書道，園芸，

表83 区分とレクリエーションの内容

区　分		内　容
第1度	視聴覚	テレビ・映画・レコードの鑑賞，見物
	運動	散歩・遠足，体操，輪投げ，縄跳び
	複合機能	俳句，習字，作文，トランプ
第2度	視聴覚	歌
	運動	キャッチボール，卓球，羽根つき，テニス
	複合機能	将棋・碁，トランプ，二重唱
第3度	視聴覚	歌合戦
	運動	とくになし
	複合機能	盆踊り，コーラス，トランプ，ダンス
第4度	視聴覚	演劇，合唱
	運動	野球，バレーボール，ドッジボール
	複合機能	1～3のコンクール

五十嵐良雄：精神科リハビリテーション・地域精神医療．松下正明総編集臨床精神医学講座第20巻，p181，中山書店，東京，1999．より一部改変して引用．

表84 自己参加度

①感じるレベル（受動的参加）	目が動く，耳で聞く，発声する，気配を全身に示す
②認知するレベル（受動的参加）	誰かがわかる，動きがわかる，方向性がわかる，場所がわかる，物がわかる
③感激レベル（受動的参加）	微笑む，歓声，全身や四肢を活発に動かす
④感動の蓄積レベル（受動的参加）	充足感，達成感，満足感の蓄積がある
⑤自発性のレベル（能動的参加）	意思の発見，探索行動，目的的行動（活動だけが目的）
⑥自己実現のレベル	自己価値の認識，自己可能性の発見，自己啓発，発展性

五十嵐良雄：精神科リハビリテーション・地域精神医療．松下正明総編集臨床精神医学講座第20巻，p181，中山書店，東京，1999．より一部改変して引用．

演劇など，種々の活動が実施される．これがアクティビティに当てはまる．この際，介護側の職員に要求されるのは，認知症患者とのコミュニケーションを大切にしつつ，押しつけの活動でなく，本人の生活史，それまでの職業，能力や趣味などの個人情報に基づいて，個人が満足し，かつADLやIADLが維持・改善するようなアプローチをすることである．杉村は作業活動療法の種類を5項目に区分している（表85）．

なお，欧州では，デイサービスやデイユースについて，「障害者市民へのサービスを提供する場ではなく，障害者市民がアクティビティを発揮する場」と説明している．

表86には，アクティビティ・ケアのポイントを示した．①アクティビティの持つ効果や特性を熟知し，対象者や目的にあわせたケアを選ぶこと，②集団の構成（大集団，小集団，個別），組合せ（重症度別，男女，ユニット別）によるグループダイナミックスの効果を考えること，③支援・援助者の高齢者への接し方の意識化，が大切と述べている．

7）認知志向的アプローチ[3]

a. リアリティ・オリエンテーション（RO）

日時，場所，周囲の事物，個人的な出来事などを教えたり，問いかけたりすることで，注意や関心をもたせたり，それらの内容の再認を行う．ただし，認知症患者には，日付や天候などは情報として重要な意味を持たないため，それだけを目指しても意味がないとの意見もある．

b. 技能訓練

排泄，摂食，入浴，着脱衣などのADLについて，繰り返し練習する．

c. 記憶訓練（詳細は前述）

人物や新聞の出来事を思い出させる．

8）その他の療法[3]

a. アニマルセラピー（動物介在療法：AAT：animal assisted therapy）

犬や鳥を飼うことで，感情の安定や社会生

表85　作業活動療法の種類と内容

1. 日常生活活動作療法：残存機能の活用訓練と共に日常生活の自立訓練になる
①食事動作訓練
②排泄動作訓練
③更衣動作訓練
④整容動作訓練
⑤起居・移動動作訓練
2. 日常生活関連動作活動療法：同上
①調理・配膳
②掃除・家屋管理
③選択・衣類管理
④裁縫
⑤買い物
⑥電話・連絡
3. 非生産的作業活動療法：対人交流や活動性低下の改善に用いられる
①レクリエーション
②スポーツ
③趣味活動（音楽，俳句・短歌，生け花など）
④パフォーマンス
⑤その他芸術活動
4. 生産的作業活動療法：実行能力や注意の集中力・持続力の訓練に用いられる
①刺繍・編み物
②革細工
③絵画
④菓子・料理
5. 飼育・園芸
①ペット飼育，②園芸・菜園など

杉村公也：作業活動療法．老年精神医学雑誌．17(7)：742-748，2006．の表を一部改変．

表86 アクティビティ・ケアのポイント

1. アセスメント（評価）する項目
①原因となる疾患名 ②認知症の程度と時間的推移（病歴） ③ICFによる障害の評価（機能・構造障害，活動，参加の面から） ④残存能力の評価 ⑤生活歴 ⑥職業歴 ⑦趣味・特技 ⑧好き嫌い ⑨時代背景 ⑩文化的背景・価値観の評価 ⑪行動障害の原因の評価 ⑫精神的ニーズ（本人の希望）の評価
2. 選択の基本
①個々の目的を持ち，適応水準に合った，生活文化に適したアクティビティの選択とプログラムの組立 ②馴染みある集団作り ③社会参加や自己実現を考えた活動の選択，など
3. 環境の工夫
①生活の場に根ざしたプログラムを作る ②落ち着きのある場所を確保する ③出来た作品の展示など結果が目に触れるような工夫をする，など
4. ケアの事後評価
5. 権利を踏まえた配慮
①アクティビティを選ぶ権利 ②社会参加の機会を持つ権利 ③押しつけのアクティビティを拒否する権利を，それぞれ保障する

来島修志：新・痴呆性高齢者の理解とケア．pp 196-209, メディカルレビュー社，東京，2004. より一部改変して引用。

活の改善がみられることによる。動物介在療法は，医師が治療目標や援助目標を設定し，コーディネーターが最適な動物と動物取扱者（飼い主など）を選んで治療対象者に関わらせ，効果判定をするものである。なお，治療や援助の目標を決めず，慰問的な活動は動物介在活動（AAA：animal assisted activity）という。記憶より行動障害に有用である。

b. 園芸療法（horticultural therapy）

厚生省系は「園芸療法」だが，農林水産省系は「園芸福祉」，文部科学省系は「園芸セラピー」という。従来の園芸活動を越え，園芸を手段として，身体や心のリハビリや癒しへの手法として有効に活用することを目ざすものである。認知症者に対しては，①適度な運動を伴う作業（運動不足の解消，筋力の低下の予防），②仲間との会話を促す共同作業（社会性の維持），③収穫の楽しみのある，将来を期待する作業（生きがい），④収穫物の利用（販売，料理，他）を伴う作業（生活能力の維持，自己評価）などの意味をもつ。

c. 光療法

起床後2時間ないし食事時間に，光照射（2000ないし3000ルクス）を行う。睡眠障害，せん妄状態，食思不振とともに，記憶障害も改善するという報告がある。

G. 運動療法（身体リハビリテーション）[1]

1. 身体リハビリテーションの意味づけ

身体への適切な刺激が，脳全体を刺激することによる。通常，散歩，体操，スポーツなどは，脳全体の覚醒度を高め，脳血流量を増加させるとともに，脳全体の再統合を促進する。また，音楽，歌，カラオケなどは，認知症では障害されにくい部位が関与するため，その部位を通じて他の脳部位に刺激を与える。

2. 具体的な内容

1) 後出しじゃんけん（室内）
    a. 同じものを出す　　グー　→グー
    b. 勝つものを出す　　グー　→パー
    c. 負けるものを出す　グー　→チョキ

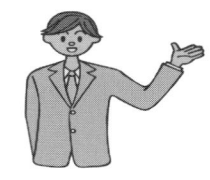

2) 手足の運動（室内）
    a. グーパーグーパー（手の開閉）
       左右同時　→左右交互
    b. 指体操
       屈曲伸展→左右1つずつズラス
    c. 左右非対称な動昨
       手と上腕の運動
    d. 豆うつし
       箸で別の皿に豆を移す
    e. リボン体操
       リボンを付けた棒を振り，リボンを地面に付けない
    f. ボール投げ
       大きいもの（ビーチボール）→小さいもの（ゴムマリ）
    g. 片足跳び
    h. 両足でのジャンプ

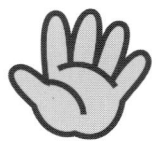

3) リズム（室内：腰掛けて行う）　2拍子から4拍子まで，歌いながら行う。
    例：坂本九の「幸せなら手をたたこう」などを使用。
    a. 手拍子
    b. タップ（足）

4) 直線を歩く（室内）
    a. 開眼
       10メートル程度。テープなどで線を書く。
    b. 閉眼
       10メートル程度。テープなどで線を書く。

5) 屋外の運動
    a. ウサギ跳び
    b. 縄跳び
    c. ウォーキング（2〜3km）
    d. 落ち葉や木など材料探し

6) スマートボーリング

7) ゲートボール

8) 音楽
   a. カラオケ
   b. 合唱
   c. 楽器演奏

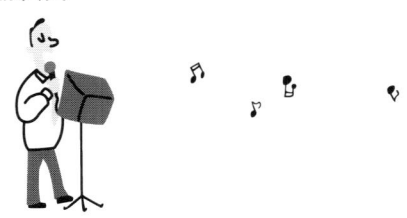

9) 能動的活動の内容
自発性や自己発展性の程度に従って示した。
   a. 絵を描く（認知症の程度は重度も可能）
   ①静物を数点テーブルの上に置き，絵の具で写生する。
   ②絵手紙を書く

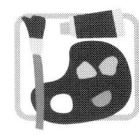

   b. 買い物にゆく（認知症の程度は軽度，中等度）
   ①数個の買うべき品物の内容と個数のメモを渡し，スーパーで本人に買ってもらう
   c. 料理を作る（認知症の程度は軽度，中等度）
   ①料理の手順を調べる
   ②材料と各々の価格を調べる
   ③スーパー以外で購入する場合，どこで買うかを検討する
   ④一番効率的に材料を買うときの，道順を地図上で検討する

   d. 各地の名所・旧跡への旅行計画（認知症の程度は軽度ないしMCI）
   ①目的地と観光目的を決める
   ②交通手段や交通費を調べる
   ③出発から到着までの時間の流れ（タイムスケジュール）を立てる
   ④名物料理や観光地の名産品を調べる

H. 食事療法[1,13,14]

1. 概論

脳に有用な食物は，①脳循環を改善する食物，②記憶を改善する食物，③抗酸化作用を有する食物，④その他に分類される。食物は薬物と同様の薬理作用を有しており，薬食同源である。消化吸収の面からみると，サプリメントよりも食物の形で摂取した方が有効といわれる。

2. 脳循環を改善する食物

1) 多価不飽和脂肪酸（DHA，EPA，αリノレン酸，紫蘇油）

競合作用でコレステロールを低下し，動脈硬化を防ぐ。図73はαリノレン酸より合成されるDHAの経路を示すが，実際の脳では直接食物より摂取されるDHAを利用することが多い。

2) 納豆

成分のナットウキナーゼ（溶解酵素）は抗凝固作用がある。

第5部 治療

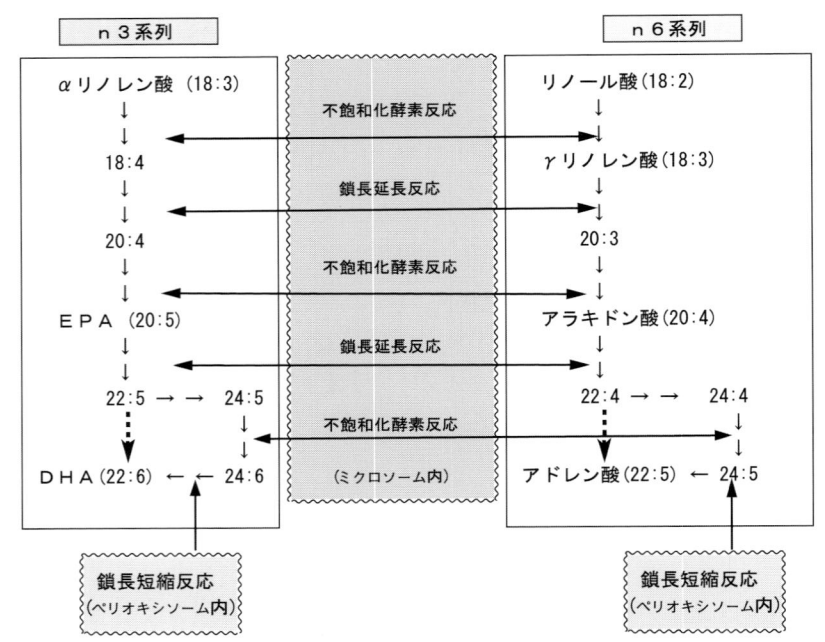

```
┌─ n3系列 ─────────┐  ┌──────────┐  ┌─ n6系列 ─────────┐
  αリノレン酸 (18:3)    不飽和化酵素反応    リノール酸 (18:2)
       ↓          ←                  →        ↓
      18:4              鎖長延長反応      γリノレン酸 (18:3)
       ↓          ←                  →        ↓
      20:4            不飽和化酵素反応         20:3
       ↓          ←                  →        ↓
   EPA (20:5)           鎖長延長反応      アラキドン酸 (20:4)
       ↓          ←                  →        ↓
   22:5 → → 24:5      不飽和化酵素反応     22:4 → → 24:4
       ↓                (ミクロソーム内)           ↓
   DHA (22:6) ← ← 24:6              アドレン酸 (22:5) ← 24:5
```

　　　　鎖長短縮反応　　　　　　　　　　　　鎖長短縮反応
　　　（ペリオキシソーム内）　　　　　　　　（ペリオキシソーム内）

オメガエンドから数えて炭素の二重結合の始まりが3番目と4番目の間に起きている脂肪酸をオメガ3（ω3ないしn3），6番目と7番目の間に始まりがあるのをオメガ6（ω6ないしn6）という。

図73　DHAの合成経路[5]
宮永和夫：DHA（ドコサヘキサエン酸）．老年精神医学雑誌 17(1)：39-46, 2006.

3）青魚（EPA：エイコサペンタエン酸）と銀杏葉（フラボノイド「ギンコロイド」，テルペン類「ビロ　バライド」）

血管拡張作用がある。

4）食物繊維

栄養の利用効率を低下（腸での吸収低下）させることで，コレステロールを低下させる。

①コーン/アップルファイバー
②寒天（紅藻類）
③グルコマンナン（こんにゃく）
④コラーゲン（肉，ふかひれ）
⑤キトサン（かに，えび）
⑥セルロース（穀物，野菜）
⑦ヘミセルロース（ふすま，緑豆）

3．記憶を改善する食物

1）レシチン

脳内の伝達物質（アセチルコリン）の前駆物質。卵黄，大豆，レバーに多く含まれる。

2）DHA（ドコサヘキサエン酸）

脳神経細胞の膜の成分。青魚に多く含まれる。

3）イノシトール

神経細胞の膜成分。オレンジ，スイカ，メロン，グレープフルーツに多く含まれる。

表87　脂肪酸の種類

1) 飽和脂肪酸：肉類，乳製品，ココナッツ，椰子　→　単なるエネルギー源となる
　　パルミチン酸（C16），ステアリン酸（18），アラキジン酸（C20）
2) 一価不飽和脂肪酸：オリーブ，ピーナツ
　　オレイン酸（C18：n9）
3) 多価不飽和脂肪酸：大豆，魚類，紫蘇
　　αリノレン酸（C18：n3），αリノール酸（C18：n6），EPA（C20：n3），アラキドン酸（C21：n6），DHA（C22：n3）などがある。
　　なお，α-リノレン酸は，体の中でEPAやDHAになる。

4) イソフラボン誘導体

女性ホルモン様物質であり伝達物質の生成を早める作用がある。大豆類，豆科葛に多く含まれる。

4. 抗酸化作用を有する物質

1) ポリフェノール

赤ワイン，ごま，松の実，茶（カテキン）に多く含まれる。

2) αリノレン酸

紫蘇油，エゴマ油に多く含まれる。

3) フラボノイド

コーヒー，ココア，きのこに多く含まれる。

4) ビタミンA（βカロチン）

にんじん，ほうれんそう，カボチャ，小松菜に多く含まれる。

5) ビタミンC

アセロラ，柿，グレープフルーツ，ミカン類に多く含まれる。

6) 葉酸

ほうれん草，ブロッコリー，小松菜，大根葉，枝豆に多く含まれる。

5. 神経細胞膜の成分

1) 必須脂肪酸

αリノレン酸とαリノール酸があり，体内で合成されない。なお，EPAとDHAはαリノレン酸から体内で合成されるが，時間がかかるため，直接摂取した方が効率的である。

2) 必須アミノ酸

リジン，フェニルアラニン，ロイシン，イソロイシン，メチオニン，バリン，スレオニン（トレオニン），トリプトファン，ヒスチジンとよばれる9種類のアミノ酸があり，人間のからだの中で合成されない。なお，人の身体を作るアミノ酸は20種類で，体力に関するアミノ酸，エネルギーに関するアミノ酸，身体や内臓をつくるアミノ酸，脳の働きに関するアミノ酸（フェニルアラニン，トリプトファン，ヒスチジン），そして免疫に関するアミノ酸に分けられる。

引用文献

1) 布谷芳久：認知リハビリテーション．松下正明総編集，臨床精神医学講座S2巻記憶の臨床，p435，中山書店，東京，1999．
2) 群馬県もの忘れ検診事業プロジェクト委員会作成：群馬県もの忘れ検診報告平成17年度，2006．
3) 原 寛美：記憶障害のリハビリテーションの進歩．老年精神医学雑誌 13(9)：1007-15, 2002．
4) 若年痴呆研究班編：若年期の脳機能障害介護マニュアル．ワールドプランニング，東京，2000．
5) 綿森淑子監訳 Wilson BA, Moffat N 原著：記憶障害患者のリハビリテーション．医学書院，東京，1997．
6) 遠藤英俊：新しい回想法の展開．痴呆介護 4(3)：46-50, 2003．
7) 五十嵐良雄：精神科リハビリテーション・地域精神医療．松下正明総編集臨床精神医学講座第20巻，p181，中山書店，東京，1999．
8) 来島修志：第2節 生活リハビリテーション及びアクティビティ・ケア．江草安彦監修．新・痴呆性高齢者の理解とケア．196-209，メディカルレビュー社，東京，2004．
9) 川瀬里加子：動作法．新・痴呆性高齢者の理解とケア．pp 242-244，メディカルレビュー社，東京，2004．
10) 前田雅也，他：老年期痴呆の精神療法・心理社会的アプローチ．精神科治療学第14巻増刊号 p129, 1999．
11) 村井靖児：精神療法．松下正明総編集，臨床精神医学講座第15巻，p302，中山書店，東京，1999．
12) 宮永和夫：事例で学ぶ痴呆老人の行動障害へのアプローチ．医薬ジャーナル社，2003．
13) 宮永和夫監修：若年認知症とはなにか．筒井書房，東京，2005．
14) 宮永和夫：DHA（ドコサヘキサエン酸）．老年精神医学雑誌 17 (1)：39-46, 2006．
15) 日本神経学会治療ガイドライン Ad Hoc委員会：2．特別な精神療法・心理社会療法（精神的ケア）．III．痴呆の全般的な治療原則と選択肢．痴呆疾患治療ガイドライン．臨床神経学，臨床神経学 42 (8)：781-833, 2002．
16) 中島健一：痴呆性高齢者の動作法．中央法規出版，東京，2001．
17) 志村ゆず：中等度～重度の痴呆性高齢者の回想法．pp 218-223，メディカルレビュー社，東京，2004．
18) 杉村公也：作業活動療法．老年精神医学雑誌．17 (7)：742-748, 2006．

第6部 看護・介護

I. 概　論

II. 評　価

III. 具体的対応法

I. 概　　論[1〜3]

A. 立場ないし視点

　ケアとは,「こうあって欲しい,こうあるべきだ」という介護者自身の願望ではなく,患者本人を客観的にみること,すなわち「今の状態を正確に把握し,現時点での最良の対応をすること」といえる。なお出現する身体症状や精神症状は,患者自身の元来の性格が影響することもあるが,病気の種類によって異なることが多く,大部分が疾患自体に基づくと考えられる。そのため,介護者は介護する患者の病気をよく理解することが必要である。

　また,ケアとは,種々の対応を通じて問題行動を解決し,患者自身のQOL(生活の質)を向上させることが目的であるが,同時に介護者自身のQOLも改善し向上させることに繋がるものであるべきである。

B. 対応への留意点

1. 患者(障碍者)への対応

1) ゆっくり,簡潔的に話す。個々人の状態にあわせて対応する

　患者は理解力や判断力が低下しているため,一度に多くの情報をあたえると,混乱する。

2) 視線(目線)を同一レベルにし,患者の言葉によく耳を傾ける

　相手に安心感を与えるとともに,よく理解しようとする態度を示すことになる。最低15分間程度の時間は必要であろう。ゆとりのない時には難しいため,介護者が時間を決めて,計画的に行うべきである。患者の言いたい時にすべて受け入れるのでなく,食事や着脱衣の後に時間を決めて,実施した方がよい。

3) 適切な距離や空間を配慮する

　難聴や視力低下がある場合,通常の距離では理解されないことがある。また,TVがついていたり,皆がしゃべっている場合,聞き取れなかったり,他に注意が向き,聞いていないこともある。大切な用事や相談事は,プライバシーを配慮して,個室ないし静かなところで行うことが大切である。

4) 非言語面の働きかけをする

　言語的な交流ばかりでなく,非言語的な交流,とくに身体的接触(スキンシップ)は,患者にとって安心感を与える。手をつないで散歩したり,入浴の介助で体を洗ったりするばかりでなく,手や額にちょっと触るだけでも,十分な効果がある。ただし,そのような接触を嫌がる人もいるので,最初は注意が必要である。

2. 介護者（家族を含む）の状態

1) 身体・精神の両面で健康であること

介護者に腰痛や膝痛などの身体症状や，いらいら感や不眠などの精神症状がみられる場合，早めに治療を受け，治しておく必要がある。このような症状があると，介護をする上で無理が生じ，結果的に介護困難となることが多くなる。また，それらの症状が出現しないように予防する必要がある。とくに，介護が原因となる心理的ストレスについては，解消法をみつける努力が必要である。

2) 患者の身体や心理状態を理解しておくこと

身体的には，歩行の不自由さや全身の動きの不活発さなどの運動機能の低下，難聴や視力低下などの感覚機能の低下がみられる場合，日常生活の大きな障害になる。また，心理的には，仕事上の評価，対人関係，経済・金銭面などへの不安を常に持ちやすく，周囲の状況によって，容易にうつや引きこもり状態に陥りやすい。さらに，記憶力や判断力が低下すると，被害的・猜疑的にもなりやすい。まず，認知症などの疾患自体を理解するとともに，身体や心理的な特性（またはハンディキャップ）も理解しておく必要がある。

3. 看護・介護の原則

1) 家族全体で介護の役割を分担する

一人が介護を引き受けた場合，過労となり，燃え尽き症候群などがみられる。キーパーソンは必要だが，分担ないし協力も必要である。ただし，患者の混乱を招かないためにも，患者を介護する場所や介護者の変更は最小限にすべきである。

2) 公的介護制度を理解し，活用する

介護は，家族のみの負担でなく，公的制度を利用しながら，専門職を含めて，社会，地域全体で支え合うことが大切である。また，家族に対して，これらの制度を積極的に活用するように勧めることも大切である。

引用文献

1) 若年痴呆研究班編：若年期の脳機能障害介護マニュアル．ワールドプランニング，東京，2000．
2) 宮永和夫：事例で学ぶ痴呆老人の問題行動へのアプローチ．医薬ジャーナル社，大阪，1998．
3) 杉澤秀博：介護保険制度の導入と高齢者・家族の介護サービスに対する意識の変化，杉澤ら編　介護保険制度の評価―高齢者・家族の視点から．三和書籍，2004．

II. 評 価[1〜3)]

A. 介護者の負担度

評価には Zarit 介護負担尺度の日本版などが用いられることが多い（表88）。

表88　Zarit 介護負担尺度日本語版（J-ZBI）及び短縮版（J-ZBI_8）

各質問について，あなたの気持ちに最も当てはまると思う番号を○で囲んで下さい

		思わない	たまに思う	時々思う	よく思う	いつも思う
	1. 介護を受けている方は，必要以上に世話を求めてくると思いますか	−0	−1	−2	−3	−4
	2. 介護のために自分の時間が十分にとれないと思いますか	−0	−1	−2	−3	−4
	3. 介護のほかに，家事や仕事などもこなしていかなければならず「ストレスだな」と思うことがありますか	−0	−1	−2	−3	−4
◎	4. 介護を受けている方の行動に対し，困ってしまうと思うことがありますか	−0	−1	−2	−3	−4
◎	5. 介護を受けている方のそばにいると腹が立つことがありますか	−0	−1	−2	−3	−4
△	6. 介護があるので，家族や友人と付き合いづらくなっていると思いますか	−0	−1	−2	−3	−4
	7. 介護を受けている方が将来どうなるのか不安になることがありますか	−0	−1	−2	−3	−4
	8. 介護を受けている方は，あなたに頼っていると思いますか	−0	−1	−2	−3	−4
◎	9. 介護を受けている方のそばにいると，気が休まらないと思いますか	−0	−1	−2	−3	−4
	10. 介護のために，体調を崩したと思ったことがありますか	−0	−1	−2	−3	−4
	11. 介護があるので，自分のプライバシーを保つことができないと思いますか	−0	−1	−2	−3	−4
△	12. 介護があるので，自分の社会参加の機会が減ったと思うことがありますか	−0	−1	−2	−3	−4
△	13. 介護を受けている方が家にいるので，友達を自宅によびたくてもよべないと思ったことがありますか	−0	−1	−2	−3	−4
	14. 介護を受けている方は「あなただけが頼り」というふうにみえますか	−0	−1	−2	−3	−4
	15. いまの暮らしを考えれば，介護にかける金銭的な余裕がないと思うことがありますか	−0	−1	−2	−3	−4
	16. 介護にこれ以上の時間は割けないと思うことがありますか	−0	−1	−2	−3	−4
	17. 介護が始まって以来，自分の思いどおりの生活ができなくなったと思うことがありますか	−0	−1	−2	−3	−4
◎	18. 介護をだれかに任せてしまいたいと思うことがありますか	−0	−1	−2	−3	−4
◎	19. 介護を受けている方に対して，どうしていいかわからないと思うことがありますか	−0	−1	−2	−3	−4
	20. 自分は今以上にもっと頑張って介護するべきだと思うことがありますか	−0	−1	−2	−3	−4
	21. 本当は自分はもっとうまく介護できるのになあと思うことがありますか	−0	−1	−2	−3	−4
		全く負担ではない	多少負担に思う	世間並みの負担だと思う	かなり負担だと思う	非常に大きな負担である
	22. 全体を通してみると，介護をするということは，どれくらい自分の負担になっていると思いますか	−0	−1	−2	−3	−4

注：◎ J-ZBI_8 personal strain，△ J-ZBI_8 role strain

荒井由美子：家族介護者の介護負担．日本内科学雑誌 94(8)：84-90, 2005.

B. 行動評価

行動面の評価は NOSGER などによって評価する（表89）。

表89 NOSGER (Nurses' Observation Scale for Geriatric Patients)

		常時	ほとんど常に	しばしば	時々	まったくなし
1.	ひげ剃りまたは化粧，整髪が一人でできる	1	2	3	4	5
2.	好みのラジオ・テレビ番組を理解できる	1	2	3	4	5
3.	悲哀感を訴える	5	4	3	2	1
4.	夜間は落ち着かない	5	4	3	2	1
5.	周囲の出来事に関心を示す	1	2	3	4	5
6.	自室をきれいに保とうとする	1	2	3	4	5
7.	排便はコントロールできる	1	2	3	4	5
8.	中断後も会話の内容を覚えている	1	2	3	4	5
9.	簡単な買い物（食料品など）に出かける	1	2	3	4	5
10.	むなしさを訴える	5	4	3	2	1
11.	一つの趣味を続けている	1	2	3	4	5
12.	会話中に同じことを何度も繰り返す	5	4	3	2	1
13.	悲しげにまたは涙ぐんで見える	5	4	3	2	1
14.	身なりが清潔できちんとしている	1	2	3	4	5
15.	施設や自宅から逃げ出す	5	4	3	2	1
16.	親友の名前を覚えている	1	2	3	4	5
17.	身体的に可能な範囲で他人の手助けをする	1	2	3	4	5
18.	不適切な装いで外出する	5	4	3	2	1
19.	いつもの環境では順応している	1	2	3	4	5
20.	質問するといらいらして不機嫌そうになる	5	4	3	2	1
21.	周囲の人と交流する	1	2	3	4	5
22.	衣服などの品物の置き場所を覚えている	1	2	3	4	5
23.	言葉または動作が攻撃的である	5	4	3	2	1
24.	排尿はコントロールできる	1	2	3	4	5
25.	機嫌が良さそうである	1	2	3	4	5
26.	友人または家族との交流を続けている	1	2	3	4	5
27.	ある人を別の人と勘違いする	5	4	3	2	1
28.	催しごと（来客やパーティー）を楽しむ	1	2	3	4	5
29.	家族または友人と親しげに会話を楽しむ	1	2	3	4	5
30.	頑固で，指示や規則に従わない	5	4	3	2	1

新井平伊：観察式による痴呆の行動評価(3)．老年精神医学雑誌 7(8)：913-926, 1996.
Spiegel R, et al.: A new behavioral assessment scale for geriatric out-and in-patient; The NOSGER (Nurses' observation scale for geriatric patients). J Am Geriatr Soc, 39 : 339-347, 1991.

C. 参考 N式老年者用精神状態評価尺度（NMスケール）

介護のため，本人のADLやIADLを評価するものとして，NMスケールやCDRなどが用いられる。

表90 NMスケール

	0点	1点	3点	5点	7点	9点	10点	評価
家事・身辺整理	不能。	ほとんど不能。	買い物不能，ごく簡単な家事，整理も不完全。	簡単な買い物も不確か，ごく簡単な家事，整理のみ可能。	簡単な買い物は可能。留守番，複雑な家事，整理は困難。	やや不確実だが買い物，留守番，家事などを一応任せられる。	正常	
関心・意欲・交流	無関心。まったくなにもしない。	周囲に多少関心ありぽんやりと無為に過ごすことが多い。	自らはほとんどなにもしないが，指示されれば簡単なことはしようとする。	習慣的なことはある程度自らする。気がむけば人に話しかける。	運動・家事・仕事・趣味などを気がむけばする。必要なことは話しかける。	やや積極性の低下がみられるが，ほぼ正常。	正常	
会話	呼びかけに無反応。	呼びかけにいちおう反応するが，自ら話すことはない。	ごく簡単な会話のみ可能，つじつまの合わないことが多い。	簡単な会話は可能であるが，つじつまの合わないことがある。	話し方は，なめらかではないが，簡単な会話は通じる。	日常会話はほぼ正常。複雑な会話がやや困難。	正常	
記銘・記憶	不能。	新しいことはまったく覚えられない。古い記憶がまれにある。	最近の記憶はほとんどない，古い記憶多少残存，生年月日不確か。	最近の出来事の記憶困難。古い記憶の部分的脱落。生年月日正答。	最近の出来事をよく忘れる。古い記憶はほぼ正常。	最近の出来事をときどき忘れる。	正常	
見当識	まったくなし。	ほとんどなし。人物の弁別困難。	失見当識著明，家族と他人との区別は一応できるが，誰かはわからない。	失見当識かなりあり。（日時・年齢・場所など不確か，道に迷う）。	ときどき場所を間違えることがある。	ときどき日時を間違えることがある。	正常	

NMスケール評価点

●重症度評価点

カッコ内の数字は，寝たきり老人（N-ADLで歩行・起坐が1点以下のとき）の場合で「会話」「記銘・記憶」「見当識」の3項目によって暫定的に評価する。

正常	50〜48点	（30〜28点）
境界	47〜43点	（27〜25点）
軽症認知症	42〜31点	（24〜19点）
中等症認知症	30〜17点	（18〜10点）
重症認知症	16〜 0点	（ 9〜 0点）

D. 日常生活・社会生活への支援

1. 生活支援量（介護困難度）の評価方法

認知機能障害の評価はMMSEやHDS-Rが，ADL障害の評価はADLやN式（NMスケール）が通常用いられる。しかし，CDR（Clinical Dementia Rating）は記憶障害の評価が中心であるもののADLとIADLも含むため，全般的重症度を評価できる。このことから，X軸の最適な指標として用いることにした。他方，BPSDの重症度は，NPI（Neuropsychiatric Inventory）などが適当と考えられた。これは認知機能とは別の評価であるため，Y軸の指標とした。すなわち社会生活ないし日常生活への支援（客観的介護困難度）は，BPSDとCDRの両者により形成されるベクトルで表せる。なお，ZBI（Zarit Caregiver Burden Interview）は介護負荷の指標で，年齢，性別，原因疾患に関連性はなく，主観的介護困難度と考えられる。主観的介護困難度と客観的介護困難度の関係は，まだ検討中のため結論は出ないが，ほぼ類似したものと考えたい。しかし，両者に大きな相違が出た場合は，理由を追究する必要があると思われるが今後の検討課題である。なお，介護力については，家族内の因子（介護者の人数，心理的つながり，愛情，介護している期間など）と公的介護の因子を加えたもので，客観的ないし主観的介護困難度と逆ベクトルとしてほぼ同等になるべきものと考えられる。

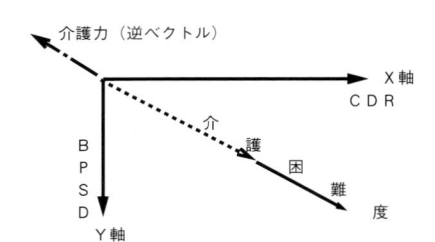

図74 介護困難度の評価（概念図）について

表91 Zarit介護負担尺度日本語版（J-ZBI）

	全く負担ではないと思う	多少負担に思う	世間並みの負担と思う	かなりの負担だと思う	非常に大きな負担である
全体を通してみると，介護をするということはどれくらい自分の負担になっていると思いますか	0	1	2	3	4

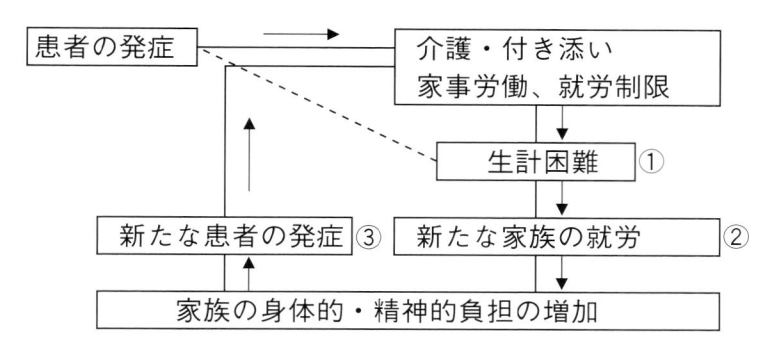

図 75　家族内の悪循環

2．家族ダイナミズム[3]

①若年認知症患者の発症で，介護のため生計困難になったり，直接就労制限や失職で生計困難になる。

②その結果，他の家族が就労することになるが，配偶者以外子供が学生などで就労できない場合は，家庭が崩壊する。

③もし，他の家族が就労しても，身体的・精神的負担が増加し，新たな患者が発生する可能性がある。

このようにして，家庭内の悪循環が発生する。これを止めるには，公的支援が必要となる。

引用文献

1) 新井平伊：観察式による痴呆の行動評価(3)．老年精神医学雑誌 7(8)：913-926, 1996.
2) 若年痴呆研究班編：若年期の脳機能障害介護マニュアル．ワールドプランニング，東京，2000.
3) 宮永和夫：事例で学ぶ痴呆老人の問題行動へのアプローチ．医薬ジャーナル社，大阪，1998.

III. 具体的対応法[1,2]

A. 中核症状に対するケア

1. 記憶障害

環境調整を中心とする。たとえば，本人の部屋の前に名札や目印をつけたり，器具に使用説明書をつけたりする。しかし，認知症が進行すると，その内容に興味を持たなくなったり，理解できなくなるため，注意を払う内容を限定したり，単純化する。

2. 見当識障害

リアリティ・オリエンテーションが有効とされる。

3. 遂行機能障害

遂行機能障害の訓練では，意欲や興味などの心理・感情面も併せて考慮する必要がある。

　a. 時間的優先順位や組織化の障害には，誤りのない学習が有効とされる。
　b. 自動的行為系列の喪失には，行動の習慣的系列の確立，外的代償（チェックリストの使用），内的代償（自己教示―言語的自己教示法）が有効とされる。なお，自己教示法とは以下の一連の過程（①課題解決の手順の計画，②実行手順の具体的な言語的叙述，③実際の解決行動）を言語化することである。

4. 判断力の低下

問題解決訓練法が有効とされる。具体的に，以下の各段階（①問題の分析，②問題の解決，③解決法の言語的叙述，④結果の評価と検討）を細分化した後，明確に意識化して実行する。

5. 注意障害

注意障害は，障害の種類にかかわらず，反復刺激・練習が有効である。

　a. 注意の容量の低下
　　注意の困難さは反復刺激をする。
　b. 注意の転導亢進
　　注意の維持・持続の障害，注意の範囲が狭い。注意の維持・持続の改善，注意の範囲の拡大ともに，反復刺激をする。
　c. 選択的注意の障害
　　課題間で注意を分割することの障害であり，反復刺激，外的代償（チェックリストの使用），内的代償（自己教示―言語的自己教示法）が有効である。
　d. 注意制御システム
　　弁別的注意（※遂行機能障害の方法と同じ）

B. 行動障害に対するケア

1. 暴力・興奮・叫声など

1) 暴力行為

暴力行為は，欲求不満（自分の欲求や希望が通らなかったり，他人に理解されないと感じる），自分の固有で安全な場所（ベッドや通常座る椅子など）が侵される，患者に対して，命令・非難・不当な扱いをする介護者や他人の言動に反応する，妄想に基づく（たとえば，物を盗んだと他人を責めることなど），他人や介護者の気を引くなどが原因となる。介護者が落ち着いた対応をするのがポイントである。入所者同士のトラブルでは，一方に非があったとしても，偏らずに公平な立場を保つこと，また，当事者の訴えに耳を傾け（傾聴），何で悩んでいるのかを確かめたり，乱暴をおこす状況の分析をすることも大切である。早く興奮を鎮めるためには，刺激を減らすなど，場所を移すのも有効である。なお，やむを得ない場合は，薬剤投与を行う。また，通常から気持ちをまぎらわすように，いろいろな活動やレクリエーションを勧める。

2) 興奮

自分の要求が通らなかったり，自分のペースでことが運ばない場合の興奮では，叱らずに，興奮のおさまるのを待つことが大切である。また，場所を移して気分転換をはかることも有効である。なお，理由なく，かんしゃくが頻発する場合には，運動が不足している可能性があるので，体力にあわせて運動をさせる。それでもおさまらない場合は，専門医に相談し，薬物（抗精神病薬，抗てんかん薬）の使用を検討する。

3) 叫声・奇声・大声

このような行動がみられる時間や時期に変動がある場合，体力にあわせて，適当な運動をさせることが有効である。抑制が困難な場合は，専門医に相談し，薬物（抗精神病薬，抗てんかん薬）の使用を検討する。また，別の表現手段や伝達方法がとれないか，コミュニケーションの手段を指導する。

〔1 口メモ〕行動制御は前頭前野が関係するため対応方法は以下のようにする。

内　容	対　応　方　法
1) 自己抑制機能	→ 認知行動療法 ※モニタリングから判断（価値・信念）へのフィードバック
2) 外界よりの規制	→ 枠組み
3) パターン化	→ 条件反射 ※経験，反応系の保持

2. 徘徊

徘徊とは，目的のない屋内外の移動や外出をいう。

1) 徘徊の原因

a. 認知の障害による行動
見当識障害（自分が現在いる場所や時間がわからない）のため，状況を正しく認識できず，当惑したり，混乱しているためにおこるもの。アルツハイマー病などに多い。

b. 欲求による行動
家族や介護者，食物，トイレなどを求めて，彷徨するもの。認知症一般にみられる。

c. 衝動的な行動
不安や焦燥，衝動に駆り立てられ，介護者の制止も聞かず，取り憑かれたように歩くもの。ピック病などに多い。

d. 常同的な行動
目的なく，同じ場所を繰り返し歩き続けるもの。ピック病などに多い。

e. 無目的な行動
暇を持て余すように，目的なくフラフラと歩くもの。認知症一般にみられるが，重度の患者に多い。

f. 精神症状（幻覚・妄想）に基づく行動
幻の声に誘われて，その通りに行動するもの。「子供が外で呼んでいる」とか「知人がお茶に呼んでいる」などと言い，徘徊する。

2) 徘徊への対応

認知の障害による行動に対しては，本人の部屋の前に名札や目印をつける。他の場合は，徘徊スペースを確保し，危険がなければ，注意して見守るだけでよい。なお，時々，声をかけて休ませたり，お茶やお菓子で誘い，体力の消耗を防ぐことが大切である。代わりに，コミュニケーションをはかったり，散歩に行くのも有効である。ただし，精神症状（幻覚・妄想）による行動に対しては，薬物治療が有効である。

3. 食行動異常

1) 異食

通常皆が食べるもの以外のもの，たとえば，石鹸，ごみ，お金，トイレットペーパー，毛布，タオルや排泄物（便）などの固形物を食べたり，化粧水，消毒液などの水溶液などを飲む行為をいう。口に入るようなものや壊れやすいものは置かないようにしたり，手にとどく所に物を置かないようにする。

2) 盗食

自分の食事も他人の食事もおかまいなく食べてしまう場合は，盗った物を食べさせない，また，物理的に盗食できない環境を考える。他人の食事に手を出すような場合，カロリー（2000カロリー以下）に配慮しながら，食事の量を増やす。

3) 拒食

下痢や便秘，風邪のひきはじめなど身体の不調の有無をチェックする。環境の変化にともない食べなくなる場合は，対人緊張が高く，繊細な性格の人に多い。精神安定剤（抗不安薬）が有効である。

4. 精神症状

精神症状には，幻覚，妄想，心気症状，不安・焦燥状態，うつ状態などが含まれる。

1) 幻覚

幻覚とは，実際に存在しない対象が，知覚されることをいう。多くは，意識障害が原因である。なお，患者にみられる幻覚や妄想は，統合失調症患者にみられるものと違って，より具体的で，現実的かつ日常生活に沿った内容のことが多く，また内容も一過性であったり，変動することが多く，家族などの説得で訂正が可能のことがある。しかし，発症してから長期間たっている場合は，説得しても効果がなく，逆に反発や拒否がみられることがあるので，注意が必要である。また，対応方法には，男女差はないが，認知症が重度になると効果は認めにくくなる。この理由は，理解力が低下することと併せて，「現在」に生き，記憶としてとどまらないためと考えられる。

a. 幻覚の種類

認知症の幻覚の種類は，幻視が一番多く，次いで幻聴が続く。幻視の内容は，死んだ人（配偶者や知人のことが多い）や小動物（アリ，ゴキブリ，ネズミ，蛇など）などが多い。幻聴の内容は，患者への悪口や，患者の行動や考えに口を出す声が聞こえるもので，その声に従って，出歩いたりする場合もある。

b. 幻覚への対応

他人が見えたり聞こえたりしない幻のことでも，本人には実際に見えたり聞こえたりしているので，荒唐無稽なことと否定しないことが大切である。否定した場合，以後反発して何も言わなくなったり，否定した人を信用しなくなる。まず，見えたり聞こえている事実を，受け入れることが大切である。患者の訴えに真摯な気持ちでかつ同情しながら，耳を傾ける態度をとり，「悩んでいる」患者に協力し，問題を解決するように一緒に努力するような姿勢を示す。症状が強い場合は専門医による薬物投与（抗うつ薬や抗不安薬）が必要となる。

2) 妄想

妄想とは，明らかに間違った判断や考えをいう。本人はそれを正しいと確信しているため，他人が否定しても訂正できない。なお，統合失調症のようにその成り立ちが理解できないものと違って，患者の性格や過去の体験，感情の状態などからある程度理解できることが多い。妄想には，物とられ妄想や被害妄想が多くみられる。

a. 妄想の内容

物とられ妄想は，財布，通帳や印鑑，宝石などの貴重品とともに，眼鏡や入れ歯などの身の回りのものを，置き忘れたり，しまい忘れるために生じる妄想をいう。老人に物忘れの自覚がなく，直接介護する身近な人（嫁が多い）を疑うため，家庭内のトラブルの元となることが多い。嫉妬妄想は，自分の配偶者が浮気をしていると思う妄想をいう。患者本人の不全感が，配偶者に投影されるというメカニズムがある。被害妄想は，他人から虐め（いじめ）られていると考える妄想をいう。難聴や視力の低下が原因となる場合が多い。貧困妄想は，経済的に息詰まり，お金がなくなったと信じこむ妄想をいう。うつ病またはうつ状態に罹患している場合が多い。

b. 妄想への対応

言っていることを否定せず，また，説得しないことが大切である。否定すると，よけいに不審の念が強くなり，完全に拒否されることになる。

(1)物とられ妄想

ⅰ）品物がないという事実を受け入れ，一緒に探す。ただし，あくまでお手伝いとして振る舞い，患者本人に探させ，自らは患者の持ち物にふれない方がよい。「疑われたので，探す振りをして元に戻した」などと言われるためである。
　ⅱ）本人をよく観察し，しまいこむ場所を特定しておくことも大切である。
　ⅲ）患者の部屋の家具を必要最小限に留め，患者が使う場所を限るようにする。
　ⅳ）家の権利書，株，宝石や年金などの大切なものは，「預かっている旨の証文」を書き，家族が保管する。
　ⅴ）症状が強い場合は，専門医による薬物投与（抗精神病薬）が必要となる。

(2)嫉妬妄想
　配偶者ができるだけ一緒にいて，面倒をみることが大切である。暴力や興奮がある場合や長い期間続く場合は，専門医による薬物投与（抗精神病薬）が必要となる。

(3)被害妄想
　症状が強い場合は，専門医による薬物投与（抗精神病薬）が必要となる。症状が消失するまで，妄想をもたれた家族ないし職員は，近づかないか，別の人が介護するほうがよい。

(4)貧困妄想
　症状が強い場合は，専門医による薬物投与（抗うつ薬や抗不安薬）が必要。同時に，自殺企図などに注意が肝心である。

(5)カプグラ症候群（Capgras syndrome：替え玉妄想）[2]
　家族，友人，隣人が，似ている替え玉に取って代わられているという信念を持つことをいう。ADの5〜10％程度にみられるという報告もある。右前頭側頭葉領域の障害で，顔の再認（側腹路＝紡錘状回）は可能だが，情動を認知できない（背側路＝上側頭溝の損傷）ために生じるという。いわゆる，個人識別の障害を伴わない表情識別の障害で，相貌失認と対極にある障害ともいわれる（**表92**，**図56**参照）。

(6)重複記憶錯誤
　場所や親しい人が重複して存在するとい

表92　顔の認知神経科学モデル

1. 紡錘状回
　○特定の個体を他の個体から識別する機能＝相貌失認と関連する
　○人物の同定＝顔の静的情報で，相手が敵か友人かの識別もある
2. 上側頭回領域（STS：superior temporal sulcus）→とくに右側
　○サル　動物の体・頭部・視線の特定部位に特異的に反応，視線方向判断能力の低下
　○ヒト　①視線の向き，②言語的・非言語的な口の動き，③顔の動的情報，手の動き，手話やジェスチャー
3. 扁桃核の障害→とくに左側の障害（意識的・顕在的表情認知）
　○自己の感情の表出が少なく，周囲の反応を連合学習する機会が少ない
　　→不適切な情動反応や社会的行動（恐怖の条件づけができない）
　○恐怖表情の認知の障害　→人の好感度や誠実さを判断する能力の障害
　○視線方向判断の障害

Haxby JV, et al：The distributed human neural system for face perception. Trends Cogn Sci 4(6)：223-33, 2000.

う信念を持つこと。場当たり的な応答でなく，内容が変化せず，体験構造そのものに異常さがあるといわれる。右半球の急性病変と両側前頭葉の慢性機能障害の併存が責任病巣である。ADにもみられる。

3）心気症状

自分の体の一部分の機能や健康状態に対して，過度にとらわれたり，不安をもち，他人に執拗に訴える状態をいう。訴えの内容は，耳鳴り，肩こり，胃腸の調子，便通，頭重感などが多い。認知症患者の場合，訴えの内容が曖昧なものや，症状が状況（環境）によって変動することもある。時に慢性化して固執する症例がみられるが，この場合には，薬物療法以前に環境調整が必要である。

a. 役割喪失のタイプ

社会に対する興味の喪失の反応として起こる。これは，比較的若い時代に起こる。この場合は，再就職を勧めたり，地域社会の中で役割を与え，家に閉じこもることを防ぐことが大切である。

b. 他者依存のタイプ

無意識の中で病気へ逃げ込み，他者からの保護や援助を求めるもの。これは，比較的高齢者や身体が弱い人に起こりやすい。この場合は，まず傾聴（訴えをきく）より始め，次に病気に逃避しないように，何らかの家庭内での役割や地域行事への参加など，生きがいを持たせることが必要である。

4）不安・焦燥状態

不安とは，自分にとって価値があると思えるもの（体，命，メンツ，所有物など）が，脅かされると感じる心の状態をいう。漠然としたものを「不安」，畏れる対象がはっきりしているものを「恐怖」と分ける。身体症状として，動悸，発汗，手指振戦などを伴うことが多い。

運動や趣味などに意識を向けさせるなど気分転換を図ったり，説得するのでなく，黙って話を聞き（30分以内にする），不安の感情を受けとめ，整理してやることが必要である。なお，重症の場合は，薬剤（抗不安薬など）を用いる。

5）うつ状態

うつ病ないしうつ状態とは，**表93**のような精神症状や身体症状を示す疾患をいう。うつ病は生涯有病率が18％で，5人に1人は一生に一度はうつになるため，発生頻度の高い疾患といえる。種類をみると，内因性といわれ，いまだ原因が解明されていない単極性うつ病や躁うつ病が多くを占める。他には，①脳血管障害，肺炎などの身体疾患，②環境への過剰適応や加重労働などによる燃え尽き症候群，③定年，転職，転居，子供の結婚など「目的や役割の喪失」による心理的要因，④家族や友人の死などの喪失体験など，原因が明らかなものもある。

強い精神症状（強いイライラ感，自殺を口にする）がみられる場合，抗うつ薬と抗精神病薬（少量）による薬物治療が必要だが，原因ないし誘因の明らかな場合は，その原因へのアプローチも併せて実施すると早期に改善する。なお，うつ病ないしうつ状態は，年齢と共に発生頻度も増加するため，高齢者の場合，認知症と鑑別する必要がある（**表94**）。鑑別のポイントは，**①認知症の簡易検査（改訂長谷川式テスト，MMSE）などで低得点（15点以下）にならないこと，②数ヵ月内に改善すること，③抗うつ薬に反応することで**

表93　うつ病ないしうつ状態にみられる症状

1. **精神症状**
   (1) 悲哀感や孤独感を感じる（抑うつ感情）
   (2) 自分が無価値であるとか，悪いことをしたと思う（微小妄想，罪業妄想）
   (3) 一日中，不安感や焦燥感（いらいら感）がある
   (4) 何事にも興味がなくなったり，楽しめない（興味減退）
   (5) 元気がなくなり，気力が低下する（意欲低下）
   (6) 何も考えられない，または集中力が低下する（集中力障害）
   (7) 寝つきが悪い，よく目を覚ます，朝が早い（入眠障害，中途覚醒，早朝覚醒）
   (8) 絶望感を持ったり，自分がいない方がよいとか，自殺を考える（自殺願望，企図）
2. **身体症状**
   (1) 全身がだるい
   (2) 食欲が低下している
   (3) 体重がいちじるしく減少した（1ヵ月で体重の5％以上）

表94　認知症とうつ病の鑑別点

特徴	認知症	うつ病
発症と経過	潜行発症，ゆっくり進行	より急性で発症，進行する
精神疾患の既往	通常みられない	よくみられる
患者の態度	訴えは少ない。その内容も曖昧で，出来ないことを隠すこともある。また，些細なことでも，出来たことを喜ぶ	詳しく訴える。出来ないことや失敗を強調し，心配する
課題への取り組み	一生懸命取り組む。成績は一貫して不良。	簡単なものもあまり努力しない。成績は変動する。
夜間の症状増悪	よくみられる	通常みられない
記憶障害	近時記憶が障害される。注意の集中力に欠け，ニアミス的な答えが多い。	近時・遠隔記憶共に障害される。注意集中は保たれ，「わかりません」と答えるのが特徴的。

中村光夫：老年期うつ病と痴呆に共通する症状．痴呆介護 4(3)：59-64, 2003. より一部改変して引用。原著は，Wells CE：Pseudodementia. Am J Psychiatry 136(7)：895-900, 1979.

表95 意識障害の種類と内容

種類	意識障害の程度	内容	発生する疾患
せん妄	意識混濁	錯覚・幻覚，不安・恐怖・困惑状態，興奮・大声，不眠	脳器質性障害，肝・腎不全などの身体疾患，薬物中毒と離脱
もうろう	意識の範囲が狭い軽い意識混濁が合併	脱抑制，幻覚，徘徊，夢遊病者に近い	てんかん
アメンチア	軽い意識混濁	見当識障害，困惑状態	非定型精神障害

ある．しかし，最近，抗うつ薬（ほぼすべての種類）やリチウムが，海馬歯状回と側脳室前方にある神経幹細胞の増殖・分化を促進するとの報告があり，抗うつ薬の投与で神経細胞の増殖・分化[3]が起こり，それとともにうつ症状も回復することもあるため，抗うつ薬による反応は鑑別診断の根拠にはできなくなった．

うつ病やうつ状態への対応は，通常，励ましの言葉，「頑張りなさい」などという言葉は禁句といわれるが，これは働き盛りの世代の人に当てはまる．また，病気が始まって1〜2ヵ月間は，休息が一番ということも勤労者にあてはまるが，若年認知症者には適応すべきではない．認知症者には，環境調整，とくに家庭内の役割をみつけることやコミュニケーションを多くすることがもっとも大切である．

6）せん妄（意識障害）

意識障害で，幻覚，異常行動，情動反応，不眠を伴った状態をいう（**表95**）．一日の中で症状・状態が変動することが特徴である．慣れ親しんだ環境（家庭など）を離れて，新しい環境に入ると不安と緊張が高まり混乱することも原因の一つである．そのため，病院では慣れるまで家族が付き添ったり，施設では本人の所有物を目の見えるところに置くなどの配慮が大切である．また，せん妄は，日中の覚醒を保ち，睡眠覚醒リズムを作るために日中の働きかけが重要になる．孤独・孤立させず，会話を心がけ，レクリエーションや散歩に誘うことがよい．また，夜間の働きかけは，興奮を鎮め，入眠を誘うことを目的とする．寝る前に温かい飲み物を与えたり，夕から夜にかけては，興奮するようなことはさせない．興奮したときは，そばにいて落ち着かせる．さらに，原因となった身体疾患の治療をすることも必要である．

5．その他の行動障害

1）性的逸脱行為

性的逸脱行為には，「自慰」，「卑わいな言葉を話す・叫ぶ」，「家族や介護者に対して身体的な接触（胸，尻，性器など）をする」，「人目のあるところで性行為をする」などの行為が含まれる．

介護者自身が，性に関する態度や価値観を自覚しておくことが大切である．さらに，適切な物理的および心理的距離をとりながら対

応することが必要である。表面的に，非難や抑制をするのでなく，患者にとってどんな意味があるか考える。通常は，寂しさや孤独感，「性」の抑制による欲求不満がみられることが多いため，昇華できる機会を作ることも大切である。話し相手になったり，散歩やレクリエーションなどを行い，積極的に気分転換や方向転換をはかる。重症の例では，薬物（抗精神病薬）を用いる。

2) 感情（情動）失禁

感情（喜怒哀楽）の調整が上手くいかない状態で，わずかな刺激で泣いたり，笑ったり，怒ったりすることをいう。本人の反応しやすい部分（状況）をさけて，刺激を少なくする。症状が強い場合は，薬剤を用いる。

引用文献

1) 若年痴呆研究班編：若年期の脳機能障害介護マニュアル．ワールドプランニング，東京，2000.
2) 大東祥孝：高齢者の妄想性同定錯誤症候群と視覚．老年精神医学雑誌 17(8)：858-65, 2006.
3) 橋岡禎征，門司　晃，他：抗うつ薬の作用機序，綜合臨床 54(12)：3011-3017, 2005.

第7部 社会制度

Ⅰ. 処遇の原則

Ⅱ. 障害者自立支援法

Ⅲ. 介護保険法

Ⅳ. 精神保健福祉法

Ⅴ. 身体拘束

Ⅵ. 虐　待

I. 処遇の原則[1]

働き盛りの男性の場合，突然の失業や病休による収入の減少がみられる。また，40歳以上の認知症の場合介護保険が適応されているが，福祉施設の受入などが少ないため，余分な介護費用が必要になったり，家族内で介護せざるを得ないために，家族の就業が制限され収入が得られないことが多い。

平成8年度の若年認知症家族への調査で要望の多かった項目は，
①若年認知症に対する専門施設を設置して欲しい
②入所施設の数を増やして欲しい
③ホームヘルプサービスの利用の拡大，在宅介護支援，給食や入浴サービスなどの利用拡大をして欲しい
④通院や通所の交通費を公費負担にして欲しい
⑤施設や在宅サービスの地域差を改善して欲しい

などであった。この時の介護者の回答率は全体の28％だったため，全体の意見とするには難しいが，平成12年4月より介護保険が開始され，初老期の認知症が介護保険の対象疾患になったのにもかかわらず，平成18年現在に至っても，平成8年と同じ要望が若年期認知症だけでなく初老期認知症を抱えている家族からも聞こえてくる現実がある。

A. 年齢18〜39歳の場合

1. 福祉施設

平成18年10月より，身体，知的，精神障害の一体化を図った障害者自立支援法の施行により，39歳以前の若年認知症は精神障害者枠の施設や在宅のサービス（介護給付，訓練等給付など）で対応可能になる。

2. 医療機関

診断確定と精神障害や行動障害の対応のため，精神科（単科病院と総合病院の両者を含む）への入院が可能である（原則として**任意入院は少なく，医療保護入院または措置入院の形態がとられる**）。また，知能低下（精神発達遅滞と認知症の両者を含む）や身体症状の合併症があるものは，精神病院とともに一般病院への入院が可能である。

3. 在宅支援

医療面では，疾患と障害の程度に応じて，福祉医療，更生医療，進行性筋萎縮症療養給付，特定疾患医療，結核予防法などによる医療費の公費負担が受けられる。また，精神または身体の障害の程度が重度の場合，特別障害者手当の支給が受けられる。

福祉面では，障害者手帳の取得を受けたものは，三障害ともそれぞれに在宅支援サービ

B. 年齢40〜64歳の場合

1. 介護保険の対象となる認知症疾患

介護保険が導入された場合，表96の右列のような「老化に伴って発症した」疾患については，在宅，施設ともに処遇の対象とされる。

2. 介護保険の対象とならない認知症疾患

「老化に伴って発症した」ものでない認知症性疾患は，介護保険の対象とはならない。しかし，高次脳機能障害という概念が作られ自立支援医療内で精神障害者として認定されることになったため，①40〜64歳の範囲で介護保険に含まれなかった疾患と，②18〜39歳の範囲で発症した多くの疾患ないし障害が，福祉の谷間から救われた（表

表96　介護保険適応疾患と高次脳機能障害の関係

高次脳機能障害を呈する疾患の種類	厚生労働省の高次脳機能障害の診断基準の範囲 (18〜39歳)	(40〜64歳)	介護保険に含まれる特定疾病 (*) (40〜64歳)
1. 脳血管障害 脳出血，脳梗塞，くも膜下出血	○	○	○
2. 血管性認知症	×	×	○
3. 頭部外傷	○	○	×
4. 変性疾患 アルツハイマー病，前頭側頭型認知症，パーキンソン病など	×	×	○
5. 感染症・炎症 梅毒，脳炎，脱髄疾患（多発硬化症など）	○	○	×
6. 悪性新生物 脳腫瘍，転移性脳腫瘍，術後後遺症など	○	○	×
7. 代謝疾患 内分泌疾患，低酸素・無酸素症など	○	○	×
8. 中毒性疾患 薬物，アルコール，職業中毒	△（一部）	△ ×	×
9. 遺伝性疾患 ハンチントン舞踏病などで18歳以上の発症	×	×	×

1. （＊）は「老化に伴って発症した疾患」を意味する。
2. ▢の部分は福祉面でカバーされていない疾患／障害の部分。この部分は，今後障害者自立支援法のサービスを利用することになろう。

96)。なお，高次脳機能障害の原因となる疾患には，変性疾患，脳血管障害，頭部外傷，感染症・炎症，悪性新生物，代謝疾患，中毒性疾患，遺伝性疾患などが含まれる。

　ただし，自立支援医療以外に何の支援もなく，依然介護保険とのギャップに問題が残る。

引用文献
1) 若年痴呆研究班編：若年期の脳機能障害介護マニュアル．ワールドプランニング，2000．

II. 障害者自立支援法[1]

　平成18年4月より障害者自立支援法内の自立支援医療が，同年10月より自立支援内の新施設・事業体系が施行された。これらの法の特徴は，包括的運営費補助体系から実績に基づいた個別給付体系に，また，終の棲家的生活支援の施設はなくなり，訓練や就労中心の福祉体系となったことであろう。精神，知的，身体の三障害を統一して同じサービスをすることを目的に制定されたため，当然のことながら，各障害の特性に応じた個別的な配慮はなくなるとともに，サービス利用時の自己負担増，市町村単位のサービス体系のため，都市と山村など居住地域による差別化を招く恐れが大きくなった。

　なお，65歳以上の障害者でも，介護保険サービスが優先するが，必要に応じて自立支援サービスも利用できる。

A. 支給決定の流れ

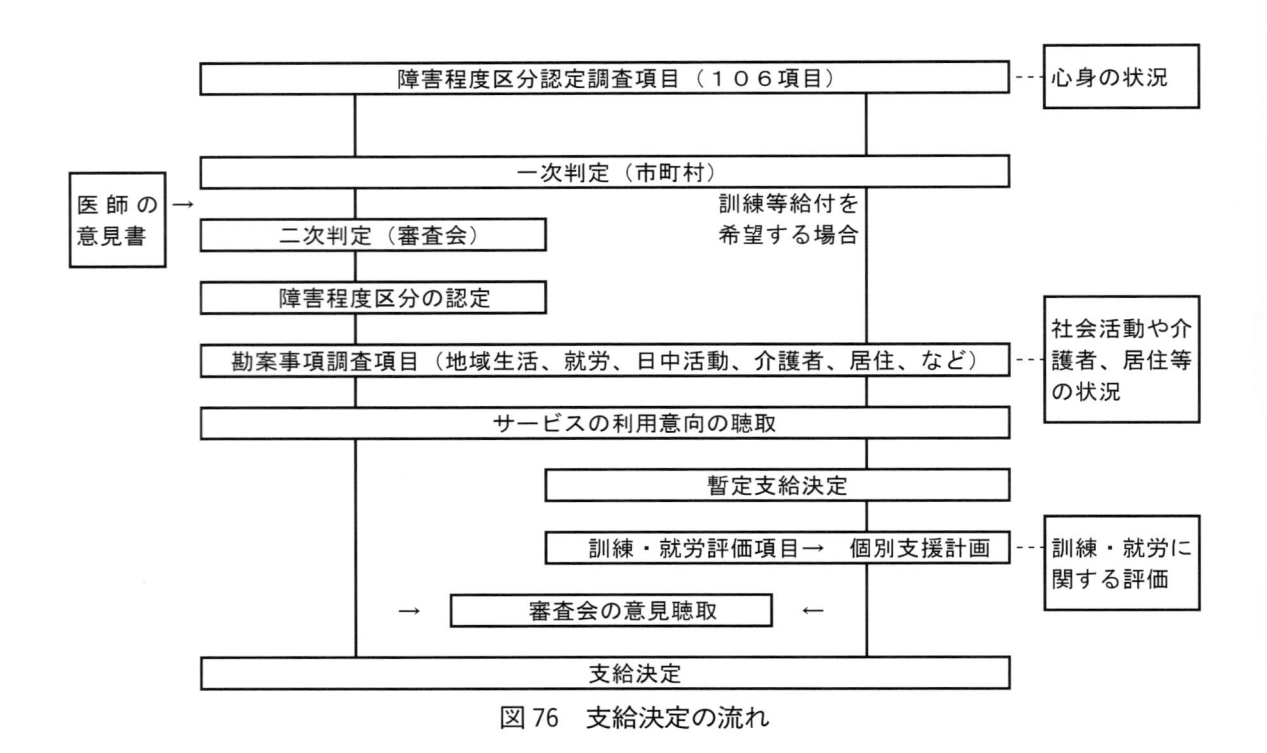

図76　支給決定の流れ

B. 支給決定・障害程度区分の有効期間

表97 サービスの種類と有効期間

サービスの種類		支給決定の有効期限		障害程度区分の有効期間	
		最短	最長	最短	最長
介護給付	短期入所（ショートステイ）	1ヵ月	1年	3ヵ月	3年
	生活介護		3年		
	共同生活介護（ケアホーム）				
訓練等給付	共同生活援助（グループホーム）		3年	有効期限なし	
	就労継続支援（A型B型）		1年		
	生活訓練				
	就労移行支援				

C. 新事業体制について

支援法による新サービスの内容（精神及び知的のみ）を示した。その中で，アンダーラインの項目は，若年認知症者の利用が可能なサービスといえる。

1. 介護給付（表98）

若年認知症の場合，重度障害者等包括支援以外すべて利用できるが，介護保険の利用が可能な場合には，介護保険を優先すべきである。39歳以下の認知症や40歳以上でも介護保険適用外の認知症はこれらの支援を積極的に利用すべきである。なお，日中活動において，介護給付と訓練等給付の両方のサービスを利用できるが，同一日に両方のサービス費は算定できない。

2. 訓練等給付（表99）

若年認知症の場合，グループホーム，就労継続支援Bが利用可能である。ただし，認知症が軽度の場合，必要に応じて他の事業の利用も試みるべきと思われる。なお，高次脳機能障害では，いずれの事業も利用可能である。グループホームやケアホーム利用者は必ず日中活動サービスを利用しなければならないとはしていない。

3. 地域生活支援事業（表100）

若年認知症の場合，基本事業はすべて利用できる。市町村が独自に行うメニュー事業は，地域によって内容が異なるが，原則すべて利用可能である。

表98 介護給付の対象と要件

	サービス名	程度区分	対象および要件
介護給付	ホームヘルプ（居宅介護）	区分1以上	●居宅において入浴・排泄・食事等の介護を必要とする者。 ●移動介護・介助はない。 ●身体介護，家事援助のみ。
	ショートステイ（短期入所）※ショートステイに類似	区分なし	●居宅において介護者が一時的に介護できなくなった時または障害者本人の理由も可。 ●短期間の入所で入浴，排泄，食事の介護等を要する者。
	行動援護	区分3以上	●行動上著しい困難を有する障害者等であって常時介護を要し，行動する際に生じ得る危険を回避するために必要な援護，外出時における移動中の介護等を要する者。
	重度障害者等包括支援	区分6	●I類（筋ジス，脊損，ALS，遷延性意識障害），II類（重度心身障害，III類型（強度行動障害）。
	ケアホーム（共同生活介護）	区分2以上	●日中活動サービスを利用している者で主として夜間において共同生活を営む住居で，食事・入浴等の介護が必要な者。利用期間制限なし。 ●事業定員4人以上。1住居の定員は2～10人。ただし，既存建築の活用は20人，都道府県知事が特に認める場合は30人まで可。
	生活介護※デイサービス知的更生に該当	区分3以上 区分2以上 （50歳以上）	●食事，入浴，排泄等の介護，日常生活上の支援。軽作業等の生産活動や創作活動の機会の提供。それらを通じた，身体・日常生活能力の維持・向上。事業定員20名以上。
	施設入所※入所施設に該当	区分4以上 区分3以上 （50歳以上）	

表 99　訓練等給付の対象と要件

	サービス名	程度区分	対象および要件
訓練等給付	グループホーム（共同生活援助）※グループホームに該当	区分1および非該当	●地域において共同生活を営むのに支障がない障害者で，就労または日中活動サービスを利用し，主として夜間において相談やその他の日常生活上の支援を必要とする者。利用期間制限なし。 ●事業定員4人以上。1住居の定員は2〜10人。ただし，既存建築の活用は20人，都道府県知事が特に認める場合は30人まで可。
	生活訓練※援護寮に該当	―	●地域生活を営む上で，生活能力の維持向上のため訓練等を提供する。 ●利用期間は2年を基準，長期入院からの移行は3年間。事業定員20名。
	就労移行支援※授産施設に該当	―	●就労を希望する障害者で，一定期間にわたり生産活動その他の機会提供を通じて，必要な知識・能力の向上のために訓練を提供し，就労が見込まれる65歳未満の者。 ●利用期間は2年間。
	就労継続支援A（雇用型）※福祉工場に該当	―	●就労移行支援事業を利用し，一般企業の雇用に結びつかない者で生産活動により雇用契約に基づく就労が可能な65歳未満の者。事業定員は10名以上。 ●利用期間は制限なし。
	就労継続支援B（非雇用型）※授産施設に該当	―	●就労移行支援事業を利用し，一般企業の雇用に結び就かない者，就労経験があるが年齢や体力で雇用されることが困難な者。 ●前記に該当せず50歳に達している者，移行支援・継続支援Aの利用が困難と判断された者。事業定員は20人以上。 ●利用期間　制限なし。 ●工賃は「月額3000円以上」

表 100　地域生活支援事業の対象と要件

	サービス名	程度区分	対象および要件
基本事業	地域活動支援センター	―	創作活動または生産活動も機会の提供。社会との交流促進を図る。 ●I型　相談支援事業併設 ●II型　通所施設併設 ●III型　小規模作業所併設 ●IV型　小規模作業所併設
	相談支援	―	●関係機関との連携調整，権利擁護
	移動支援	―	●円滑に外出できるよう移動時に支援を必要とする者。
メニュー事業	福祉ホーム	―	●住居を必要としている障害者に低額な料金で居室等を提供すると共に，日常生活に支援が必要な者。
	地域サポート事業	非該当者	●居宅において日常生活および家事の支援が必要と市町村が認めた者。

引用文献

1) 障害者自立支援法．厚生労働省ホームページ参照．

III. 介護保険法[1,2)]

A. 制度概論

1. 介護サービスの利用手続き

手続きの流れは図77のようである。

```
                        市町村の窓口
                    ┌───────┴───────┐
               認定調査              医師の意見書
                    └───────┬───────┘
              要介護認定（医師、看護職員、福祉関係者などによる）
        ┌───────────────┼───────────────┐
      非該当         要支援1             要介護1
                    要支援2              　～
                                        要介護5
                        │                   │
                 介護予防ケアプラン    介護サービスの利用計画
                                        （ケアプラン）
```

都道府県が行うサービス指定・監督	○市町村の実状に応じたサービス（介護保険外の事業）	○介護予防事業（地域支援事業）	○介護予防サービス ・介護予防通所介護 ・介護予防通所リハビリ ・介護予防訪問介護 ・介護予防福祉用具貸与 など	○施設サービス ・特別養護老人ホーム ・老人保健施設 ・介護療養型医療施設	○在宅サービス ・訪問介護 ・訪問看護 ・通所介護 ・短期入所サービス ・福祉用具貸与 など
市町村が行うサービス指定・監督			○地域密着型介護予防サービス ・介護予防小規模多機能型居宅介護 ・介護予防認知症対応型共同生活介護（グループホーム） など		○地域密着型サービス ・小規模多機能型居宅介護 ・夜間対応型訪問介護 ・認知症対応型共同生活介護（グループホーム） など

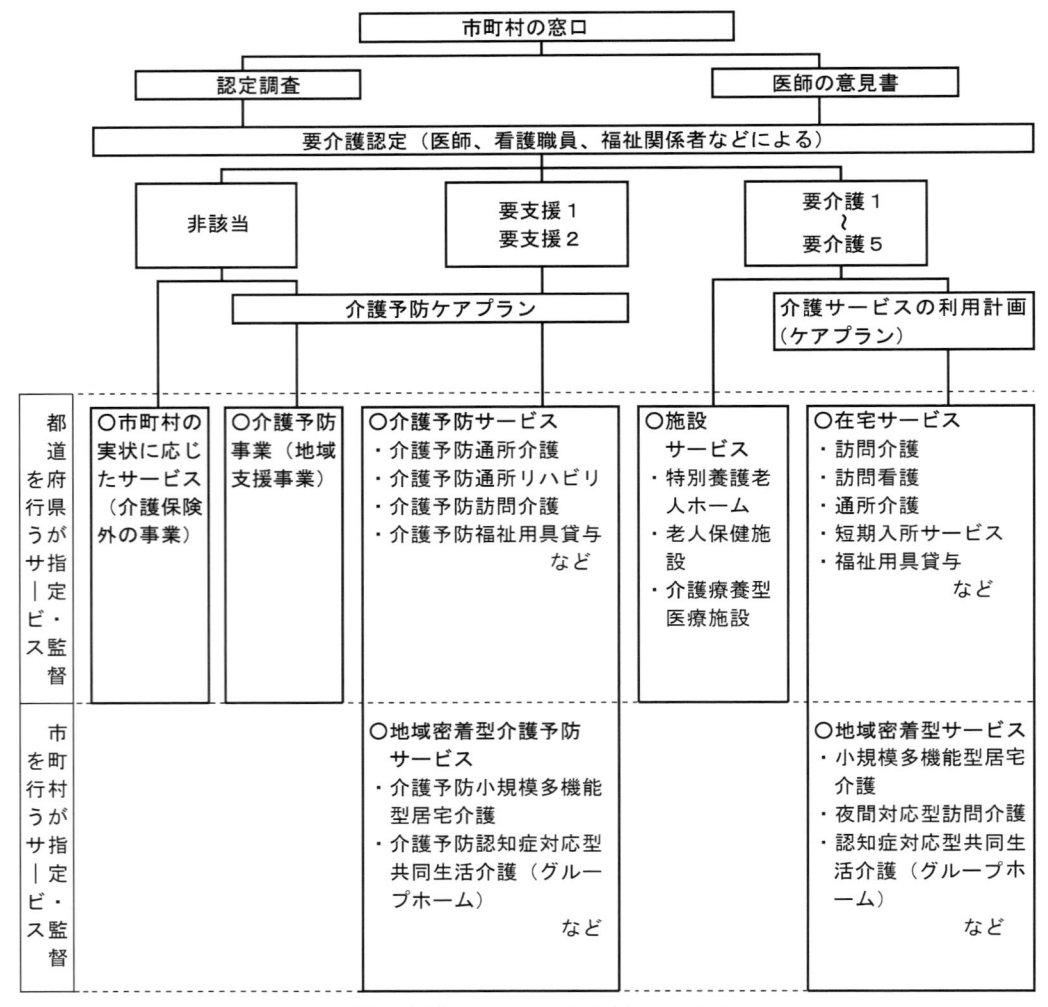

図77 介護サービスの手続きの流れ

2．基本的視点

まとめると，以下の様な項目がある．

1) 中重度者への支援強化
   a. 難病やガン末期の在宅介護ニーズへの対応
   b. 特別養護老人ホームの看取り介護加算
   c. 認知症対応型グループホームの医療連携体制加算

2) 介護予防，リハビリテーションの強化
   a. 報酬の定額化（月単位）
   b. 訪問リハビリテーションの短期・集中実施
   c. プロセス重視のリハビリテーションの見直し，維持期のリハビリを廃止

3) 地域包括ケア，認知症ケアの確立
   a. 小規模多機能型居宅介護
   b. **若年認知症ケアの充実（デイケア・デイサービスの若年認知症加算）**
   c. 認知症対応型グループホームの質・機能の向上

4) サービスの質の向上
   a. ケアマネージャー1人当たりの標準担当件数の引き下げと多数担当件数に係わる逓減制導入
   b. 3級ヘルパーの減算強化と平成21年度で廃止
   c. 医師，歯科医師の情報提供の徹底
   d. 介護保険施設での身体拘束廃止への取り組み

5) 医療と介護の機能分担・連携の明確化
   a. 介護療養型医療施設の療養病床の移行（実質廃止）
   b. 介護保険と医療保険の機能分担の明確化

3．特徴的なサービス

まとめると，表101の様である．

表101 居住系サービスの加算・減算

従来型介護保険サービス				地域密着型サービス	
介護老人福祉施設	介護老人保健施設	介護療養型医療施設	特定施設入所者生活介護	認知症対応型共同生活介護	地域密着型介護福祉施設
		病院 診療所	地域密着型特定施設入所者生活介護		
在宅復帰支援加算 10 U 身体拘束未実施減算 ▲5 U 経口維持加算 5/28 U			個別機能訓練加算 12 U 夜間看護体制加算 10 U	医療連携体制加算 39 U	介護老人福祉施設に準じる 小規模拠点集合型施設加算 50 U
重度化対応加算 10 U 準ユニットケア加算 5 U 看取り介護加算 160 U 在宅入所相互加算 30 U	リハマネジメント加算 25 U 短期集中リハ加算 60 U 認知症短期集中リハ加算 60 U	リハ体制強化加算 35 U			

1) 介護予防サービス
   a. 共通サービス（送迎や入浴も含めた日常生活支援）と選択的サービス（運動機器機能向上加算，栄養改善加算，口腔機能向上加算）に区分
   b. 介護予防訪問介護は利用者限定で，身体介護と生活援助を一本化し定額報酬

2) 介護保険施設
   a. 在宅復帰支援への加算，試行的な退所サービスへの加算
   b. サテライト型老健施設の評価
   c. 老人保健施設での認知症短期集中リハビリテーション実施に加算

4．若年認知症ケア

以下のケアを対象に60Uの加算が認められた。

   a. ニーズに応じたサービスの提供
   b. 利用者や家族に対する相談支援や情報提供

5．施設内のサービス向上

   a. 身体拘束時の理由記載未実施への減算
   b. 感染症や食中毒への対策・体制作り
   c. 介護事故に対する安全管理体制強化

B．利用可能な内容

表102　地域密着型サービスの種類

a．	小規模多機能型居宅介護	新たに報酬および基準を設ける。通所が中心，随時宿泊。
b．	夜間対応型訪問介護	夜間の定期巡回，利用者の通報によるオペレーションサービス。
c．	認知症高齢者グループホーム	ケアの質，地域に開かれた運営。医療との連携。
d．	認知症高齢者対応型デイサービス	利用形態の多様化。
e．	小規模介護老人福祉施設	小規模（30人未満）の類型を設け，効率的・効果的運営を目指す。
f．	小規模介護専用型特定施設	

表103　地域密着型サービスの特徴

○地域密着型サービス
1．市町村にサービス事業者の指定・監督権限
2．その市町村の住民のみがサービス利用可能
3．日常生活圏域ごとに必要整備量を計画（計画を超える施設サービスは指定の拒否が可能）
4．地域の実情に応じた弾力的基準・報酬設定

1. 地域包括センターの創設

a. 設置目的
  地域の高齢者への支援を包括的に行う中核機関
b. 基本機能
  ①介護予防事業と新予防給付のケアマネジメントを行う
  ②総合相談支援事業および権利擁護業務
  ③包括的・継続的なケアマネジメントの支援

C. 介護予防

1. 予防重視型システムへの転換

増加する軽症者に予防を重視し，早期対応を効果的に行うように，「新予防給付」と「地域支援事業」が創設された。そして，介護予防マネジメントは，公正・中立性を確保した地域包括支援センターで行うことになった。

2. 認知症予防

以下のような取り組みを総合的に実施することになった。

a. 認知症の予防・治療法などの研究開発，早期発見・早期診断，医療と介護の連携，家族支援，権利擁護など幅広い取り組み
b. 地域づくりなど住民活動を視野に入れる
c. 安心して生活できる地域作りに向け，各般の施策を総合的に推進

引用文献
1) 介護保険情報3，社会保険研究所，2006.
2) 厚生労働省ホームページ内の介護・高齢者福祉内の介護保険制度の内容を参照．

表104　介護予防の段階と施策等

予防階段	対象者	内容	施策等
1次予防	活動的な状態にある高齢者を含むすべての高齢者	生活機能の維持・向上を図る	地域支援事業 介護予防一般高齢者施策
2次予防	要支援・要介護状態となるおそれがある高齢者	生活機能低下の早期発見・早期対応を行う	地域支援事業 介護予防特定高齢者施策
3次予防	要支援・要介護状態にある高齢者	要支援・要介護状態の改善や重度化予防を行う	新予防給付（要支援1・2） 介護給付（要介護1～5）

IV. 精神保健福祉法[2,4]

A. 精神障害者保健福祉手帳

1. 申請の条件

a. 統合失調症，躁うつ病，非定型精神病，てんかん，中毒精神病，器質精神病（高次脳機能障害，認知症など），その他の精神疾患（精神障害）を有する者のうち，日常生活または社会生活への制約があること。
b. 手帳の有効期限は，2年で障害の状態を再認定し更新する。
c. 他の手帳を有していても，申請は可能である。
d. 平成18年10月より，新規申請の手帳に写真貼付を義務づけた。

2. 対象となる若年認知症

a. アルツハイマー病
b. ピック病（前頭側頭型認知症）
c. パーキンソン病（レビー小体病を含む）
d. 進行性核上麻痺
e. 血管性認知症
f. てんかん
g. 高次脳機能障害（頭部外傷，脳腫瘍術後後遺症，低酸素脳症など）
h. 遺伝疾患（ハンチントン舞踏病，ウイルソン病）
i. 脳炎後遺症（性格変化を含む）
j. 一酸化炭素中毒後遺症（性格変化を含む）
k. その他精神症状を伴う認知症性疾患（性格変化を含む）

3. 申請方法

以下の図78のように行う。

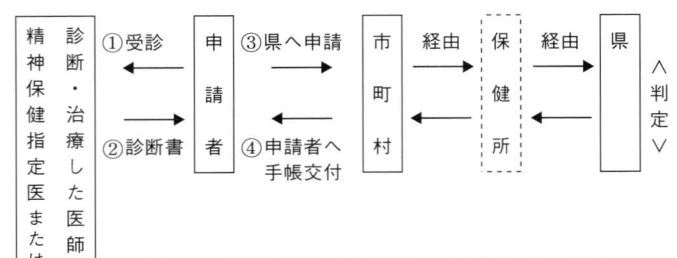

図78 精神障害者手帳の交付までの流れ

※障害基礎年金の年金証書（写し）がある場合は，都道府県精神保健福祉センターの判定を要せずに，年金1級であれば1級，年金2級であれば2級，年金3級であれば3級の手帳の交付を受けることができる（原則として，障害年金に準じた扱いになる）。
※初診日から6ヵ月を経過した日以後における診断書に限る。

B. 自立支援医療費（精神通院医療）

1. 申請の条件

a. 統合失調症，精神作用物質による急性中毒又はその依存症，知的障害，精神病質，その他の精神疾患（躁うつ病，非定型精神病，てんかん，高次脳機能障害，認知症など）を有する者で，通院による精神医療を継続的に要する程度の病状にあるもの。

b. 有効期限は，1年で障害の状態を再認定し更新する。

c. 他の手帳を有していても，申請は可能である。

d. 給付対象者を，負担能力の乏しいものと高額治療継続者，に重点化した。高額治療継続者とは，ICD分類で，①F0，F1，F2，F3と診断される者，②G40（てんかん）に分類される者，または，③「3年以上の精神医療経験を有する医師で，情動及び行動の障害又は不安及び不穏状態を示すことから，入院によらない計画的かつ集中的な精神医療を継続的に要すると判断された者」，が含まれる。なお，①のF0，F3や②G40に関しては，神経内科，脳外科，小児科，心療内科，一般内科など，精神科以外からの申請についても認める傾向にある（当分の間，都道府県によって判断が異なる可能性がある）。

2. 対象となる若年認知症

a. アルツハイマー病
b. ピック病（前頭側頭型認知症）
c. パーキンソン病（レビー小体病を含む）
d. 進行性核上麻痺
e. 血管性認知症
f. てんかん
g. 高次脳機能障害（頭部外傷，脳腫瘍術後後遺症，低酸素脳症など）
h. 遺伝疾患（ハンチントン舞踏病，ウイルソン病）
i. 脳炎後遺症（性格変化を含む）
j. 一酸化炭素中毒後遺症（性格変化を含む）
k. その他精神症状を伴う認知症性疾患（性格変化を含む）

3. 申請方法

以下の図79のように行う。

図79 自立支援医療費交付までの流れ

精神保健指定医または診断・治療した医師 →①受診／②診断書→ 申請者 →③県へ申請／④申請者へ交付→ 市町村 →経由→ 県 →〈判定〉

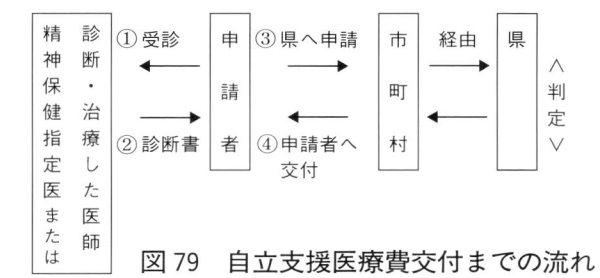

※手帳添付による申請は，保健所長が支給決定する。ただし，当該手帳が診断書に基づいて交付されたものであり，有効期限が支給認定日の時点で1年以上残っているものに限る。

C. 障害者年金，生命保険など

1. 障害者年金

身体障害 ─────┐
知的障害・精神障害 ─┘ 障害年金として，同一に取り扱われている。

1) 障害基礎年金
　a. **申請の条件**
①国民年金に加入中または加入したことがある人で，65歳までに病気やケガなどで障害が生じた場合。ただし，病気（知的，精神障害を含む）やケガにより初診日から1年6ヵ月経過した日，またはその期間内に症状が固定した日において，障害の状態が法律で定める基準に該当する場合。
②20歳に達する前に障害が生じた人が20歳になったとき。ただし，本人の所得制限や子どもの扶養加算がある。
　b. **対象となる疾患**
国民年金法施行令，厚生年金保険法施行令に定めている，「障害等級」にそれぞれ該当する疾患が含まれる。
　c. **申請方法**（図80）
初診日が国民年金の被保険者の場合は，市町村役場へ申請する。認定は国が行い，1級または2級の障害と認定された場合，障害基礎年金の給付を受けられる。
　d. **支給金額**

1級	990,100円（月額82,508円）
2級	792,100円（月額66,008円）

2) 障害厚生年金
　a. **申請の条件**
①厚生年金に加入中または加入したことがある人で，65歳までに病気やケガなどで障害が生じた場合。
　b. **対象となる疾患**
国民年金法施行令，厚生年金保険法施行令に定めている，「障害等級」にそれぞれ該当する疾患が含まれる。
　c. **申請方法**（図81）
①初診日が厚生年金の被保険者の場合は，社会保険事務所へ申請する。認定は国が行い，1級または2級の障害と認定された場合，障害基礎年金と障害厚生年金（上乗せ給付）。ただし，3級の障害と認定された場合は，障害厚生年金のみ給付される。
　d. **支給金額**
①1級障害の場合
　障害厚生年金（報酬比例の年金額×

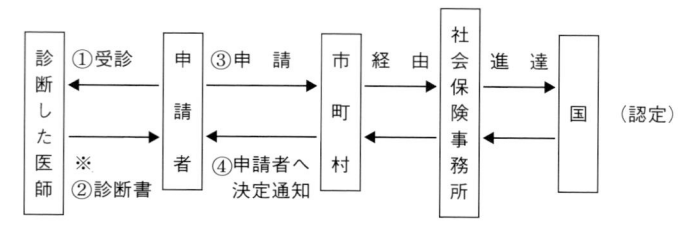

図80　障害基礎年金受給までの流れ

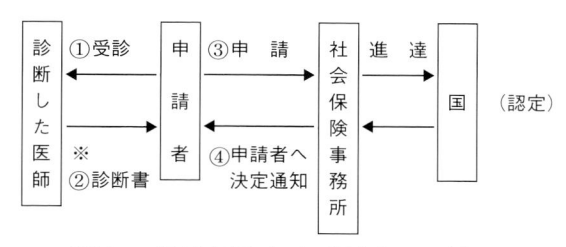

図81　障害厚生年金受給までの流れ
※②の診断書は，障害別に指定されている書式による
（市町村，社会保険事務所等に備えてある）。

1.25）＋配偶者加給年金額＋障害基礎年金（990,100円）＋子の加算額
② 2級障害の場合
　障害厚生年金（報酬比例の年金額×1.0）＋配偶者加給年金額＋障害基礎年金（792,100円）＋子の加算額
③ 3級障害の場合
　報酬比例の年金額×1.0
　ただし，年金額が594,200円未満のときは594,200円とする。

※1級，および2級の障害厚生年金には，それぞれ1級，および2級の障害基礎年金も同時に支給されるが，3級の場合は障害厚生年金のみである。したがって厚生年金保険においては，1・2級と3級では年金額に大きな開きがある。

※被保険者期間の月数が300月（25年）に満たないときはいずれの級の場合も300月として計算する。

※障害手当金の場合（一時金）
　報酬比例の年金額×2.0

2．特別障害給付金

　この制度は，任意加入の国民年金に未加入だった人が，障害基礎年金を受給できない，いわゆる無年金障害者になったことに対する福祉的措置での救済を目的とする。国民年金の任意加入期間に加入しなかったことにより障害基礎年金等を受給していない障害者を対象に，福祉的措置として平成17年4月から創設された制度である。国民年金の任意加入をしていなかった期間内に初診日があり，現に国民年金の障害等級1級，2級程度にある人で，次のいずれかに該当する人に支給される。

1）対象者
　a．平成3年3月以前に国民年金の任意加入対象者であった学生で，その傷病によって現に障害等級1級または2級にある人
　b．昭和61年3月以前に国民年金の任意加入対象者であって被用者年金の被保険者（厚生年金，共済組合等の加入者）の配偶者で，その傷病によって現に障害等級1級または2級にある人

2）特別障害給付金の額
　a．障害等級2級に該当する場合，月額39,800円
　b．障害等級1級に該当する場合，月額49,850円（2級の1.25倍とする）
※物価スライドが行われる。また，本人の

所得による制限，受給中の年金との調整などがある。65歳に達する日の前日前までに請求する必要がある。平成17年4月1日現在すでに65歳を超えている人には，経過措置がある。

3）特別障害給付金の請求

特別障害給付金を受けようとする人は，65歳までに住所地の市区町村役場を経由して社会保険庁に対して，受給資格と額を請求する。なお，診断書による審査がある。

4）支給開始月および支給月

特別障害給付金は，請求した翌月から支給が開始され，毎年2, 4, 6, 8, 10, 12月にそれぞれの前月分までの分が支払われる。

5）支給制限

毎年，控除対象者配偶者および扶養親族の数に応じた所得額により全額または2分の1の支給停止がある。

6）国民年金保険料の免除

特別障害給付金を受給している者が国民年金の被保険者である場合は，申請免除が可能である。

3．特別障害者手当

障害が重複するなど精神または身体にいちじるしく重度の障害をもつ在宅の20歳以上の人で，日常生活に特別の介護を必要とする人に支給される（所得制限などの制約あり）。

　　a．手当額　月額　26,440円
　　b．申請に必要なもの
①認定申請書・所得状況届
②認定診断書
③請求者本人の年金証書（写）および年金受領額のわかるもの
④住民票（写）または（外国人）登録原票記載事項証明書（世帯全員・続柄が記載されたもの）
⑤印鑑と本人名義で郵便局以外の預金口座（認定されてから必要になる。）

4．生命保険

認知症の場合も，身体症状が出現して重症（高度障害）になった場合は，他の身体障害者の高度障害（両眼失明や両足切断など）と同様に，死亡保障と同等の扱いとなってローンの返済が中止（免責）され，生命保険が支払われるケースがある。これは，高度障害保険金といい，<u>被保険者が高度障害（約款に定める第1級の障害）になった場合に支払われる保険金で，死亡保険と同額の場合が多い</u>。そのため，住宅などのローンを退職金を用いて一括返済することはせずに，そのまま月々に払い続け，高度障害の認定をとることを勧めたい。

D. 自動車免許法[1,3,5]

1. 免許停止の判断基準

　平成13年の改正道路交通法（平成14年6月施行）にて，本人ないし家族の申請に基づき認知症の免許が停止されることになった（申請しなくても罰則はないが，事故を起こすとすぐ免許取消になる）。公安委員会は主治医に認知症患者の運転能力の診断書（病名，病歴，現在症，重症度などの医学的診断と，現時点の病状および今後の見通しについての意見を含む）の提出を求め，それに基づいて免許更新の是非を判断することになった。しかし，実際には認知症の重症度による判断ではなく，病名（アルツハイマー型認知症ADと血管性認知症VD）のみで免許停止と判断されることになっている（表105参照）。なお現時点では70歳以上の高齢者の自主的申請としているが，今後は免許更新時の認知症検査の実施の義務化も考えている。参考までに欧米の現状を述べると，日本以上に認知症者の運転による事故が大きな問題になっている。しかし，米国では主治医は認知症と診断し，かつ運転が困難と判断した場合でも，本人に運転を中止するように伝えるが，強制的な免許の剥奪や返納はさせていないし，できないようだ（表106）。英国では，医師二人の診断書によって，免許停止としている。

　日本の道路交通法には二つの問題点がある。一つは，認知症を重症度で評価するのではなく，病名のみで免許取消とすること。それもADとVDのみである。むしろ，運転して問題が頻発するのは前頭側頭型認知症（FTD：とくにピック型認知症）で，この場合は初期であっても運転を中止させるべきであろう。しかしADやVDの初期では，無理に免許を取消して日常生活を制限し，認知症の進行を速める必要はないと思われる。もう一つの問題点は，医師一人に責任を取らせていることである。せめて二人の一致した診断が必要と思う。免許証とは，保険証やパスポートと同じように身分を証明するような価値のある証明書である。

表105　道路交通法の一部を改正する法律（平成14年）

1. アルツハイマー病の認知症および血管性認知症→一律に免許取消
2. その他の認知症
   1) 医師が，「回復の見込みがない」，「6ヵ月以内に回復する見込みがない」旨の診断→免許取消
   2) 医師が，「6ヵ月以内に回復する見込みがある」旨の診断→6ヵ月の停止
      ①適性検査結果または診断結果が「回復した」旨の内容の時→拒否等はしない
      ②「いまだ回復した旨の診断はできないが，さらに6ヵ月以内にその診断を行う」旨の内容の時→さらに6ヵ月内の停止を続ける
      ③その他の場合→免許取消
   3) 認知症でないが，今後認知症になるおそれがある場合
      　医師が，「軽度の認知機能の低下が認められる」，「境界状態にある」，「認知症の疑いがある」等の診断をした場合，6ヵ月後に臨時適性検査を行う。医師の診断結果を踏まえて，短い期間や長い期間（最長1年）を定めることもできる。

表106 免許停止の基準について

○日本精神神経学会監訳：米国精神医学会治療ガイドライン；アルツハイマー病と老年期の認知症（抜粋）
1. 精神科医はすべての認知症患者とその家族と運転の危険性について話し合い，内容を詳細に書き留めるべきである。
2. 中等度から重度では運転中断を強く忠告すべきである。
3. 軽度でも，交通事故経験者，判断力低下，空間認知・実行力に重大な障害があれば，同様の忠告が必要である。また，家族にも伝える必要がある。
4. 障害が軽度であれば，配偶者にナビゲーター役を検討したり，危険の少ない状況のみ運転することを進言する。

○2002日本神経学会治療ガイドライン訳抜粋
1. 明らかな認知症と診断された患者（CDR1以上）においては，事故の可能性，運転ミスの頻度が高まるので，運転を止めるべきである。
2. もし，認知症が明らかでないが，認知症の疑い（CDR0.5）のあるときには，1年以内にCDR1まで悪化する可能性があることを考慮し，6ヵ月に1度の認知症についての評価を受けるべきである。
3. 我が国では，認知症患者において6ヵ月以上治る見込みがないと判定された時，それまで所持していた運転免許が取り消されることがある。

蛇足かもしれないが，認知症の重症度を評価する場合はCDR（Clinical Dementia Rating）が有用である。ただし，これはADとVDの場合のみで，FTDについてはCDRは不適当である。実際には，適性検査や助手席への同乗などを通じて，個々の事例ごとに判断せざるを得ないと思われる。

2．賠償責任

現時点で，重大な過失がない限り，医師へは賠償責任は問われないようである。しかし，①病気の告知の後，運転に関する注意義務を行うこと，②認知症の疾患特性と運転時の行動評価を行い，その内容をカルテに記載しておくこと，③運転で問題が発生している場合は，すみやかに都道府県交通（免許）センターでの適性検査などを勧める，などの対策はすべきである。

E．民事法上の能力[6]

1．権利能力

権利や義務を持つことのできる資格や地位をいう。売買契約で売り主や買い主の**地位につくことができるが，権利も義務も負わない**。自然人（胎児から高度に判断能力が障害された認知症者も，死亡の時点まで権利能力は保持される）と法人に分けられる。

2．意思能力

物事を判断し，それに基づいて意思決定できる能力をいう。贈与を受ける行為が当てはまる。一般には，10歳未満の人や泥酔者は意思能力がないとされる（7歳くらいも可，個別的に判断）。意思能力のない者のした法律行為は無効であり，不法行為責任もないという。

3. 身分行為能力

身分法上の行為のできる能力をいう。15歳より認めている。養子縁組の承諾・離縁や遺言はできる。

4. 責任能力

不法行為に基づく損害賠償責任を負わせることを前提に，自分の不法行為に対して法的責任を理解できる能力で，12〜13歳以上に認められる。損害賠償などの責任をとることができる。

5. 行為能力

財産法上の権利や義務を持つための法律行為を完全に一人でできる能力をいう。財産取引行為ができる。民法では，未成年者，成年被後見人，被保佐人が無能力者に属する。

6. 事理弁別能力（判断能力）

広義の判断能力とは，①知的能力（記憶力，計算力，理解力，知能，知覚，思考力，言語能力など），②日常的事柄を理解する能力（狭義の判断能力），③社会適応能力（見当識，感情・気分，推理力），④制御能力は自己の行動を制御する能力（意思・意欲，認識力・予期力，人格，自制心，行動力など）の4つの概念を総合したものをいう。

F. 成年後見制度[2]

1. 制度の概要

2000年4月1日に施行された。認知症が進んだ場合の対処方法の一つで，判断能力が低下した当事者の代わりに，契約などの代理をする人を専任したり，誤った判断の下で契約したことを取り消すなど，当事者を保護する制度である。本人の能力の障害の程度が，軽度の場合は補助，中等度から重度の場合は，保佐（準禁治産相当）や後見（禁治産相当）となる。保佐と後見は正式な精神鑑定が必要なため鑑定費用と時間がかかるが，当事者本人の同意は必要ない。

任意後見制度では，認知症発症以前に，家庭裁判所に申請して任意後見人となる人と契約を結んでおき，認知症が発症したら，裁判所が契約の効力を認めるものである。財産管理などが懸念される場合，遺言書とは別に利用すべき制度と思われる。

また，第三者から経済的権利を侵害され，緊急性のある場合は，地域包括支援センター，消費生活センター，警察生活安全課，日本司法支援センター（平成18年10月より）などに相談すべきである。

2. 三類型の内容（表107）

1）後見

「精神上の障害により事理を弁識する能力を欠く状況にある者」で，具体的な例として，①日常の買い物なども自分ではできずに，誰かにやって貰うことが必要な者，②ごく日常的な事柄（家族の名前，場所の見当識）がわからなくなってしまう者，③重度の認知症や植物状態の者などが含まれる。

2）保佐

「精神上の障害により事理を弁識する能力がいちじるしく不十分な者」で，具体的な例として，①日常の買い物程度は自分でできるが，重要な財産行為は誰かにやって貰うこと

表 107　三類型の概要について

		補助	保佐	後見
要件	対象	精神上の障害により事理を弁識する能力が不十分な者（軽度ないし前認知症状態）	精神上の障害により事理を弁識する能力がいちじるしく不十分な者（中等度の認知症）	精神上の障害により事理を弁識する能力を欠く状況にある者（重度の認知症）
開始の手続	申立権者	本人，配偶者，四等親内の親族，検察官等，任意後見受任者，任意後見人，任意後見監督人		
	本人の同意	必要	不要	不要
機関の名称	本人	被補助人	被保佐人	成年被後見人
	保護者	補助人	保佐人	成年後見人
	監督人	補助監督人	保佐監督人	成年後見監督人
同意権・取消権	付与の対象	申立の範囲内で家庭裁判所の決める「特定の法律行為」	民法12条の1項	日常生活に関する行為以外の行為
	付与の手続	補助開始の審判 同意権付与の審判 本人の同意	保佐開始の審判	後見開始の審判
	取消権者	本人・補佐人	本人・保佐人	本人・成年後見人
代理権	付与の対象	申立の範囲内で家庭裁判所の決める「特定の法律行為」	同左	財産に関するすべての法律行為
	付与の手続	補助開始の審判 代理権付与の審判 本人の同意	保佐開始の審判 代理権付与の審判 本人の同意	後見開始の審判
	本人の同意	必要	必要	不要
責務	身上配慮義務	本人の身上の状態および生活の状況に配慮する義務	同左	同左
本人の能力		「特定の法律行為」以外	民法13条以外	日用品の購入など日常生活に関する行為

民法13条とは，①元本領収・利用，②借財・保証，③不動産等の権利の得失を目的とする行為，④訴訟行為，⑤贈与，和解または仲裁合意，⑥相続の承認・遺産分割，⑦贈与の申し込みの拒絶・遺贈の放棄・負担付贈与の申し込みの承諾・負担付遺贈の承認，⑧新築・改築・増築・大修繕，⑨短期を超える賃貸借を含む。

が必要な者，②中等度の認知症者などが含まれる。

3）補助

「精神上の障害により事理を弁識する能力が不十分な者」で，具体的例として，①重要な財産行為について自分でもできるかもしれないが，適切かどうかに危惧がある者，②軽度の認知症者などが含まれる。なお，補助審判には本人の同意が必要である。

3．改正点

1）配偶者が当然に後見人や保佐人になるのでなく，個々の事案に応じて適任者を選任することとなった。

2）後見人の数を一人に制限せずに複数にしたり，個人だけでなく法人を選任することも可とした。

3）本人と利益相反のおそれのない信頼性の高い個人または法人等を選任するため，本人との利害関係の有無と本人の希望等の事情を法文上に明記した。

4）本人の意思の尊重，本人の心身の状態，生活の状況の考慮などの規定を創設した。また，後見だけでなく保佐や補助にも監督人の制度を新設し，監督体制を充実した。

5）後見・保佐・補助の開始について，市町村長の申立権を創設した。

6）後見登記等は，戸籍への記載はせず，新しい登録制度を創設した。また登記事項の証明書の交付は一定の請求者に限定した。

G. 権利擁護事業[2]

平成11年10月に始まった地域福祉権利擁護事業は，都道府県社会福祉協議会が関わる事業である。認知症患者，知的障害者，精神障害者などと契約を結び，福祉サービスの利用を援助したり，日常的な金銭管理を代行する。福祉制度を円滑にするために考えられた制度であるが，日常的な金銭管理を希望する人が多かったため，成年後見制度と似たものになっている（表108）。

表108　成年後見制度と地域福祉権利擁護事業の対比

	成年後見制度	地域福祉権利擁護事業
対象	判断能力がないか不十分の人	判断能力が不十分の人。しかし，契約を理解するだけの能力はある。
援助者	成年後見人など	生活支援員
費用	本人の財産に応じて	1時間500円程度
手続き	家庭裁判所に申し立て	社会福祉協議会に申請し契約
援助内容	福祉サービスの利用援助 諸手続き 日常的金銭管理 財産の管理 その他（契約，相続，訴訟等の法律行為）	福祉サービスの利用援助 手続きの援助や代行 日常的金銭管理 財産に関する書類等の預かり 苦情解決制度利用の援助

H. 若年認知症患者の利用可能な制度（まとめ）

平成18年4月より障害者自立支援法が実施され，3障害共通の社会参加・福祉制度が動き出すことになり，若年認知症に対する受入も変化した。しかし，受益者負担の増大が盛り込まれるとともに，3障害の手帳制度が残ったり，障害者と介護保険が並立するなどシステムの一貫性のなさや不完全さが目立つこともあり，利用しやすくなるのか否かは今後の展開による（表109，110，図82参照）。

表109　若年認知症の利用可能な医療施設

在　宅	入　院
1. 外来 　a. 一般外来 2. 在宅サービス 　a. 訪問看護 　b. 訪問介護（ホームヘルプサービス） 　c. 精神科デイケア 　d. 精神科デイナイトケア 　e. 重度認知症患者デイケア	1. 一般病棟 2. 療養病棟 3. 認知症疾患治療病棟 4. アルコール治療病棟 5. 認知症疾患療養病棟

表110　若年認知症の利用可能な自立支援施設

地域支援	介護給付（生活支援）	訓練等給付（職業訓練）
1. 地域活動支援センター 2. 公共職業安定所（障害者雇用支援センター，障害者職業センター） 3. 精神保健福祉センター（相談・支援事業） 4. 保健所（訪問指導，相談）	1. ホームヘルプ 2. ショートステイ 3. 行動援護 4. 生活介護（デイサービス）	1. グループホーム 2. 就労継続支援B

IV. 精神保健福祉法

<地域生活支援事業>		
地域で生活している者	地域活動支援センター	創作活動、生産活動の機会提供。地域交流
日常生活に支障のある者	ケアホーム（共同生活介護）	居室等の提供、日常生活支援
<介護給付>		
地域で生活している者	ホームヘルプ（居宅介護）	身体介護・家事援助
共同生活に支障のない者	ケアホーム（共同生活介護）	食事、入浴の提供、夜間に共同生活
地域で生活している者	生活介護（デイサービス）	日常生活の支援
<訓練等給付>		
一般企業の雇用に結びつかない者	就労継続支援B（授産施設）	通所（作業活動の場の提供）
地域で生活している者	グループホーム（共同生活援助）	日常生活の支援、夜間の相談
<生活指導>		
生活指導を必要とするケース	精神保健福祉センター・保健所（デイケア）	
生活指導をより必要とするケース	精神科デイ・ケア施設（医療機関）	

図82　若年認知症者への医療・福祉の対応（日常生活援助）

引用文献

1) 上村直人：運転免許と診断書，司法精神医学4 民事法と精神医学，301-316，中山書店，東京，2005.
2) 若年認知症研究班編：若年期の高次脳機能障害介護マニュアル．ワールドプランニング，2000.
3) 中村重信，他：痴呆疾患治療ガイドライン2002，臨床神経 42：781-833，2002.
4) 障害者自立支援法．厚生労働省ホームページ参照．
5) 吉村匡史，吉田常孝，木下利彦：免許更新における問題．老年精神医学雑誌 16(7)：802-8，2005.
6) 渡辺俊三：7．痴呆高齢者と成年後見制度．大山博史，他編著，高齢者支援のための精神医学，p.111-134，診断と治療社，2004.

V. 身体拘束

A. 身体拘束ゼロへの手引き

　身体拘束とは，以下のことをいう（**表111**）が，「身体拘束ゼロへの手引き」では，「本人や家族に対して，身体拘束の内容，目的，理由，拘束の時間，時間帯，期間などをできるだけ詳細に説明し，十分な理解を得るように努める，その際には施設長や医師，その他の責任者から説明を行うなど，説明手続きや説明者について事前に明文化しておく。事前に説明し，理解を得ている場合にあっても，実際に身体拘束を行う時点で，必ず個別に説明を行う。」となっている。なお，今回の介護保険法改正で，介護老人福祉施設，介護老人保健施設，介護療養型医療施設などでの身体拘束時に，理由を記載しなかった場合，減算が盛り込まれたのは一つの進歩かもしれない。

表111　介護保険指定基準において禁止の対象となる具体的な行為

1. 徘徊しないように，車いすやベットに体幹や四肢などを紐で縛る
2. 転落しないようにベットに体幹や四肢を紐で縛る
3. 自分で降りられないように，ベットを柵で囲む
4. 点滴・経管栄養などのチューブを抜かないように，四肢を紐などで縛る
5. 点滴・経管栄養などのチューブを抜かないように，または皮膚を掻きむしらないように，手指の機能を制限するミトン型の手袋などをつける
6. 車いすや椅子からずり落ちたり，立ち上がったりしないように，Y字型拘束帯や腰ベルト，車いすテーブルをつける
7. 立ち上がる能力のある人の立ち上がりを防げるような椅子を使用する
8. 脱衣やおむつはずしを制限するために，介護衣（つなぎ服）を着せる
9. 他人の迷惑行為を防ぐため，ベットなどに体幹や四肢を紐などで縛る
10. 行動を落ち着かせるために，向精神薬を過剰に服用させる
11. 自分の意思で開けることのできない居室などに隔離する

身体拘束ゼロ作戦推進会議の平成13年3月報告より引用。

B. 精神保健福祉法における行動制限の意味と制度

　精神保健及び精神障害者福祉に関する法律（精神保健福祉法と略）の36条の3項に指定医の指示による行動制限を許可しているが，カルテへの記載事項として，精神保健福祉法施行規則第4条の2の5に以下のような記載がある（表112）。

　また，患者の隔離と身体的拘束については昭和63年4月8日の厚生省告示第129号（平成12年4月8日改正）に以下のような記載がある（表113）。

　さらに，昭和63年4月8日の厚生省告示第130号（平成12年12月28日改正）に，身体的拘束に関して具体的に，表114のような記載がある（隔離の項目については省略）。

　平成17年改正では，隔離及び身体拘束等の行動制限について，一覧性のある台帳の整備も義務づけられた。内容は，氏名，行動制限開始日，入院形態，行動制限内容［上記の昭和63年4月8日の厚生省告示第129号（平成12年4月8日改正）の必須記載］である。

　精神保健福祉法を基本とすると，福祉施設での隔離や身体的拘束は人権侵害に当たると考えられる。少なくとも，①行動制限は医師の指示の元に行うこと，②制限中は1日に頻回に観察を行うこと，③必要時を除きできるだけ早急に解除すること，が求められよう。

表112

1. 指定医が必要と認めて行った行動の制限の内容
2. 当該行動の制限を開始した年月日及び時刻並びに解除した年月日及び時刻
3. 当該行動の制限を行ったときの症状

表113

1. 患者の隔離とは，内側から患者本人の意思によって出ることのできない部屋の中へ1人だけ入室させることにより当該患者を他の患者から遮断する行動の制限をいい，12時間を超えるものに限る。
2. 身体的拘束とは，衣類又は綿入れ帯等を使用して，一時的に当該患者の身体を拘束し，その運動を抑制する行動の制限をいう。

表114　身体拘束の意味

1. 身体的拘束は制限の程度が強く，また，二次的な身体的障害を生ぜしめる可能性もあるため，<u>代替方法が見いだされるまでの間のやむを得ない処置として行われる行動の制限であり，でき</u>る限り早期に他の方法に切り替えるよう努めなければならないものとする。
2. 身体的拘束は，当該患者の生命を保護すること及び重大な身体損傷を防ぐことに重点を置いた行動制限であり，制裁や懲罰あるいは見せしめのために行われるようなことは現にあってはならないものとする。
3. 手錠等の刑具類や他の目的に使用される紐，縄その他の物は使用してはならないものとする。
4. 対象は，<u>①自殺企図又は自傷行為が著しく切迫している場合，②多動又は不穏が顕著である場合，③その他，そのまま放置すれば患者の生命にまで危険が及ぶおそれがある場合</u>である。
5. 遵守事項には，<u>①常時の臨床的観察を行い，適切な医療及び保護を確保しなければならない，②医師は頻回に診察を行うものとする</u>，と記載されている。

アンダーラインは筆者が挿入した。

VI. 虐待

「高齢者の養護者に対する支援等に関する法律」，いわゆる高齢者虐待防止法が，平成18年4月1日に施行となった。この法律は，「高齢者に対する虐待が深刻な状況にあり，高齢者の尊厳の保持にとって高齢者に対する虐待を防止することが極めて重要であること等にかんがみ，高齢者虐待の防止等に関する国等の責務，高齢者虐待を受けた高齢者に対する保護のための措置，養護者の負担の軽減を図ること等の養護者に対する養護者による高齢者虐待の防止に資する支援（以下「養護者に対する支援」という。）のための措置等を定めることにより，高齢者虐待の防止，養護者に対する支援等に関する施策を促進し，もって高齢者の権利利益の擁護に資すること」を目的とする。緊急保護なども盛り込まれ，予防効果が期待される。

A. 対処方法

認知症の虐待を防ぐには，相談窓口の整備，介護保険の利用，在宅ケアサービスの整備・啓発，巡回相談などの介護の社会化が必要といわれる。市民向けには介護知識の普及を図ったり，専門職向けには観察・判断・評価する能力作りなどの教育研修が必要であろう。さらに，虐待に対する自覚度を向上させるための診断マニュアル作成・普及も有用と思われる。

B. 虐待の評価リスト

通常，虐待か否かは，第三者が介護者の行為を評価し判断するものである。在宅のケースの場合には，ケアマネージャーやヘルパーなどが家族の介護態度を，施設処遇では介護職員相互に評価可能である。しかし，介護保険を受けない場合や家族介護のみの場合，密室となり評価する者が不在となる。このため，著者は以下のような自己チェックリストを作成した（表115）。このリストは，在宅介護の場面で，在宅介護者に「虐待」の知識を普及することと共に，自己の介護内容を点検するための指標として用いられることを意図したものである。

表115 虐待（abuse：不適切な扱い）ないし放置に対するチェックリスト

これは1項目でも当てはまる場合，虐待と判断する。
なお，この内容は，「意図的か偶発的か，また，虐待を受けた対象者の状態が対応困難な状況か否かに関係なく」，「実際に行為として存在したか否か」で判断するものである。

A. 身体的虐待（physical abuse）

1. 殴る，蹴る，抓る，押さえつけるなどの暴行で，身体に外傷，内出血，捻挫，打撲，骨折，刺傷，やけどなどの痕跡が見られる。
2. ベッド，椅子（車椅子を含む），柱などに縛りつけて身体の行動制限や拘束をしたり，部屋の中や屋内に鍵をかけて閉じこめるなど家から外に出さない。

B. 世話の放棄，拒否，怠慢による虐待（neglect）

3. 衣食住や清潔さを保つなどの援助をせず，不健康・不適切な生活を続けさせる（着衣やオムツなどを長期間不潔なままに放置する，栄養や軟らかさなどを考えた適切な食事を与えない，家に一人残したまま半日以上外出する，適度な頻度で入浴をさせない）
4. 健康状態を損なうおそれがあるのに放置し，対処しない（病気なのに薬を飲ませなかったり，治療を受けさせない，体重減少が続いても食事内容に配慮しない，水分摂取を制限する，着衣や寝具の寒暖に考慮しない，また冷暖房器具の使用を制限する）。
5. 介護保険などの公的支援のサービス利用を拒否したり制限する。

C. 経済的虐待（economic abuse）

6. 日常生活の必需品を買うのに必要な現金を渡さない，使わせない。
7. 貯金や年金などを取り上げて，無断ないし不当に使用する（犯罪でもある）。

D. 心理的・情緒的虐待（psychological or emotional abuse）

8. 侮蔑，脅かしなどの内容や，乱暴な言葉使いによって，人間性やプライドを否定する（「ばか」，「生きていても仕方ない」，「無駄飯食い」，「オシッコを漏らしたら自分で洗え」など）。
9. 家庭内での差別，無視や拒否などによって，不安感，疎外感や孤立感を与える（家庭団らんの一員に加えない，挨拶なども含め，言葉かけをしない。また，親戚，知人，近隣者などとも会わせなかったり，制限する）。

E. 性的虐待（sexual abuse）

10. 性的な暴行や性的いたずらをする（これには夫婦間の強制的な行為も含む）。

引用文献

1) 渡辺俊三：7. 痴呆高齢者と成年後見制度．大山博史，他編著，高齢者支援のための精神医学，p.111-134，診断と治療社，2004.
2) 若年認知症研究班編：若年期の高次脳機能障害介護マニュアル．ワールドプランニング，2000.

第 7 部　社会制度

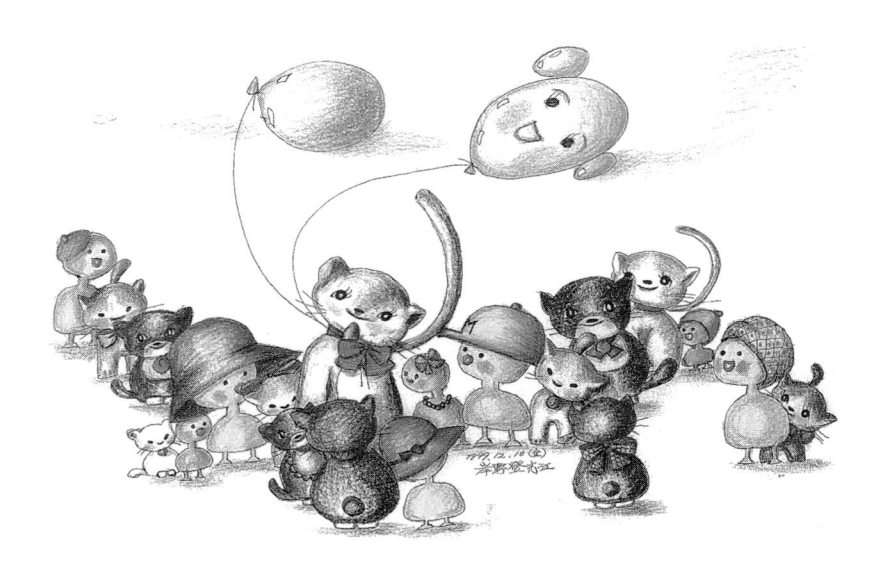

第8部 診断群分類について（素案）

I. 入院医療

II. 地域処遇（参考）

I. 入院医療[1]

　認知症や前頭葉症状群などの器質性精神障害を対象疾患とする診断群分類をまとめた。分類は，検査や教育目的の入院以外は，緊急・急変の項目とBPSDの項目にて行った。

　入院は，検査入院，教育入院，その他の入院に分けた。その他の入院は，緊急・急変としての身体ないし精神状態の救急に対応するものである。また，緊急でない場合は，BPSDと全般的重症度の程度で分けた。

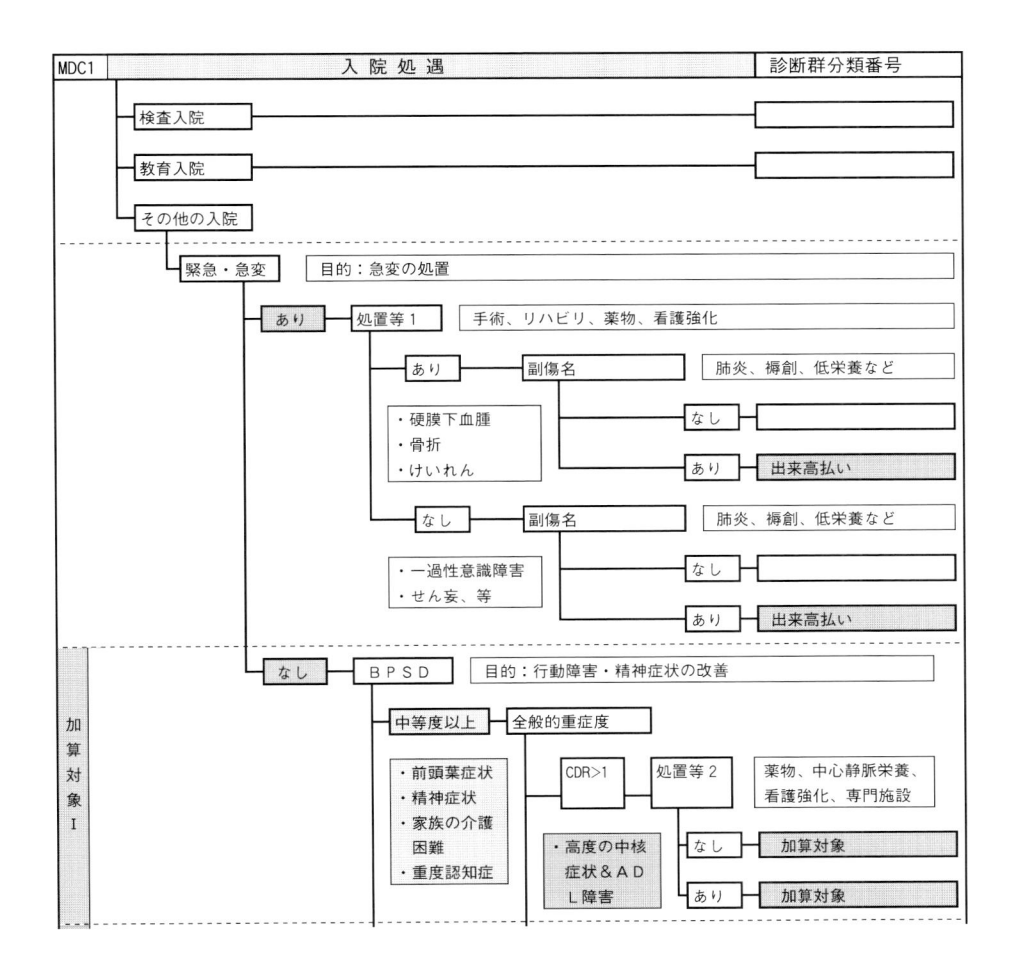

MDC1	入院処遇	診断群分類番号

- 検査入院
- 教育入院
- その他の入院
  - 緊急・急変　目的：急変の処置
    - あり → 処置等1（手術、リハビリ、薬物、看護強化）
      - あり → 副傷名（肺炎、褥創、低栄養など）
        - ・硬膜下血腫
        - ・骨折
        - ・けいれん
        - なし
        - あり → 出来高払い
      - なし → 副傷名（肺炎、褥創、低栄養など）
        - ・一過性意識障害
        - ・せん妄、等
        - なし
        - あり → 出来高払い
  - なし → BPSD　目的：行動障害・精神症状の改善
    - 中等度以上　全般的重症度
      - ・前頭葉症状
      - ・精神症状
      - ・家族の介護困難
      - ・重度認知症
      - CDR>1 → 処置等2（薬物、中心静脈栄養、看護強化、専門施設）
        - ・高度の中核症状＆ADL障害
        - なし → 加算対象
        - あり → 加算対象

（加算対象I）

第8部　診断群分類について（素案）

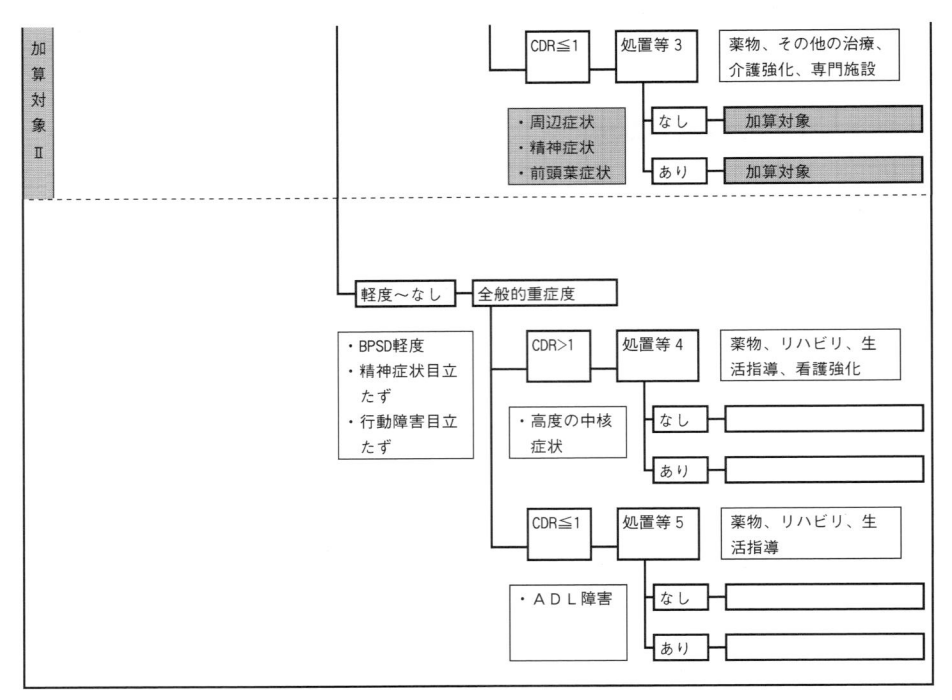

加算対象Ⅱは，重度認知症，介護困難に対するものである。加算対象Ⅱは，周辺症状・精神症状・前頭葉症状に対するものである。

図83　入院医療のフローチャート

引用文献
1) 前頭葉障害の診断群分類に関する研究．平成15年度，主任研究者　宮永和夫．

II. 地域処遇（参考）[1]

　今までの診断群分類に外来治療の分野はないが，慢性疾患の場合，包括的な対応が可能と考え，参考までにフローチャートを作成した。今後，疾患を限定すればこれらの分類も意味を持つと思われる。

　外来は，急性期と慢性・維持期に分けた

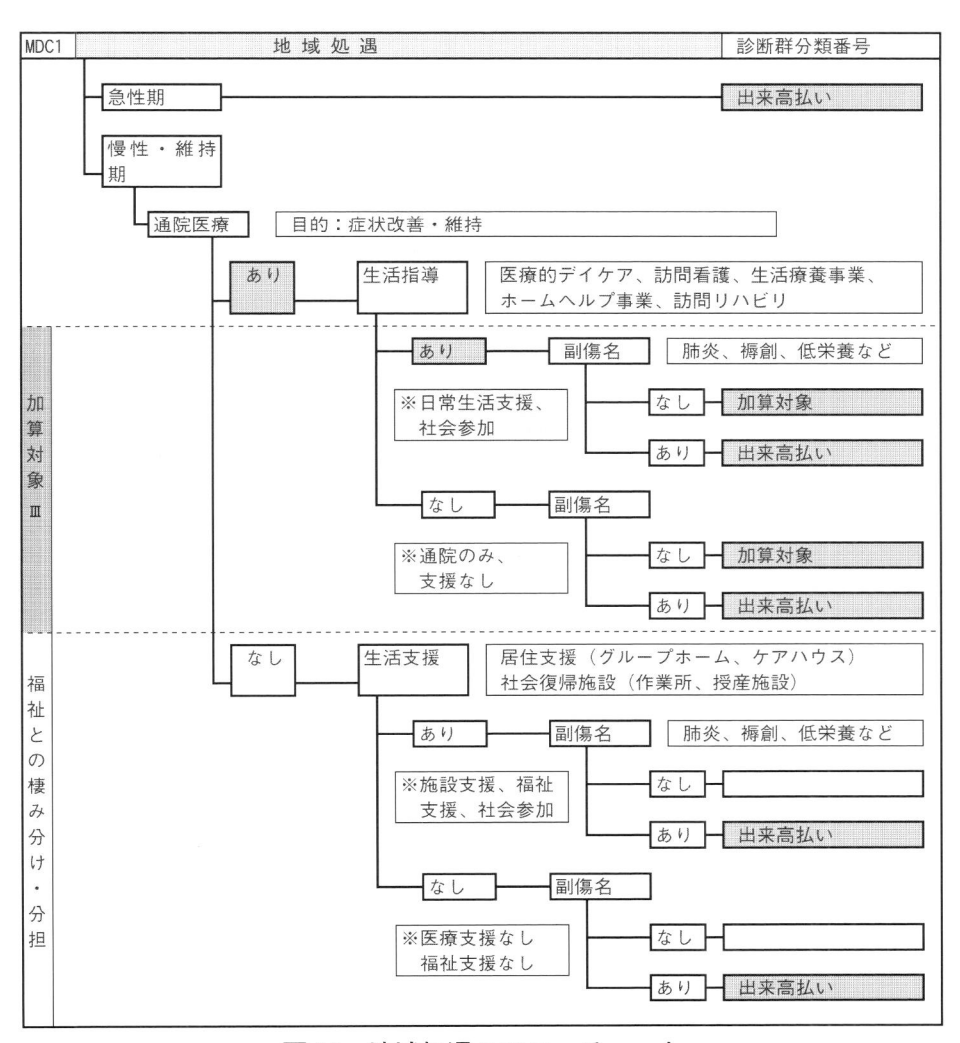

図84　地域処遇のフローチャート
左側の加算対象は，日常生活支援・参加に対するものである。

（この期間や時期については，治療予測の項を参照）。また，通院医療の有無ないし要否により，医療と福祉の間の棲み分けを示した。

引用文献
1) 前頭葉障害の診断群分類に関する研究．平成15年度，主任研究者　宮永和夫．

索　引

ア

アクティビティ　163
アセチルコリンエステラーゼ
　（AChE）阻害薬　144
アニマルセラピー　164
アミロイド重合阻害剤　147
アルコール性認知症　90
アルツハイマー型認知症　60
アルツハイマー病スクリーニング
　テスト　135,137
アルツハイマー病の診断基準　60

イ

意識障害　103
意識の分類　104
意思能力　208
意味記憶　99
意味記憶障害型の認知症　86
イメージ法　156

ウ

ウェルニッケ・コルサコフ症候群
　90
運動無視　110

エ

疫学　73
易怒や興奮状態に対する薬物
　147
エピソード記憶　99
園芸療法　165

オ

音韻ループ　97
音楽療法　160

カ

絵画配列課題　123
介護給付　195
介護困難度　178
介護保険の対象とならない認知症
　疾患　192
介護保険の対象となる認知症疾患
　192
介護保険法　198
――利用可能な内容　200
回想法　160
改訂長谷川式テスト（HDS-R）
　112
外的代償法　157
家族会　11
家族ダイナミズム　179
家族の思い・家族の願い　3
カプグラ症候群　184
ガランタミン　144
看護・介護の原則　174
感情障害に対する薬物　149
感情（情動）失禁　188
観念運動（性）失行　109
観念（性）失行　109

キ

記憶障害　97
――訓練　154
――ケア　180
――第一世代　142
――第三世代　145
――第二世代　144
――第四世代　147
記憶の回路　72
記憶の検査　100
記憶を改善する食物　168
器質性精神障害　59

虐待の評価リスト　216
叫声，奇声や大声に対する薬物
　148
虚血スコア　68

ク

クリニカルパス　43
訓練，記憶障害の　154
――見当識　154
――遂行機能障害の　158
――注意障害の　158
訓練等給付　195

ケ

ケア，記憶障害の　180
――見当識障害の　180
――行動障害に対する　181
――遂行機能障害の　180
――注意障害の　180
――徘徊の　182
――物とられ妄想の　183
ケアの立場　173
計算力障害　105
軽度意識障害の評価　104
血管性認知症　66
――のタイプ　68
ゲルストマン症候群　111
原因疾患　57
幻覚症状に対する薬物　149
検査，実行機能障害　119
――注意障害　117
見当識訓練　154
見当識障害　103
権利能力　208
権利擁護事業　211

コ

行為能力　209

索引

抗炎症薬　145
抗酸化作用を有する物質　169
高次脳機能障害　91
　——厚生労働省診断基準　92
　——私案の認定基準　92
構成失行　110
向精神薬の副作用　151
行動障害に対する薬物　147
行動制限の意味と制度　215
後部帯状回（B 23, 31）　105
高齢者虐待防止法　216
国際生活機能分類（ICF）モデル　45
告知　129
　——後の反応　129
　——前の反応　129
言葉の流暢性テスト　123
コレステロール降下薬　145
今後の予測　38

サ

作業所　51
作動記憶（Working memory）　97
左右失認　111

シ

死因　38
視覚・空間的スケッチパッド　97
視覚失認　110
自己の認知　105
自傷行為　105
　——に対する薬物　148
肢節運動失行　109
施設としての取り組み　48
疾患としての対応　42
失語　109
失行　109
実行機能障害検査　119
実行（遂行）機能質問票　120
失認　110

疾病の意識の障害　131
自動車免許法　207
若年認知症患者の利用可能な制度　212
若年認知症ケア　200
若年認知症専門施設　17
　——英国　29
　——オランダ　25
　——スウェーデン　18
　——その他の国　33
重複記憶錯誤　184
授産施設　51
手指失認　111
障害基礎年金　204
障害厚生年金　204
障害者自立支援法　194
障害としての対応　44
食事療法　167
食物，記憶を改善する　168
　——脳循環を改善する　167
触覚失認　110
自立支援医療費　203
神経ペプチド系作用薬　144
進行性失語型の認知症　85
進行性皮質下膠症　86
身体拘束　214
診断基準　60, 66, 74
診断群分類　221

ス

遂行機能　102
遂行機能障害の訓練　158
　——ケア　180
睡眠障害に対する薬物　151

セ

精神障害者保健福祉手帳　202
精神療法　159
性的逸脱行為に対する薬物　148
性ホルモン　146
生命保険　206

脊髄小脳変性症　91
責任能力　209
選択的注意　101
前頭側頭型認知症　77
　——（FTD）の診断基準（McKhannら）　79
　——診断基準（ニアリーら，英国）　79
前頭側頭葉変性症の疫学　78
前頭葉簡易機能検査法（FAB）　120
前頭葉障害と関連する回路　124
前頭葉変性症　85
前部帯状回（B 32, 33）　105
せん妄　187
戦略的梗塞性認知症　69

タ

対応，疾患としての　42
　——障害としての　44
タウの異種性　62
他害行為　105
他人の手徴候　110
多発梗塞認知症　69
ターミナル・ケア　52
短期記憶　97
単純条件付け　100
単純ヘルペス脳炎　91

チ

地域生活支援事業　195
地域での取り組み　50
地誌的障害　110
知的状態質問票　114
着衣失行　110
注意障害　101
　——検査　117
　——訓練　158
　——ケア　180
抽象思考　103
聴覚失認　110

索 引

長期記憶 98
陳述記憶 99

テ

定義 37
手続き記憶 100

ト

動作法 161
特別障害給付金 205
特別障害者手当 206
ドネペジル（アリセプト®） 144
取り組み，施設としての 48
──地域での 50

ニ

日常記憶 100
認知症疾患，介護保険の対象とならない 192
──介護保険の対象となる 192
認知症とうつ病の鑑別点 186
認知症の薬物療法のアルゴリズム 142
認知リハビリテーション 154

ノ

脳循環を改善する食物 167
脳の健康度チェックリスト 134
脳を健やかに保つ10ヵ条 154

ハ

徘徊に対する薬物 148
徘徊のケア 182
パーソンセンタードケア 52
発症率 38
ハノイの塔 123
バリデーション療法 162
バリント症候群 111
半側空間無視 110
半側身体失認 111
判断力 103

ハンチントン舞踏病 90
反応，告知後の 129
──告知前の 129
反復練習（リハーサル） 156

ヒ

光療法 165
皮質基底核変性症 86
非陳述記憶 100
ピック病 76,78
──スクリーニングテスト 136, 137
必須脂肪酸 169
非定型抗精神病薬 147,152
非薬物療法 153
病識 131
──スケール 132
病態失認の分類 131
非連合学習（潜在学習） 100
ビンスワンガー（Binswanger）病 69
頻度，BPSD 40

フ

プライミング 100
分割・分配性注意 102

ヘ

弁別的注意 102

ホ

彩星の会 12
暴力行為に対する薬物 148

ミ

ミラー細胞 105

ム

無為や意欲低下に対する薬物 148

メ

迷路課題 123
メマンチン 145
免許停止の判断基準 207

モ

妄想状態に対する薬物 149
物とられ妄想のケア 183

ヤ

薬物，易怒や興奮状態に対する 147
──感情障害に対する 149
──叫声，奇声や大声に対する 148
──幻覚症状に対する 149
──行動障害に対する 147
──自傷行為に対する 148
──睡眠障害に対する 151
──性的逸脱行為に対する 148
──徘徊に対する 148
──暴力行為に対する 148
──無為や意欲低下に対する 148
──妄想状態に対する 149

ユ

遊戯療法・レクリエーション 162
有病率 37

ラ

ライフスタイルの改善 153

リ

リーディングスパン・テスト 98
リバスチグミン 144

レ

レビー小体型認知症 73

索引

ワ
ワーキングメモリーの障害と疾患　98
ワーキングメモリーの容量　98
ワクチン療法　147

β
βないしγセクレターゼ阻害剤　147

B
BADS　123
BEHAVE-AD　106
BPSDの頻度　40

C
CADASIL　71
CDR　62, 64
CT/MRI　127

D
DSM-IV　67

F
FAST　61, 63
FDTP-3　80
FTDP-17　79

I
ICD-10　67

M
MAO-B 阻害薬　144
MMPI（ミネソタ多面人格検査）　125
MMSE（Mini-Mental State Examination）　112
MSQ　114

N
NINDS-AIREN 血管性認知症診断基準　68
NMDA 受容体作動薬　145
NOSGER　176
NPI　106
N 式老年者用精神状態評価尺度　177
N 式精神機能検査　114

P
PQRST 法　156
Presenilin-1 linked frontotemporal dementia　80

S
SPECT/PET　127
Stroop test（Color Word Conflict Test）　117

T
TMT-A（Trail Making Test-A）　117
TMT-B（Trail Making Test-B）　117

W
WCST（ウイスコンシンカード分類検査）　122

Y
Y-G テスト（谷田部・ギルフォード検査）　125

Z
Zarit 介護負担尺度　175

著者略歴
宮永　和夫（Kazuo Miyanaga）

昭和50年3月	群馬大学医学部卒業
昭和61年6月	群馬大学医学部神経精神医学講座講師
平成10年6月	群馬大学保健管理センター助教授
平成12年4月	群馬県精神保健福祉センター所長
平成14年4月	群馬県こころの健康センター所長
平成19年4月	南魚沼市立ゆきぐに大和病院院長
現在に至る	

専門
老年精神医学

著書
事例で学ぶ痴呆老人の問題行動へのアプローチ，医薬ジャーナル社（1998）
若年期の脳機能障害介護マニュアル，ワールドプランニング（2000）
高次脳機能障害ハンドブック，日総研出版（2002）
高次脳機能障害アセスメントブック，日総研出版（2004）
若年痴呆患者家族のたたかい，筒井書房（共著）（2004）
高齢者支援のための精神医学，診断と治療社（共著）（2004）
若年認知症とは何か，筒井書房（共著）（2005）
若年認知症―本人・家族が紡ぐ7つの物語―，（共著）中央法規出版（2006）

© 2007　　　　　　　　　　　　　第1版発行　2007年10月13日

若年認知症の臨床

（定価はカバーに表示してあります）

著　者	宮　永　和　夫
発行者	服　部　秀　夫
発行所	株式会社 新興医学出版社

〒113-0033 東京都文京区本郷6丁目26番8号
電話 03（3816）2853　　FAX 03（3816）2895

印刷　明和印刷株式会社　　ISBN978-4-88002-670-1　　郵便振替　00120-8-191625

- 本書およびCD-ROM（Drill）版の複製権・翻訳権・譲渡権・公衆送信権（送信可能化権を含む）は株式会社新興医学出版社が所有します。
- JCLS 〈(株)日本著作出版権管理システム委託出版物〉
  本書の無断複写は著作権法上での例外を除き禁じられています。複写される場合は，その都度事前に(株)日本著作出版権管理システム(電話03-3817-5670，FAX 03-3815-8199)の許諾を得てください。